FibrOmialgia

Milton Hammerly, M.D.

FibrOmialgia
*Uma nova abordagem integrativa:
Como combinar o melhor das
terapias tradicional e alternativa*

Tradução: Denise Bolanho

São Paulo
2006

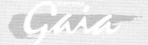

Copyright © 2000, The Philip Lief Group, Inc. All rights reserved.

Título original em inglês: *Fibromyalgia – How to combine the best of traditional and alternative therapies*

Publicado conforme acordo com a Adams Media Corporation and F&W Publications Company
57 Littlefield Street, Avon, MA 02322 USA
www.adamsmedia.com

Diretor Editorial
JEFFERSON L. ALVES

Diretor de Marketing
RICHARD A. ALVES

Gerente de Produção
FLÁVIO SAMUEL

Assistente Editorial
ANA CRISTINA TEIXEIRA

Tradução
DENISE BOLANHO

Revisão
ANA CRISTINA TEIXEIRA
SAULO KRIEGER

Foto da Capa
LUCIANE GIARETA

Capa
EDUARDO OKUNO

Projeto Gráfico e Editoração Eletrônica
REVERSON R. DINIZ

Dados Internacionais de Catalogação na Publicação (CIP)
(Câmara Brasileira do Livro, SP, Brasil)

Hammerly, Milton
  Fibromialgia : uma nova abordagem integrativa sobre como combinar o melhor das terapias tradicional e alternativa / Milton Hammerly ; Denise Bolanho (tradução). – São Paulo : Gaia, 2006.

  Título original: Fibromyalgia.
  ISBN 85-7555-083-7

  1. Fibromialgia 2. Fibromialgia – Tratamento alternativo I. Título

06-3083
CDD-616.74
NLM-WE 140

Índices para catálogo sistemático:
1. Fibromialgia : Tratamentos : Medicina   616.74

Direitos Reservados
EDITORA GAIA LTDA.
(pertence ao grupo Global Editora e Distribuidora Ltda.)

Rua Pirapitingüi, 111-A – Liberdade
CEP 01508-020 – São Paulo – SP
Tel.: (11) 3277-7999 – Fax: (11) 3277-8141
e-mail: gaia@editoragaia.com.br
www.globaleditora.com.br

Colabore com a produção científica e cultural.
Proibida a reprodução total ou parcial desta obra sem a autorização do editor.

Nº DE CATÁLOGO: **2682**

FibrOmialgia

*Para Joanie e Matthew,
com o meu amor, que excede todas as medidas.*

Agradecimentos

Este livro não teria sido possível sem uma equipe competente de escritores e pesquisadores da qual fizeram parte Carol Sorgen, Carol Coughlin, R. D., Rebecca Valentine, Cindy Spitzer, e sem a paciência e habilidade de Rhonda Heisler e Lynne Kirk do *The Philip Lief Group*, que uniram os diversos fios formando um todo coeso. Agradeço também à maravilhosa orientação de Cheryl Kimball, minha editora na Adams Media Corporation.

Joanie, minha esposa e editora interina, que me ouviu pacientemente, ajudando-me a escolher entre as inúmeras idéias para esta série.

Estou profundamente grato aos muitos acupunturistas, quiropráticos, fitoterapeutas, massagistas, naturopatas, nutricionistas, reflexologistas e outros profissionais com quem tive o privilégio de trabalhar durante anos. Esses profissionais da saúde talentosos e dedicados deram-me a oportunidade de ver a medicina e as artes da cura com outros olhos (não cirúrgicos e não farmacêuticos).

Estou igualmente grato aos meus colegas médicos e aos administradores de hospitais que me apoiaram, mesmo quando a minha carreira se desviou das conicinas dos livros de medicina e dos estudos duplo-cegos controlados por placebo. Muitas vezes, a sua boa vontade me fez persistir quando eu me sentia tentado a desistir.

Para todos os pacientes que me desafiaram, que aumentaram as minhas habilidades e me ensinaram mais do que a faculdade de medicina sobre a arte da medicina, sou grato e diante deles sinto-me extremamente humilde.

Por fim, sou eternamente grato às circunstâncias além do meu controle, às portas que se fecharam e àquelas que se abriram e pela fé que me fez atravessá-las.

Sumário

Introdução 11

Capítulo 1
A sua dor tem nome – Fibromialgia: por dentro da história 21

Capítulo 2
Encontrando o seu caminho para o alívio – Uma abordagem
integrativa 47

Capítulo 3
Encontrando o médico certo, obtendo o diagnóstico e
escolhendo opções de tratamento 67

Capítulo 4
Coma melhor, sinta-se melhor 93

Capítulo 5
Suavizando os sintomas da fibromialgia com
suplementos e ervas 117

Capítulo 6
Você é como você vive: estratégias de um estilo de
vida para se sentir melhor 139

Capítulo 7
Obtendo o máximo da medicina alternativa/complementar 163

Capítulo 8
Terapias energéticas 177

Capítulo 9
    Abordagens bioquímicas 197

Capítulo 10
    Terapias estruturais...207

Capítulo 11
    Terapias de movimento..217

Capítulo 12
    Terapias para a mente e o corpo...223

Capítulo 13
    Juntando tudo: histórias dos *fronts* da medicina........................233

Índice 251

Introdução

Não é o seu livro-padrão sobre fibromialgia

Se você escolheu este livro entre todos os outros sobre fibromialgia, provavelmente já sente uma curiosidade saudável a respeito daquilo que a medicina não-convencional tem a oferecer.

Nesse particular você faz parte de uma tendência geral. Uma importante publicação do *Journal of the American Medical Association* (JAMA) mostrou que mais de 40% dos americanos ampliaram a sua lista de cuidados com a saúde incluindo especialidades não-convencionais como técnicas para redução do estresse, massagem, fitoterapia, acupuntura e homeopatia. Na década passada, as consultas com terapeutas não médicos pularam para 50%. Na verdade, os americanos estão gastando a enorme quantia de US$ 27 bilhões por ano em tratamentos complementares e alternativos, vitaminas, ervas e livros – a maior parte paga por eles próprios, uma vez que grande parte do que é classificado como medicina "alternativa" ou "complementar" (com freqüência abreviada como MAC) não tem cobertura dos seguros-saúde.

O que está impulsionando uma utilização maior das terapias não-convencionais? Diversos fatores entram em ação:

• Mais acesso a uma quantidade maior e (algumas vezes) melhor, de informação sobre cuidados com a saúde, graças a uma explosão de atenção da mídia e agora, naturalmente, da internet.
• Um interesse cada vez maior na prevenção de doenças, nas estratégias para o bem-estar e na busca por um estado de saúde ótimo – exatamente as áreas em que a medicina complementar pode proporcionar maiores benefícios.
• Um aumento no número de pessoas com problemas crônicos de saúde – como fibromialgia, alergias, asma, síndrome da fadiga crônica, diabete e diversos distúrbios auto-imunes – e sua incapacidade para encontrar alívio adequado ou duradouro dos sintomas por meio do tratamento médico convencional.

FIBROMIALGIA

- Uma busca por técnicas mais eficazes de controle da dor, com menos efeitos colaterais que, com freqüência, acompanham as prescrições de medicamentos.
- Uma crescente insatisfação com a abordagem apressada, impessoal que caracteriza grande parte do atendimento médico. Sob cuidado controlado, uma visita ao consultório do médico pode durar apenas 10 minutos, tempo suficiente apenas para dar um diagnóstico e tratar sintomas imediatos. Por outro lado, a consulta com um prático da medicina complementar pode durar de 60 a 90 minutos e incluir uma abordagem abrangente, que considera o paciente como um todo.
- A atitude da MAC, que torna o paciente um parceiro fortalecido e ativo nos cuidados com a própria saúde.

Historicamente, a medicina ocidental e a medicina alternativa/complementar têm pouco a ver uma com a outra, a não ser o fato de regularmente atirarem pedras uma na outra. Adivinhe quem ficou preso no meio dessa rixa fútil? Os pacientes! Embora cada vez mais pessoas estejam buscando profissionais da medicina complementar e alternativa pelo menos para algumas das suas necessidades relacionadas à saúde, em mais de 60% dos casos elas não contam isso aos seus médicos. Em razão do potencial para interações e contra-indicações não reconhecidas, sem falar nos prováveis benefícios terapêuticos, com certeza interessa a todos promover a colaboração e a troca de informações entre os profissionais da MAC e os médicos convencionais. Combinar o melhor da MAC com o melhor da medicina ocidental permite individualizar a terapia, com menos efeitos colaterais e melhores resultados.

A medicina ocidental não tem a cura para a fibromialgia?

Todos os pacientes com fibromialgia são iguais? Todos experimentam a fibromialgia da mesma maneira? O tratamento da fibromialgia deveria ser igual para todos os pacientes? Se você está lendo este livro, sabe intuitivamente que as respostas para essas perguntas são NÃO! NÃO! e NÃO! Infelizmente, durante muitos anos a comunidade médica tem respondido a essas perguntas com SIM! SIM! e SIM!

Grande parte da comunidade médica ainda se esforça para reconhecer a fibromialgia como um diagnóstico legítimo, para não falar do

INTRODUÇÃO

reconhecimento da necessidade de estratégias individualizadas de tratamento. Em geral, a comunidade médica oferece aos pacientes com fibromialgia o tratamento dos sintomas sem corrigir as causas subjacentes, uma vez que as causas da fibromialgia não são bem compreendidas. O tratamento dos sintomas não somente é menos eficaz do que lidar com as causas subjacentes, como muitas vezes está associado ao crescente desconforto provocado pelos efeitos colaterais do tratamento.

Devido à nossa compreensão superficial da fibromialgia e ao sucesso insignificante dos tratamentos médicos convencionais na maioria dos casos, você poderia pensar que os médicos seriam receptivos aos pacientes que tentam abordagens complementares e alternativas, já que muitas vezes essas intervenções são mais eficazes e bem toleradas. Infelizmente, muitos médicos não estão familiarizados com tudo o que a MAC tem a oferecer. Eles simplesmente dizem aos pacientes que "não há nada mais a fazer" e que tentar as intervenções da MAC seria "uma perda de tempo e de dinheiro". Esse conselho não apenas demonstra pouco conhecimento, mas também é prejudicial aos pacientes cujas vidas foram emocional, financeira, física, social e espiritualmente atingidas pela fibromialgia. Se os médicos são incapazes de oferecer as soluções de que os pacientes necessitam, eles deveriam aprender a colaborar ativamente com outras áreas que podem ter as respostas necessárias, ou pelo menos não impedir os pacientes de buscar ajuda em outro lugar.

O fato de a medicina ocidental não ter uma cura para a fibromialgia não constitui um fracasso. A medicina ocidental falha ao não colaborar com outras áreas ou não reconhecer que as respostas podem ser encontradas em outro lugar. As teorias, ensinamentos e tendências da medicina ocidental com freqüência são tratadas como se fossem mais importantes do que encontrar soluções para pacientes que sofrem. Essa abordagem centrada na medicina é bastante semelhante à noção pré-copernicana do universo. Insistir em afirmar que o Sol gira em torno da Terra e não vice-versa, não é muito diferente de pensar que a medicina ocidental está no centro do universo dos cuidados com a saúde e que todo o restante gira em torno dela. Se o objetivo da medicina é servir em lugar de ser servida, então a saúde dos pacientes deveria estar no centro do universo dos cuidados com a saúde.

Com a nossa atenção desviada por todas as mudanças cataclísmicas ocorrendo nos cuidados com a saúde (avanços tecnológicos, custos cada vez mais elevados, regras governamentais e de seguros, e assim por diante), o bem-estar dos pacientes muitas vezes é deixado de lado. O foco inadequado na medicina centrada na tecnologia, nos custos e nas regras conduz a um sistema de saúde cada vez mais desequilibrado, disfuncional e doente. Há somente uma cura para essas doenças de foco. **O paciente é a cura.**

Medicina integrativa – Preenchendo as lacunas por meio do cuidado centrado no paciente

Este livro é dedicado aos pacientes com fibromialgia que buscam as respostas que a comunidade médica ainda não se dispôs ou não foi capaz de oferecer. Algumas dessas respostas são encontradas nas terapias nutricionais e muitas pertencem ao mundo da medicina alternativa e complementar. A filosofia da *medicina integrativa* – que reconhece o papel do corpo, da mente e do espírito na saúde; que favorece os cuidados individualizados, centrados no paciente e estimula a combinação racional e criteriosa da medicina ocidental convencional e da medicina alternativa e complementar, baseada tanto na eficácia quanto na segurança – é a base de todas as recomendações inclusas neste livro. Munidos dessa informação, os pacientes com fibromialgia podem assumir um papel muito mais ativo nos cuidados da própria saúde.

A medicina integrativa trata os pacientes com fibromialgia utilizando um modelo mais pragmático centrado no paciente, mais colaborativo, um modelo que combina o melhor daquilo que a medicina ocidental tem a oferecer com o melhor das terapias complementares. Essa abordagem baseia-se na compreensão holística segundo a qual as pessoas são únicas. Todos nós temos diferentes necessidades emocionais, físicas, sociais e espirituais que afetam o estado da nossa saúde ou são afetadas por ele. A medicina integrativa coloca o bem-estar total do paciente de volta em seu lugar, o centro do universo dos cuidados com a saúde.

Muitos pacientes com fibromialgia chegaram desesperados ao meu consultório, tendo visto e tentado todos os métodos convencionais disponíveis, experimentando benefícios insignificantes ou efeitos colaterais inaceitáveis. Repetidamente, ouviram dos seus médicos que nada mais podia ser feito e que eles deveriam "aprender a viver com isso". O meu desafio tem sido verificar os "pontos cegos" terapêuticos ou de diagnóstico que os outros médicos não estavam dispostos a considerar ou foram para tanto incapazes. Essa simples disposição de buscar novas explicações ou tentar diferentes abordagens provou ser terapêutica em si mesma e por si mesma.

INTRODUÇÃO

Quando os pacientes compreendem que a sua abordagem está focalizada no seu bem-estar total e que a sua filosofia não será um obstáculo para a cura, o relacionamento curativo pode mudar drasticamente.

Por que a medicina ocidental não tem todas as respostas que você precisa?

Como profissional convencionalmente treinado, reconhecido como médico de família, sei tão bem quanto qualquer médico que os avanços da medicina ocidental em cirurgia, doenças infecciosas e outras crises na saúde são surpreendentes. Mas, como médico especializado no tratamento de pessoas com distúrbios crônicos e que com freqüência colabora com profissionais da medicina alternativa e complementar, também sei que a medicina convencional não tem todas as respostas.

Um dos problemas é que os médicos com formação convencional rejeitam qualquer terapia "não científica", "charlatã", "irrelevante" ou "perigosa" que não tenha provado a sua eficácia em experimentos duplo-cegos controlados por placebo (DBPC).* Há diversos problemas inerentes a essa posição, e o mais óbvio é que a maioria das intervenções da medicina ocidental não satisfaz esse critério. Na verdade, a maior parte dos tratamentos convencionais atualmente recomendados aos pacientes baseia-se em um consenso de opinião dentro da comunidade médica e não em pesquisas sólidas que satisfazem o padrão DBPC.

Será que os pacientes deveriam ignorar, como sugere a comunidade médica convencional, as terapias alternativas e complementares potencialmente valiosas, com séculos, ou talvez milênios, de eficácia clinicamente comprovada, apenas porque elas não satisfazem os critérios metodológicos de acadêmicos? Ou os médicos deveriam reconhecer aquilo que os seus pacientes estão comprovando diariamente – que muitas dessas intervenções funcionam? Não é hora de buscar outros padrões de evidências?

Em alguns casos, naturalmente, há excelentes estudos que satisfazem os critérios mais rigorosos e mostram benefícios consistentes das intervenções complementares em situações bem definidas. Contudo, com freqüência, falta uma teoria ou mecanismo para explicar os resultados em termos científicos compreensíveis para os médicos de formação convencional.

---

*N. da T. Experimento conduzido sem que o experimentador ou os indivíduos submetidos saibam qual é o controle; evita tendências nos resultados registrados.

Muitas terapias alternativas e complementares fundam-se em sistemas de cura "alternados" — alguns baseados na energia — difíceis de ser avaliados se você foi educado dentro do modelo bioquímico ocidental de medicina. Com freqüência é impossível fazer um experimento "cego" nessas terapias de forma que nem o paciente nem o pesquisador saibam quem está sendo tratado com o quê à medida que os dados são coletados.

A acupuntura tradicional é um exemplo dessas terapias. Não é possível haver um placebo autêntico em um estudo de acupuntura, porque as agulhas da acupuntura introduzidas em pontos "falsos" ainda têm efeitos fisiológicos. A pesquisa que compara os pacientes tratados com agulhas em pontos reais da acupuntura com aqueles tratados com agulhas em pontos falsos na verdade está comparando o efeito de fazer alguma coisa com o efeito de *fazer alguma coisa diferente* — não o efeito de fazer alguma coisa *versus* o efeito de não fazer "nada" (um placebo). Além disso, na acupuntura tradicional, o local da agulha é determinado por uma avaliação altamente individualizada do paciente. Um projeto de pesquisa a exigir que o prático utilize o mesmo conjunto de pontos para tratar todos os pacientes vai contra a filosofia e a teoria da tradicional medicina chinesa. Portanto, tal estudo, pela própria concepção, na verdade invalida a si mesmo.

A massagem eletrostática (uma terapia que utiliza a eletricidade estática para corrigir alterações de carga no corpo) e o "coquetel de Meyer" (uma infusão intravenosa de cálcio, magnésio, vitamina C e vitaminas B) são outras duas terapias que podem ser bastante benéficas para os sintomas de fibromialgia, mas nelas é impossível fazer um experimento cego com propósitos de pesquisa. No caso do coquetel de Meyer, pode-se sentir o gosto das vitaminas enquanto elas estão sendo infundidas, bem como uma sensação de calor à medida que os vasos sangüíneos dilatam. Não há como não saber se você está ou não recebendo o tratamento. No caso da massagem eletrostática, é impossível deixar de reconhecer a sensação elétrica.

É absurda a insistência em afirmar que essas terapias não merecem um estudo ou que elas são clinicamente inúteis porque não se encaixam na metodologia do DBPC. Afirmar que os únicos efeitos clínicos reais de qualquer terapia são os que continuam após subtrair o efeito do placebo (corpo-mente) é algo que fecha a porta de maneira injusta e irracional para muitas intervenções úteis. Se fôssemos utilizar apenas as terapias compatíveis com o experimento DBPC, tanto a medicina ocidental quanto a MAC teriam muito menos a oferecer aos pacientes, e a quantidade

INTRODUÇÃO

de sofrimento humano desnecessário aumentaria significativamente. A orfandade intelectual de terapias não compatíveis com o experimento DBPC comete uma injustiça contra a ciência e a humanidade.

Um segundo problema que cria barreiras para a maior parte da medicina alternativa e complementar é que a medicina ocidental convencional presume que todos os pacientes respondem ao tratamento basicamente da mesma maneira. Nós, médicos, aprendemos na faculdade de medicina que a fisiologia básica não varia muito de pessoa para pessoa. Essa suposição é reforçada pela pesquisa médica que controla as variáveis e trata todos os pacientes de forma idêntica. Tal pesquisa valida apenas as terapias que apresentam uma resposta estatisticamente significativa em uma população uniforme. Nessas estatísticas, perde-se a individualidade (não uniformidade) pois são os efeitos dessas terapias que beneficiam subconjuntos de indivíduos não uniformes que fazem parte de uma população mais ampla.

Contudo, a partir do projeto do genoma humano e de outros meios de pesquisa, começamos a compreender que os pacientes não são robôs ou clones geneticamente idênticos. Existem diferenças genéticas, enzimáticas, bioquímicas e ambientais marcantes entre as pessoas que ditam os fatores de risco, a reação de determinado paciente a uma determinada intervenção e os possíveis efeitos colaterais. Há muito tempo os práticos alternativos e complementares reconheceram esse fato e tornaram a avaliação e o tratamento altamente individualizados a base do seu trabalho.

Medicina moderna – arte ou ciência, ambas ou nenhuma?

Com freqüência a medicina é descrita como arte e como ciência. Ciência é a arte de lutar com o que não conhecemos. A curiosidade leva os cientistas a postular uma teoria e então utilizar a sua criatividade para desenvolver formas para testar a teoria e verificar se ela está certa ou errada.

Muitos dos médicos que criticam a medicina alternativa e complementar se autodenominam "cientistas" mas não fazem pesquisas. Eles literalmente citam pesquisas de outras pessoas e evitam o que desconhecem, afirmando que ainda não foi adequadamente estudado. Esses médicos raramente apresentam a curiosidade receptiva necessária para combater o desconhecido. Isso não é ciência; é esconder-se atrás da ciência em uma conformidade padronizada provocada pelo medo da rejeição dos colegas, do ostracismo profissional ou de litígio.

Isso não é o mesmo que afirmar que esses médicos não compreendem a importância da relação mente-corpo. De maneira alguma. Eles podem até mesmo citar a pesquisa que explica como os pensamentos, as emoções e os humores afetam profundamente a fisiologia e a saúde. Contudo, raramente incorporam esse conhecimento no atendimento diário aos pacientes.

Em primeiro lugar, muitos médicos acham que o aprofundamento nessa área "sensível" diminui o seu valor como cientistas. Em segundo, o processo da educação médica é brutal para a maioria dos médicos. Ele nos treina para lidar com fatos frios, duros, objetivos e negar as nossas próprias necessidades e emoções, incluindo a importância dessas necessidades e emoções para o nosso bem-estar geral.

Não é difícil compreender como os médicos, cuja sensibilidade emocional foi eliminada pelo treinamento médico convencional, enfrentariam dificuldades ao reconhecer a relação mente-corpo em suas próprias vidas, quanto mais nas vidas dos seus pacientes. Nesse particular, a arte da medicina recebeu um duro golpe. Não pode haver arte sem o reconhecimento do coração. E se a medicina deve ser praticada como uma arte e uma ciência: os médicos precisam ter corações e mentes abertas.

O que você aprenderá aqui

Este livro adota uma abordagem integrativa para lidar com a fibromialgia. Assim, apresenta as melhores abordagens convencionais, abordagens nutricionais e abordagens alternativas e complementares. Não faço nenhuma tentativa para evitar ou criar controvérsia. Quando há controvérsia relacionada à fibromialgia, diferentes perspectivas são apresentadas para obter uma abordagem equilibrada, colaborativa, cujo objetivo é beneficiá-lo.

De maneira alguma desejo desprezar o papel da medicina convencional no diagnóstico e no tratamento de pacientes com fibromialgia. Afinal, como médico de família, a minha prática clínica se encaixa perfeitamente nesse modelo. Ao mesmo tempo, meu papel como diretor de medicina integrativa no *Catholic Health Initiatives* (um sistema hospitalar nacional com sede em Denver – EUA) permite que converse e colabore constantemente com médicos e colegas da MAC no Colorado e em todo o país.

Os capítulos iniciais deste livro abrangem a fibromialgia e problemas

INTRODUÇÃO

de saúde relacionados a partir da perspectiva convencional, incluindo diversas utilizações não-convencionais de terapias convencionais. Então, apresentamos as razões para uma nutrição correta e estratégias para estilos de vida – tanto para obter uma ótima saúde duradoura quanto para aliviar muitos dos sintomas mais perturbadores da fibromialgia. Diversos capítulos são dedicados à discussão da utilização de terapias complementares na fibromialgia. Finalmente, oferecemos estratégias para reunir tudo isso de maneira que faça sentido para você como indivíduo. Discutirei a minha própria abordagem "menos é mais" e apresentarei algumas sugestões úteis para o cuidado coordenado entre os seus médicos convencionais e os seus práticos da MAC.

Por que você deveria buscar outra perspectiva a respeito da fibromialgia?

Essa é uma boa pergunta. Nenhuma pessoa, terapia ou disciplina tem todas as respostas para a fibromialgia. Felizmente, a perspectiva apresentada aqui é muito mais do que apenas a minha. Como uma equipe de escritores com conhecimento especializado na medicina convencional, modalidades complementares e nutrição, nós reunimos a teoria científica e a prática nutricional e médica regular com a experiência de vida real de pacientes e o *know-how* clínico de muitos práticos da MAC.

Na condição de médico que se esforça para escutar atentamente os meus pacientes e aprender com eles, descobri que as pessoas com fibromialgia são instrutores muito melhores a respeito das realidades do distúrbio do que os livros e revistas de medicina. Nesse sentido, a experiência e a sabedoria dos meus pacientes – e em alguns casos, os profissionais da medicina complementar e alternativa que cuidam deles – também estão falando com você através das páginas deste livro.

Milton Hammerly, M.D.
Denver, Colorado

Capítulo 1

A sua dor tem nome –
Fibromialgia: por dentro da história

Talvez você sinta dor em todo o corpo. Talvez você acorde todas as manhãs mais exausto do que quando foi dormir. Talvez os espasmos musculares, a dor nas articulações, as dores de cabeça e a tremenda fadiga tenham piorado tanto que você não consegue mais cuidar dos filhos, fazer amor, manter um emprego ou viver uma vida produtiva. Ou talvez você esteja apenas um pouco mais dolorido e cansado do que antes... e *isso não está passando.*

Se a sua vida se tornou um inferno ou ficou apenas moderadamente desconfortável por mais tempo do que você esperava, você pode estar entre os seis a dez milhões de americanos que sofrem de diversos graus de uma desconcertante variedade de sintomas dolorosos coletivamente chamados *fibromialgia.*

Só recentemente reconhecida pela comunidade médica convencional como uma doença "real", a fibromialgia em geral atinge adultos na plenitude da vida, embora atualmente um número cada vez maior de jovens esteja sendo diagnosticado. O número de mulheres é maior do que o de homens, na proporção de três para um. Naturalmente, as mulheres são mais propensas a buscar cuidados médicos e portanto têm maior probabilidade de ser diagnosticadas. Mas, quer eles saibam ou não, muitos homens também sofrem com essa doença. Na verdade, de acordo com algumas estimativas, apenas metade de todos os adultos com fibromialgia têm um nome para a sua dor.

Apesar de não ser uma doença fatal, a fibromialgia pode prejudicar a saúde e o bem-estar, causando dor debilitante, depressão e muitos distúrbios físicos – desde problemas digestivos até confusão mental. Para piorar as coisas, a maioria dos médicos ignora completamente o problema, dizendo ser tudo coisa da sua cabeça ou confundindo-o com outras doenças. Os pacientes suficientemente "sortudos" para receber um diagnóstico correto com freqüência recebem prescrições de drogas ineficazes, não raro perigosas, e outros tratamentos inúteis ou inadequados.

FIBROMIALGIA

Cada vez mais as pessoas com fibromialgia estão recorrendo aos tratamentos médicos não-tradicionais – um conjunto de estratégias de prevenção e intervenções agrupadas sob o nome de medicina alternativa/complementar (MAC). Essas práticas incluem uma ampla variedade de abordagens não-invasivas, mas eficazes, muitas delas ideais para lidar com doenças crônicas como a fibromialgia.

Mesmo assim, confiar *totalmente* em práticas aleatórias da MAC – talvez uma massagem ocasional ou um pouco de fitoterapia – também não é particularmente útil. Com tantas modalidades alternativas nos cuidados com a saúde e poucas pesquisas sobre quais tratamentos funcionam melhor para quais doenças, é difícil encontrar alívio eficaz e duradouro.

Felizmente isso está mudando. Estamos testemunhando o nascimento de uma nova especialidade que reconhece que a singularidade da mente, do corpo e do espírito de um indivíduo afeta profundamente a saúde. Essa nova especialidade também reconhece a inadequação de qualquer sistema de cura para oferecer todas as respostas necessárias para uma saúde ótima. A utilização do conhecimento científico disponível e de uma compreensão holística da condição humana nos permite unir o melhor dos dois mundos – utilizando aquilo que funciona na medicina ocidental convencional e combinando-o com as práticas mais eficazes da MAC. Essa nova especialidade emergente é chamada *medicina integrativa*. A medicina integrativa é, por natureza, holística, individualizada, colaborativa e, acima de tudo, centrada no paciente.

Como médico treinado na medicina convencional e altamente especializado em práticas médicas alternativas e complementares, passei alguns anos desenvolvendo aquilo que acredito ser uma abordagem racional e criteriosa do diagnóstico e do tratamento da fibromialgia e de outras doenças crônicas. Ao focalizar cada paciente como um indivíduo único, fazer um histórico detalhado, identificar distúrbios subjacentes associados e desenvolver uma estratégia de tratamento que envolve *tanto* os tratamentos convencionais *quanto* os complementares, a medicina integrativa pode fazer o que nem a medicina ocidental nem as práticas não-tradicionais podem fazer sozinhas.

Conviver dia após dia com a dor crônica, com uma enorme fadiga e outros sintomas debilitantes da fibromialgia pode fazê-lo sentir-se um prisioneiro da própria vida. Com a medicina integrativa, você, o seu médico e profissionais da MAC trabalham em equipe, explorando múltiplos caminhos para obter maior conforto e liberdade.

Nem tudo é coisa da sua cabeça

O American College of Rheumatology e o National Institutes of Health estimam que de seis a dez milhões de americanos têm fibromialgia. Mas com tantas pessoas sem diagnóstico o número real pode ser muito mais elevado.

A fibromialgia atinge adultos e crianças de todas as idades, raças, nacionalidades e grupos socioeconômicos. A maior parte das pessoas com fibromialgia recebe o diagnóstico com 20, 30 e 40 anos, mas crianças de até 5 anos de idade também já foram identificadas. Embora cerca de 85% a 90% dos adultos diagnosticados com a doença sejam mulheres, alguns médicos acreditam que a fibromialgia ocorre com a mesma freqüência em homens, embora não seja reconhecida por muitos pacientes do sexo masculino e por seus médicos.

Com freqüência as pessoas com fibromialgia convivem com o problema durante muitos anos enquanto no princípio os sintomas vêm e vão até que, finalmente, chegam para ficar. Alguns pesquisadores afirmam que o tempo médio entre o início dos sintomas constantes e o diagnóstico *preciso* é de 4 ou 5 anos. Durante esse período, muitas pessoas com fibromialgia consultam diversos médicos em busca de respostas. Como poucos médicos reconhecem a fibromialgia quando a vêem, e como ela se parece com muitos outros problemas de saúde, possuindo alguns dos mesmos elementos, a enfermidade muitas vezes não é reconhecida ou diagnosticada. Quando os testes de laboratório apresentam um resultado normal ou os tratamentos inadequados fracassam, não é incomum os pacientes ouvirem que (ou serem tratados como se) "é tudo coisa da sua cabeça".

Bem, *não* é tudo coisa da sua cabeça. Na verdade, tudo é coisa do seu corpo – está em *todo* o seu corpo, afetando potencialmente muitos diferentes sistemas, incluindo:

- o sistema musculoesquelético;
- o sistema digestivo;
- sistema imunológico;
- o sistema circulatório;
- o sistema endócrino;
- o sistema nervoso.

FIBROMIALGIA

Ignorar os sintomas abrangentes e múltiplos da fibromialgia, considerando-os psicossomáticos, não apenas é ofensivo, e sim potencialmente perigoso. Um diagnóstico incorreto pode piorar os sintomas e submetê-lo aos riscos desnecessários de tratamentos inadequados.

Abundância de sintomas

Como a fibromialgia não tem uma causa única, conhecida, ela não constitui um "diagnóstico" no sentido estrito da palavra. Na palavra diagnóstico, "gnóstico" indica uma compreensão ou conhecimento das causas envolvidas. Talvez muitos problemas subjacentes possam causar o mesmo grupo de sintomas aos quais nos referimos como fibromialgia. Se esse for o caso, os pacientes com fibromialgia precisam ser tratados como um grupo heterogêneo com sintomas semelhantes e não como um grupo homogêneo que reage a uma abordagem do tipo "tamanho único". Se a fibromialgia for considerada um diagnóstico que descreve um grupo homogêneo de pacientes, na verdade pode prestar um desserviço a esses pacientes. Portanto, como as causas subjacentes podem variar e não são bem compreendidas, é melhor pensar em "fibromialgia" como um rótulo utilizado para descrever uma *síndrome* – isto é, um grupo de sinais e sintomas.

A fibromialgia é caracterizada por dois tipos diferentes de dor. O primeiro é a dor muscular crônica generalizada, difusa (com freqüência descrita como a dor provocada pela gripe) que vem e vai ou que permanece constante em todo o corpo. O segundo tipo envolve "pontos sensíveis" específicos de dor. Pressione um ponto sensível e a pessoa que sofre de fibromialgia sentirá uma dor intensa, de cerrar os punhos, mas somente no local onde a pressão é diretamente aplicada.

Além da dor generalizada e em "pontos sensíveis", as pessoas com fibromialgia podem apresentar um ou mais sintomas adicionais – um conjunto de distúrbios de saúde que mais parece uma lista de lavanderia dos males atuais. A lista inclui:

- espasmos musculares;
- dor nas articulações;
- sensibilidade da pele e do tecido conjuntivo;
- dormência;

- formigamento nas mãos ou nos pés;
- dificuldade para dormir;
- fadiga debilitante;
- ansiedade;
- dores de cabeça;
- dificuldade para identificar objetos verbalmente;
- problemas digestivos;
- sensibilidade a mudanças de tempo e de temperatura;
- problemas circulatórios;
- problemas respiratórios;
- síndrome pré-menstrual;
- infecções crônicas ou freqüentes;
- alergias alimentares;
- depressão;
- problemas de concentração – "confusão mental".

Você não precisa experimentar todos os sintomas acima para ter fibromialgia. A maioria das pessoas sente apenas alguns sintomas de cada vez, o tipo e severidade mudando com o tempo.

Para satisfazer os critérios para a fibromialgia do American College of Rheumatology, é preciso ter estes dois sintomas:

- Histórico de dor generalizada, nos dois lados do corpo, tanto acima quanto abaixo da cintura, há pelo menos três meses; inclusive no pescoço, no tórax e na região superior ou inferior das costas.
- Dor à palpação em pelo menos 11 de 18 locais de "pontos sensíveis".

Ninguém sabe porque esses 18 pontos no corpo são caracteristicamente sensíveis ao toque, mas todas as pessoas com fibromialgia em algum momento experimentarão sensibilidade em no mínimo 11 locais.

(Para mais informações sobre o diagnóstico da fibromialgia, consulte o capítulo 3.)

Dor na fibromialgia

Embora o tipo e a severidade dos sintomas variem de pessoa para pessoa, todo homem, mulher e criança com fibromialgia têm uma coisa em comum: dor.

FIBROMIALGIA

Cada pessoa experimenta a dor da fibromialgia de maneira diferente. Algumas descrevem sensações de pontadas ou punhaladas; outras afirmam que ela arde, lateja ou é como uma cólica. A dor pode permanecer no mesmo lugar ou ir de uma parte do corpo para outra e variar em intensidade de acordo com a hora do dia, o nível de atividade, o tempo, a quantidade de sono e o grau de estresse em sua vida. E a dor pode ir e vir: quando você acha que não agüenta mais e decide consultar um médico, sente uma súbita melhora.

Grande parte da dor da fibromialgia é sentida nos músculos, embora ela também possa ocorrer em volta das articulações. Com menos freqüência, as próprias articulações podem ficar doloridas, embora a sua destruição, que ocorre na artrite, em geral não aconteça na fibromialgia. As dores de cabeça também são comuns.

Além de fazê-lo se sentir mal, a dor tem conseqüências físicas. Por exemplo, pesquisas mostram que a dor crônica pode inibir o sistema imunológico, tornando-o mais vulnerável a resfriados e infecções. Ela pode elevar cronicamente a pressão sangüínea, aumentando a probabilidade de um ataque cardíaco e "derrame"; e a dor crônica pode até mesmo estimular o desenvolvimento de alguns tipos de câncer. Sentir dor crônica não é apenas ruim; ela realmente faz mal para a sua saúde.

Dor em ponto sensível

Além da dor crônica, generalizada, as pessoas com fibromialgia também sentem dor em pontos sensíveis localizados, específicos. Os pontos sensíveis são áreas distintas do corpo que doem ao ser pressionadas. Os pontos sensíveis podem ou não doer em outras ocasiões, mas ficam significativamente doloridos quando tocados com uma pressão moderada – suficiente para branquear a sua unha se você pressionar com o polegar.

Com o passar dos anos, diversos pesquisadores identificaram centenas de pontos sensíveis no corpo de pessoas com fibromialgia. Baseado em estudos, o American College of Rheumatology escolheu 18 desses pontos como base para a definição do diagnóstico de fibromialgia. As pessoas que não têm fibromialgia demonstram apenas um leve desconforto quando esses 18 pontos são pressionados; mas aquelas com fibromialgia sentem uma dor intensa, em queimação, em pelo menos 11 desses 18 locais. Os pontos sensíveis estão localizados na base do crânio, acima e entre as omoplatas, abaixo dos cotovelos, na região inferior das costas, nos quadris e atrás dos joelhos. (*Ver o diagrama.*)

A dor em um ponto sensível também pode ser encontrada em outros distúrbios, como a tendinite. Mas na fibromialgia, os pontos sensíveis estão localizados em *ambos* os lados do corpo e não podem ser atribuídos a ferimentos ou ao excesso de atividade. E, quando tocados, em geral não enviam ou "encaminham" a dor para outro lugar do corpo como no caso de outros distúrbios dolorosos, como a síndrome da dor miofascial.

Dor no pescoço e nas costas

As pessoas com fibromialgia queixam-se de dor no pescoço e nas costas. Não está claro se a dor no pescoço e nas costas é um evento desencadeador que leva ao desenvolvimento da fibromialgia ou se o pescoço e as costas são locais comuns da dor da fibromialgia depois que a doença já se desenvolveu – ou ambos.

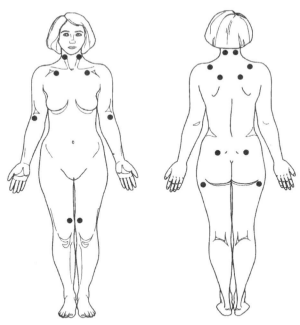

Para fazer um diagnóstico de fibromialgia, os médicos procuram a dor à palpação em pelo menos 11 de 18 locais identificados como "pontos sensíveis".

Ilustração adaptada por Chuck Chezosky

FIBROMIALGIA

A dor nas costas é muito comum na população em geral. Algumas pessoas a atribuem à nossa posição ereta que coloca muito peso e pressão sobre a parte inferior da coluna vertebral e sobre os músculos de sustentação. Outras argumentam que a dor nas costas é em grande parte manifestação física de uma reação psicológica à raiva e ao estresse internalizados. Sejam quais forem as razões, a dor nas costas é a causa número 1 de incapacidade física. Portanto, não devemos nos surpreender por ela também afetar as pessoas com fibromialgia.

Você pode sentir dor nas costas em um ou em ambos os lados do corpo, na região superior, inferior ou medial. A maior parte do tempo, você saberá que a dor está nos músculos, e não nas articulações. Entretanto, poderá ser levado a pensar que a articulação está envolvida porque algumas vezes as estruturas ao redor das articulações, chamadas tendões e ligamentos, estão envolvidas na fibromialgia. Mas em geral esse desconforto pode ser diferenciado da dor verdadeira na articulação. É importante determinar a fonte da dor porque os problemas com as articulações das costas são tratadas de maneira muito diferente da dor muscular.

As pessoas com fibromialgia sentem dor no pescoço devido a músculos cronicamente tensos que fazem os ossos do pescoço perder a curva natural e pressionam os nervos entre eles. A tensão muscular no pescoço é muito dolorosa; a dor provocada pela pressão nos nervos pode ser extremamente intensa.

Dor de cabeça

As dores de cabeça na fibromialgia com freqüência são descritas como uma dor semelhante à da enxaqueca, às vezes acompanhadas de náusea e/ou sensibilidade à luz. Ou você pode sentir dores de cabeça de tensão, com uma sensação de aperto ou pressão como se houvesse uma faixa apertada em volta do crânio ou sobre parte da cabeça, como as têmporas, a testa ou irradiando para o pescoço ou para os ombros. Como na enxaqueca, as dores de cabeça da fibromialgia podem não reagir aos medicamentos vendidos em farmácias.

As dores de cabeça também podem estar relacionadas a outra condição encontrada nas pessoas com fibromialgia: o distúrbio da articulação temporomandibular (TMJD). A articulação temporomandibular é um mecanismo bastante complexo, localizado no ponto onde a mandíbula inferior se articula com o crânio. Devido à deficiência dos componentes articulares ou a problemas com os músculos ou ligamentos ao redor da articulação, o DATM pode provocar muita dor na articulação, no rosto ou na mandíbula e também dores de cabeça.

Fadiga e má qualidade do sono

Embora qualquer um possa se sentir cansado de vez em quando, a exaustão contínua muitas vezes associada à fibromialgia confere à palavra *fadiga* uma dimensão totalmente nova. Às vezes, a sua fadiga pode ser moderada ou tão severa que mesmo tarefas simples como vestir-se ou escovar os dentes parecerão assustadoras. Você pode ficar cansado ou exausto após atividades muito brandas, como fazer o jantar, ou cansado demais para dobrar roupas ou caminhar até a caixa do correio. A fadiga devastadora pode afetar o seu desempenho no trabalho, começando muito antes do seu dia terminar – até mesmo ao levantar pela manhã.

Com freqüência a fadiga debilitante observada na fibromialgia pode muito bem ser o resultado da privação crônica do sono (entre outras possíveis causas). Muitas pessoas com fibromialgia conseguem adormecer sem dificuldade mas não conseguem atingir um estado profundo de sono restaurador e repousante, essencial para a boa saúde. Ao contrário, elas dormem superficialmente em uma espécie de "estado crepuscular", remexendo-se na cama e despertando ao menor ruído. Pela manhã, em vez de se sentirem descansadas e revigoradas, elas saem da cama exaustas.

Depressão e ansiedade

As mudanças no humor e no estado emocional são comuns na fibromialgia, algumas vezes evoluindo para a depressão e/ou para a ansiedade. Quem não se sentiria deprimido ou ansioso vivendo com uma dor constante, uma tremenda fadiga e um sono insatisfatório? A falta de sono, noite após noite, é suficiente para deixá-lo deprimido. Na verdade, estudos demonstraram que a depressão e outros sintomas da fibromialgia podem ser induzidos em pessoas sem o distúrbio simplesmente privando-as de sono durante cerca de três dias!

Alguns pesquisadores acreditam que pode haver uma relação bioquímica entre a fibromialgia e a depressão ou a ansiedade. Mesmo se você não estiver entre os 25% de pessoas com fibromialgia que satisfazem os critérios para a depressão clínica, você pode sentir-se compreensivelmente "triste" ou "para baixo" com relação à sua condição e ao impacto que ela tem na sua vida. Naturalmente, qualquer sentimento de depressão ou ansiedade pode interferir ainda mais nas atividades no trabalho e no lar.

Síndrome do cólon irritável

Estudos realizados com pessoas que sofrem de fibromialgia mostram que até 70% delas podem experimentar a síndrome do cólon irritável. Essa síndrome pode se manifestar alternadamente como diarréia e constipação, dor abdominal e gases, náusea e contrações dolorosas do intestino. Você pode sentir uma enorme "vontade de ir ao banheiro" mas não consegue evacuar. Algumas vezes os sintomas da síndrome do cólon irritável podem ser severos o suficiente para mantê-lo preso em casa, sem saber quando os sintomas vão surgir. Os seus sintomas podem levar o seu médico a diagnosticar erroneamente a sua condição como colite ou doença de Crohn, ambas doenças do intestino associadas a cólicas, diarréia e, algumas vezes, à presença de sangue nas fezes.

Doença do refluxo gastroesofágico (GERD)

As pessoas com fibromialgia também podem ter a doença do refluxo gastroesofágico. Nesse distúrbio, o alimento parcialmente digerido, em vez de passar pelo estômago e chegar ao intestino delgado, volta para o esôfago (o tubo que vai da boca até o estômago), que fica "queimando" pelo material ácido do estômago. Algumas pessoas chamam essa sensação de azia. A GERD pode evoluir a ponto de corroer os delicados tecidos do esôfago, tornando a alimentação muito desagradável. A GERD crônica eventualmente pode provocar dor de garganta, desencadear a asma e até mesmo aumentar o risco de câncer do esôfago.

Rigidez matinal

Muitas pessoas sentem-se um pouco rígidas ao acordar. Após alguns minutos, a rigidez em geral desaparece, e elas estão prontas para começar o dia. Mas as pessoas com fibromialgia podem continuar rígidas mais de 30 minutos após acordar. Elas afirmam que as articulações parecem "grudadas" ou "congeladas". Normalmente, a rigidez é extensa, afetando todas as partes do corpo e em alguns casos persistindo o dia inteiro.

Parestesia

As pessoas com fibromialgia algumas vezes experimentam uma sensação de formigamento, dormência ou inchaço nas mãos, braços, pés ou pernas, apesar de na realidade não haver nenhum inchaço. Essa sensação é chamada parestesia e pode ocorrer em mais do que um local do corpo. A parestesia pode ser especialmente visível ao levantar, e com freqüência ocorre junto com a rigidez matinal. Apesar de incômodas, as parestesias não são prejudiciais e em geral não limitam as suas atividades. Por outro lado, podem haver sérios problemas subjacentes (como diabete, doença auto-imune ou doença da tireóide) causando as parestesias. Por esse motivo, quando as parestesias estão presentes, é adequado fazer exames de sangue para excluir uma séria condição subjacente.

Problemas circulatórios

Muitas pessoas com fibromialgia têm má circulação. Os dedos ficam frios e pálidos, até mesmo azulados, quando expostos às temperaturas frias do inverno ou ao ar-condicionado no verão. Com menos freqüência, o mesmo pode acontecer com os dedos dos pés. Algumas vezes as mudanças de coloração são acompanhadas de dor. O problema, chamado doença de Raynaud é um distúrbio circulatório que torna as mãos, e algumas vezes os pés, hipersensíveis ao frio. O fenômeno de Raynaud pode ocorrer isoladamente ou ser desencadeado pela fibromialgia ou outra doença subjacente.

Algumas vezes as pessoas com fibromialgia podem ser sensíveis ao frio e ao calor sem experimentar o fenômeno de Raynaud. Nesses casos, parece haver uma alteração no sistema circulatório.

Contração muscular

Talvez você já tenha experimentado um fenômeno em que você está quase adormecendo quando de repente uma de suas pernas contrai involuntariamente. A contração pode ser tão súbita e intensa a ponto de acordá-lo. Para algumas pessoas com fibromialgia, as contrações continuam durante toda a noite. É como se você precisasse mover as pernas para ficar confortável. Essa condição, chamada síndrome das pernas inquietas, é especialmente comum na fibromialgia.

Ocasionalmente, a síndrome das pernas inquietas pode ser dolorosa, mas com mais freqüência o seu aspecto mais incômodo é que ela não o deixa adormecer ou o acorda repetidas vezes. As pessoas com fibromialgia já têm problemas suficientes para dormir um sono profundo; a síndrome das pernas inquietas só vem piorar as coisas.

Secura

A parte interna da boca, do nariz e os olhos devem ser úmidos. A umidade proporcionada pela saliva ou pelas lágrimas tem muitos propósitos, incluindo a proteção contra bactérias potencialmente prejudiciais. As pessoas com fibromialgia não raro sofrem da síndrome de Sjogren, doença auto-imune em que as secreções dos olhos, do nariz e da boca são reduzidas ou eliminadas. Além de desconfortável, a secura excessiva da síndrome de Sjogren pode aumentar o risco de infecção nessas áreas.

Dor pélvica

As mulheres com fibromialgia podem ter cólicas menstruais muito dolorosas, síndrome da bexiga irritável ou outra dor pélvica. As que sofrem da síndrome da bexiga irritável precisam urinar com freqüência, sentem pressão na parte inferior do abdômen e podem experimentar incontinência.

Especifique o seu sintoma

Além de todos os seus outros sintomas, as pessoas com fibromialgia também podem sofrer de:

- Problemas visuais inexplicáveis;
- Disfunção auditiva;

- Dificuldades respiratórias;
- Alergias;
- Hipersensibilidade a poluentes ambientais.

Se você tem fibromialgia, pode ter outros sintomas para acrescentar a essa lista. Uma vez que as pesquisas sobre esse distúrbio estão em andamento e as suas causas ainda estão sob investigação, é possível que muitos dos seus sintomas inexplicáveis estejam relacionados à fibromialgia. Você pode ter observado que alguns sintomas pioram em determinadas condições. Falta de exercício, excesso de exercício, mudanças na temperatura, acontecimentos estressantes no dia-a-dia, síndrome pré-menstrual ou infecções como uma gripe ou resfriado podem provocar sintomas ou piorar os já existentes. Os sintomas também podem variar devido a um ou mais outros problemas de saúde que podem ocorrer *junto* com a fibromialgia. Alguns desses outros problemas apresentam sinais e sintomas semelhantes e podem ser erroneamente diagnosticados como fibromialgia ou coexistir com ela. A longa lista inclui:

- Distúrbio do déficit de atenção, com ou sem hiperatividade;
- proliferação da cândida (infecções por leveduras);
- Síndrome do túnel cárpico;
- Síndrome da fadiga crônica;
- Problemas cognitivos;
- Costocondrite;
- Depressão;
- Problemas digestivos;
- Distúrbios alimentares;
- Febre;
- Doença do refluxo gastroesofágico;
- Síndrome da Guerra do Golfo;
- Problemas nos cabelos e nas unhas;
- Dores de cabeça e enxaquecas;
- Problemas de audição;
- Hepatite;
- HIV/aids;
- Hipoglicemia;
- Hipotiroidismo;
- Fraqueza do sistema imunológico ou disfunção imune;
- Bexiga irritável (síndrome uretral);

- Síndrome do cólon irritável;
- Dor na articulação;
- Lupo;
- Doença de Lyme;
- Prolapso da válvula mitral;
- Sensibilidade química múltipla;
- Síndrome da dor miofascial;
- Osteoartrite;
- Polimialgia reumática;
- Síndrome pós-pólio;
- Síndrome pré-menstrual;
- Doença de Raynaud;
- Artrite reumatóide;
- Distúrbio afetivo sazonal;
- Disfunção sexual;
- Síndrome de Sjogren;
- Apnéia do sono;
- Disfunção do sono;
- Dor de garganta;
- Gânglios linfáticos inchados;
- Distúrbio da articulação temporomandibular;
- Vertigem;
- Ganho de peso.

Entre essas condições, vamos examinar melhor a artrite reumatóide, a síndrome da fadiga crônica, a doença de Lyme, a infecção por HIV, a síndrome da dor miofascial e a proliferação da cândida.

Artrite reumatóide

A fibromialgia é considerada uma doença reumática que é caracterizada pela dor e pela rigidez dos músculos, tendões ou articulações. Muitas pessoas com fibromialgia são tratadas por reumatologistas, médicos especializados em distúrbios reumáticos. Homens e mulheres com outras doenças reumáticas, como a artrite reumatóide ou o lupo, correm um risco maior de desenvolver a fibromialgia. Na verdade, cerca de 20% das pessoas com artrite reumatóide desenvolverão a fibromialgia. Portanto, ter uma doença reumática não somente não evitará que você adquira outra doença, como realmente pode torná-lo predisposto a ela.

Síndrome da fadiga crônica

A fibromialgia pode ocorrer com a síndrome da fadiga crônica (CFS) ou ser confundida com ela. As condições são semelhantes em tantos aspectos que alguns médicos afirmam serem ambas pontos na mesma linha, com a fibromialgia determinando o ponto onde o músculo dói e a dor predomina e a CSF determinando o ponto onde a fadiga predomina.

Entretanto, há importantes diferenças entre a CFS e a fibromialgia. Na CFS os gânglios linfáticos no pescoço e nas axilas podem estar doloridos, sensíveis e pode haver dor de garganta. As pessoas com essa síndrome têm histórico de extrema exaustão há pelo menos seis meses, o que em geral não acontece com a fibromialgia, a não ser que ela tenha a CFS e a fibromialgia. *(Para mais informações sobre como distinguir a fibromialgia e a CFS, consulte a seção no capítulo 3.)*

Doença de Lyme

A doença de Lyme também pode imitar a fibromialgia. Após ser mordida por um carrapato de cervo infectado, muitas vezes a pessoa desenvolve um tipo específico de exantema e sintomas semelhantes aos da gripe, seguido de dores musculares que podem ser semelhantes às da fibromialgia. Ou então a verdadeira fibromialgia pode se desenvolver após a infecção. Se você acha que tem fibromialgia mas os sintomas surgiram de repente, peça ao seu médico para excluir a doença de Lyme. Em geral a doença de Lyme reage bem ao tratamento precoce e intensivo com antibióticos e pode ser evitada com uma vacina.

Infecção por HIV e aids

Embora as pesquisas ainda sejam incompletas, estudos iniciais indicam que pode haver alguma coisa no tratamento ou no desenvolvimento da infecção por HIV que provoque sintomas semelhantes aos da fibromialgia. O Dr. Gregory Gardner da Universidade de Washington, Seattle, descobriu que 8% dos pacientes HIV-positivos investigados satisfaziam os critérios para a fibromialgia. Outros estudos estimam que de 10% a 29% dos pacientes HIV-positivos apresentavam sintomas semelhantes aos da fibromialgia. São necessárias mais pesquisas para explorar e explicar essa correlação.

Síndrome da dor miofascial

Outra condição freqüentemente associada à fibromialgia – e algumas vezes confundida com ela – é a síndrome da dor miofascial (MPS). Essa síndrome é diferente da fibromialgia porque em vez de pontos sensíveis doloridos, as pessoas com a MPS têm "pontos-gatilho". Esses pontos são áreas no músculo duras e encaroçadas que, ao ser pressionadas, *enviam* a dor para outras partes do corpo. Ao contrário, na fibromialgia a pressão sobre pontos sensíveis provoca dor *localizada* intensa que permanece no local. Embora não seja a regra, algumas pessoas verdadeiramente sem sorte são sobrecarregadas com a fibromialgia e com a MPS, tornando a sua vida uma experiência de dor quase constante.

Candidíase

Apesar de rotineiramente ignoradas, as infecções crônicas por leveduras com freqüência ocorrem com a fibromialgia. As infecções por cândida podem perpetuar os pontos sensíveis, como fazem todas as infecções, porque as defesas do corpo estão ocupadas combatendo os "bandidos". Quando grandes quantidades de anticorpos circulantes se unem ao antígeno da cândida, eles podem formar complexos imunes que se desenvolvem ou se acumulam nos tecidos. Isso pode provocar um tipo de reação de "doença do soro" que causa muitos dos sintomas associados à fibromialgia. Os pacientes com fibromialgia e histórico de infecções crônicas por leveduras na vagina, afta, problemas digestivos, uso regular de antibióticos ou esteróides, ou hipersensibilidade sensorial também podem estar sofrendo de candidíase. Como os sintomas da candidíase podem coincidir parcialmente com aqueles da fibromialgia, essa condição comum pode não ser diagnosticada.

As infecções por cândida podem provocar inchaço, indisposição abdominal, dores musculares e dor contínua e localizada em algumas pessoas. O tratamento com um agente antimicótico pode melhorar drasticamente os sintomas; contudo, ele pode *aumentar* os sintomas (no curto prazo) enquanto os organismos de leveduras são destruídos.

Crianças e fibromialgia

As crianças também podem sofrer de fibromialgia, chamada síndrome da fibromialgia primária juvenil (JPFS). Desde que o Dr. Muhammad Yunus identificou essa síndrome em 1985, poucos estudos foram realizados. Nós sabemos que as crianças apresentam muitos dos mesmos sintomas dos adultos: dor generalizada, fadiga, sono agitado, dores de cabeça, rigidez, dormência, inchaço dos dedos e mãos, cólon irritável, e/ou urinação freqüente. É interessante notar que, por algum motivo desconhecido, há mais meninos do que meninas com a JPFS.

Nas crianças, como nos adultos, o estresse com freqüência desencadeia o início da fibromialgia. Diversos estudos recentes indicam que a fibromialgia pode ocorrer em famílias, sugerindo a existência de um componente genético no distúrbio. Outros estudos relacionam a fibromialgia em crianças com abuso sexual, emocional ou físico anterior. Um estudo finlandês descobriu que crianças com a JPFS correm um risco mais elevado do que a média de sofrer depressão e recomendou que a depressão fosse tratada juntamente com a síndrome.

O diagnóstico correto é tão importante para as crianças quanto para os adultos. Um estudo de 1996 realizado na Itália relatou que 1,2% dos alunos da 3ª à 12ª série que responderam a um questionário satisfaziam os critérios para a JPFS. Uma vez que 7% de todas as consultas ao pediatra estão relacionadas a queixas musculoesqueléticas, provavelmente a JPFS não é diagnosticada ou é erroneamente diagnosticada com mais freqüência do que adequadamente identificada. Os médicos podem confundi-la com a doença de Lyme, com a artrite reumatóide juvenil, com a histeria, tendinite, artrite inflamatória, dor na região inferior das costas, hipotiroidismo ou distrofia reflexa simpática.

Quando uma criança se queixa repetidamente de dor crônica, os pais e tutores precisam ter cuidado com o diagnóstico enganador de "dores do crescimento" ou problemas psicológicos. Acredite no seu filho e procure obter um diagnóstico acurado.

Como isso aconteceu comigo?

Ninguém sabe exatamente o que causa a fibromialgia, mas os cientistas reuniram uma série de pistas, incluindo:

Genética

A genética pode desempenhar um papel na fibromialgia uma vez que a doença tende a ocorrer em famílias. (Alguns pesquisadores sugeriram que isso talvez aconteça por ser esse um distúrbio muito comum.) Não foi identificado nenhum gene específico ou relação hereditária, mas as pesquisas nessa área continuam. De qualquer modo, se você tem um parente que experimentou a dor muscular generalizada e a fadiga da fibromialgia, juntamente com alguns dos seus outros sintomas, pode correr um risco maior de desenvolver o distúrbio. Mesmo que o seu parente jamais tenha recebido um diagnóstico formal de fibromialgia, você poderá perceber sintomas semelhantes.

Um estudo sobre genética e fibromialgia sugere que o distúrbio pode ser transmitido para os filhos por um mecanismo "dominante autossômico". Se isso for verdade, significa que cerca da metade de todas as crianças que têm um dos pais com fibromialgia pode desenvolver a doença. São necessários mais estudos sobre genética para estabelecer claramente esse mecanismo de hereditariedade.

Amplificação da sensibilidade

Algumas vezes a amplificação da sensibilidade é chamada síndrome do "tudo irritável". A nossa sobrevivência depende da sensibilidade às coisas presentes no meio ambiente: ruído, luz, toque, sabor e movimento. Mas com uma amplificação da sensibilidade, reage-se excessivamente a essas coisas. Na verdade, a sua reação pode ser tão intensa a ponto de ser devastadora. Por exemplo, algumas pessoas com fibromialgia simplesmente não conseguem suportar o zumbido das lâmpadas fluorescentes. Elas precisam fugir do ruído irritante e não conseguem pensar em quase nada até conseguir.

Na fibromialgia, as terminações nervosas tornam-se hipersensíveis, fazendo o cérebro interpretar um pouco de estímulo como se fosse uma dor, o que não acontece com pessoas que não sofrem de fibromialgia. A superestimulação crônica pode ser responsável por algumas das dores crônicas da fibromialgia.

Comunicação muscular aberrante

Normalmente os músculos se comunicam e se coordenam entre si através do sistema nervoso, indicando a sua posição e o seu grau de contração pela ação de determinados neurotransmissores (substâncias químicas liberadas pelo sistema nervoso). Isso nos ajuda a perceber a posição do nosso corpo e a avaliar a quantidade de força muscular necessária para determinada tarefa, como cruzar as pernas.

A comunicação muscular das pessoas com fibromialgia é aberrante ou imperfeita porque elas não têm um *feedback* sensorial adequado. Em vez de trabalhar junto com os neurotransmissores, os músculos precisam contar com a sua capacidade para "sentir" a própria atividade com precisão. Isso pode tornar um desafio a execução de tarefas simples como tomar um copo de água ou pegar o telefone. Pode ser feito, mas requer prática. Os músculos podem contrair além do que é necessário para a tarefa.

Eventos desencadeadores

Algumas pessoas com fibromialgia contam que a sua síndrome começou após um evento desencadeador, como um acidente de carro, uma gripe forte, parto ou morte na família. Com certeza muitas pessoas experimentam eventos estressantes sem desenvolver a fibromialgia. Talvez algumas pessoas tenham uma predisposição subjacente para o distúrbio que de algum modo está "ligada" a uma situação estressante. Esses agentes causadores de estresse também podem fazer a fibromialgia existente piorar de repente; com freqüência isso é chamado *flare**.

---

* N. da T. Optamos por manter a palavra no original por não haver sinônimo em português. A palavra está associada ao reaparecimento súbito de um sintoma.

Neurotransmissores disfuncionais

Os neurotransmissores são os mensageiros químicos do corpo, transmitindo informações dentro do sistema nervoso (o cérebro e a medula espinhal, bem como entre o sistema nervoso e o resto do corpo. Os neurotransmissores ajudam a controlar muitas funções corporais, incluindo o sono, a dor, o humor e a função muscular.

Níveis baixos do neurotransmissor serotonina estão envolvidos em muitos distúrbios, incluindo a depressão e a ansiedade. O corpo usa a serotonina e outros neurotransmissores para controlar a função muscular, as sensações de dor, os ciclos do sono e o sistema imunológico. Alguns pesquisadores descobriram que as pessoas com fibromialgia têm uma deficiência significativa de serotonina. Não está claro se o baixo nível de serotonina é uma possível causa da fibromialgia ou um resultado dela.

Outro neurotransmissor, chamado Substância P, é responsável pela transmissão de impulsos dolorosos para o cérebro e para a medula espinhal. Ele também produz uma resposta nervosa que dilata os vasos sangüíneos. Além disso, a substância pode causar a migração de fluido e proteínas de dentro para fora das células. Algumas vezes, os níveis de Substância P nas pessoas com fibromialgia são três vezes mais elevados do que o normal. Isso pode explicar as sensações de dor generalizada e de inchaço experimentadas pelas pessoas com fibromialgia.

É interessante notar que a serotonina e a Substância P trabalham juntas. Na verdade, a serotonina regula a quantidade de Substância P no corpo. Pouca serotonina no corpo resulta em excesso de Substância P. O Dr. I. John Russel, professor adjunto de medicina e imunologia clínica do University of Texas Health Science Center, em San Antonio, diz: "A Substância P elevada na fibromialgia é a medida de laboratório mais drasticamente anormal documentada até agora nesses pacientes". Nitidamente, a regulação dos neurotransmissores desempenha um importante papel na severidade da fibromialgia. Também aqui, não sabemos se isso é uma causa ou um resultado.

Dois outros neurotransmissores, a epinefrina e a norepinefrina, que estão envolvidos na preparação do corpo para "lutar ou fugir", ajudam a regular os batimentos cardíacos, a pressão sangüínea e o ritmo respiratório. A liberação constante desses neurotransmissores é considerada um resultado do estresse crônico, causando o aumento da pressão sangüínea e possivelmente fibromialgia.

O hormônio do crescimento pode estar abaixo do nível normal nas pessoas com fibromialgia. Esse hormônio é secretado pelo cérebro durante uma determinada fase do sono e é usado pelo corpo para manter e reparar o metabolismo muscular.

Os hormônios cortisol, DHEA e o hormônio que libera tirotropina também estão envolvidos na fibromialgia. Essas substâncias químicas estão relacionadas com a complexa interação entre o cérebro, a glândula pituitária, as glândulas supra-renais e a glândula tiróide e ajudam a controlar funções essenciais como o índice metabólico e o crescimento e desenvolvimento celular.

Disfunção imunológica

O sistema imunológico parece funcionar anormalmente na fibromialgia. O sistema imunológico é um grupo complexo de células e substâncias químicas que trabalham juntas para proteger o corpo de infecções. Os pesquisadores descobriram que alguns elementos do sistema imunológico não funcionam adequadamente em pessoas com fibromialgia. Por exemplo, os linfócitos são menos ativos contra bactérias nas pessoas com fibromialgia. Os linfócitos são uma defesa essencial contra resfriados, gripes e infecções.

Outro componente do sistema imunológico chamado citocinina se mostrou muito elevado ou muito baixo na fibromialgia e foram encontradas proteínas imuno-reativas na pele de pessoas com fibromialgia. Essas proteínas se formam somente quando o corpo está preparando uma reação imune contra um invasor. A sua presença também indica outra possível disfunção imunológica associada à fibromialgia.

Mesma dor, nomes diferentes: uma breve história da fibromialgia

Sintomas de dores no corpo e musculares têm sido descritas no decorrer da história. Na *Bíblia* (Jó 30:17), Jó lamenta: "A noite tortura os meus ossos e a dor que me corroe não tem descanso". Alfred Nobel, que inventou a dinamite e deu origem ao Prêmio Nobel, também pode ter sofrido de fibromialgia. Muitas cartas para sua amante descrevem múltiplas dores musculares, enxaquecas, distúrbios gastrointestinais, intolerância ao frio e

FIBROMIALGIA

problemas com as mudanças no tempo.

Os pontos sensíveis foram primeiramente descritos em 1816 pelo médico escocês William Balfour. Nos anos seguintes, a comunidade médica deu muitos nomes para o distúrbio, incluindo reumatismo crônico, síndrome do ponto de pressão e mialgia. No final da década de 1800, um psiquiatra escreveu a respeito da neurastenia, uma doença caracterizada pela fadiga, dores musculares e distúrbios psicológicos.

O termo "fibrosite" foi criado no início da década de 1900 para descrever os locais dolorosos encontrados em pacientes com reumatismo muscular. Mas, durante décadas, o diagnóstico de fibrosite, com a sua definição vaga e a ausência de uma causa clara, identificável, perturbou muitos médicos, que com freqüência consideravam o diagnóstico inválido. Durante o século XX, enquanto a medicina moderna fazia grandes progressos na compreensão e tratamento de todos os tipos de doenças, a fibrosite definhava em uma espécie de limbo da medicina, raramente estudada, pouco compreendida e muitas vezes desprezada como um "depósito" para queixa vagas de origem desconhecida.

Finalmente, em 1987, a American Medical Association reconheceu a fibromialgia como uma doença legítima, em grande parte devido a um estudo realizado pelo Dr. Don Goldenberg publicado no *Journal of the American Medical Association (JAMA)*, que descreveu os sintomas, as descobertas de laboratório e os resultados do tratamento de 118 pacientes com fibromialgia. No início do artigo, Goldenberg utilizou alternadamente as palavras *fibrosite* e *fibromialgia*; então, no restante do artigo, passou a usar exclusivamente *fibromialgia*.

Em outro artigo do JAMA, o Dr. Robert Bennett escreveu: "O termo *fibromialgia* evoluiu de outro com o mesmo significado, a saber, *fibrosite*". Esse último termo, argumentou Bennett, era uma denominação imprópria e imprecisa. "Ite" indica inflamação. As biópsias de músculos de pacientes com fibromialgia normalmente não apresentam evidência de inflamação, e a dor da fibromialgia em geral não reage bem a medicamentos antiinflamatórios. "Mialgia", por outro lado, refere-se à dor nos músculos sem envolver inflamação. Portanto, *mialgia* é um termo mais adequado.

Em 1º de janeiro de 1993, a Declaração de Copenhague estabeleceu a fibromialgia como uma doença oficial reconhecida pela Organização Mundial da Saúde. O documento descrevia a condição como dolorosa, não articular (não localizada nas articulações) e envolvendo principalmente os músculos. A Organização Mundial da Saúde acrescentou diversos outros sintomas à lista, incluindo "a presença de dor abrangente inexplicável, fadiga persistente, rigidez matinal generalizada e sono não reparador." A Declaração de Copenhague também reconheceu a depressão e a ansiedade como possíveis manifestações da síndrome e declarou que o problema é a causa mais comum de dor musculoesquelética crônica e generalizada.

Após décadas sendo ignorada pela medicina predominante, o grupo de sintomas que agora chamamos fibromialgia deixou de ser um diagnóstico questionável e tornou-se *a causa mundial mais comum de dor musculoesquelética crônica e generalizada*. No que se refere ao reconhecimento médico oficial, a fibromialgia agora é reconhecida — bem como os recursos financeiros para a realização de pesquisas médicas.

Pesquisas sobre fibromialgia

Agora que a fibromialgia foi reconhecida como uma entidade distinta pela Organização Mundial da Saúde, uma quantidade maior de médicos e pesquisadores ficou interessada em estudá-la. Em 1999, o National Institutes of Health gastou US$ 4,7 milhões em pesquisas sobre fibromialgia, até US$ 3,1 milhões em 1998 e três vezes mais do que em 1993.

Atualmente, as pesquisas que visam descobrir a(s) causa(s) da fibromialgia, bem como desenvolver tratamentos e talvez até mesmo a cura são realizadas ou supervisionadas pelo:

- National Institute of Neurological Disorders and Stroke (NINDS);
- National Institute of Nursing (NINR);
- National Center of Complementary and Alternative Medicine (NCCAM);
- National Institute of Arthritis and Musculoskeletal and Skin Diseases (NIAMS).

As pesquisas sobre a fibromialgia buscam responder diversas importantes perguntas e lidar com sintomas específicos, particularmente:

Alívio efetivo da dor

A dor crônica é um dos sintomas mais debilitantes da fibromialgia. A dor constante está envolvida no desenvolvimento de distúrbios do humor, incluindo depressão e ansiedade. Muitos estudos atuais focalizam a utilização de medicamentos não sedativos, não narcóticos ou não aditivos para aliviar a dor. Algumas vezes são utilizadas doses baixas de dois medicamentos combinados para aumentar as propriedades de alívio da dor, ao mesmo tempo diminuindo os efeitos colaterais associados às doses mais elevadas de apenas um medicamento.

Problemas subjacentes que causam aumento da percepção da dor

Os níveis anormais de diversas substâncias químicas no corpo, incluindo a Substância P e o fator do crescimento dos nervos (NGF), estão envolvidos no aumento da percepção da dor generalizada. Muitas vezes, o nível de Substância P é três vezes mais elevado do que o normal nas pessoas com fibromialgia. Muitas vezes o NGF é quatro vezes mais elevado que o normal. Os pesquisadores estão estudando como essas duas substâncias químicas produzem a percepção da dor e como interagem entre si. É possível, por exemplo, que o NGF excessivo seja a causa subjacente da Substância P elevada. Talvez os medicamentos ou outras intervenções que inibem o NGF ou a Substância P possam aliviar a dor.

Interações anormais do sistema nervoso

Uma teoria sobre a causa básica da fibromialgia sugere que o sistema nervoso autônomo (que controla a respiração, a freqüência cardíaca e outros processos corporais básicos) pode ser pouco reativo. Níveis baixos de cortisol e do hormônio do crescimento e níveis elevados de Substância P e NGF indicam que isso pode estar acontecendo. Uma área das atuais pesquisas focaliza as citocininas, um grupo de mensageiros que regula o sistema imunológico. A possível conexão entre as citocininas e a fibromialgia pode ajudar a explicar porque algumas pessoas desenvolvem a fibromialgia após uma infecção.

Serotonina anormal

O neurotransmissor serotonina desempenha diversos papéis no corpo, incluindo a regulação dos ciclos do sono, o humor e a percepção da dor. Os pesquisadores continuam a investigar de que maneira os níveis anormais de serotonina podem contribuir para a fibromialgia.

Outras áreas de pesquisas sobre a fibromialgia têm elementos comuns com estudos de outros problemas de saúde, principalmente a síndrome da fadiga crônica, a síndrome da dor miofascial e as doenças auto-imunes como a artrite reumatóide.

Você pode fazer uma diferença

Basicamente, as pesquisas são a nossa melhor esperança para o desenvolvimento de tratamentos melhores e para a descoberta de uma cura para a fibromialgia. Enquanto cuida do seu plano de tratamento individual, pergunte a si mesmo se gostaria de fazer parte da solução mais ampla. Se você mora perto de um hospital-escola ou de um hospital afiliado que está investigando a fibromialgia, talvez você queira participar de uma pesquisa.

Como participante de um estudo, provavelmente você não saberá se está recebendo uma droga ativa ou um placebo, se a tomografia computadorizada mostra uma anormalidade, ou quais os métodos aplicados. Na melhor das hipóteses, as pessoas acham desconcertante o papel de "cobaia". Na pior, você poderia não receber uma nova terapia ou droga promissora porque foi selecionado para fazer parte de um grupo de controle.

Do lado positivo, pela sua participação, você estará ajudando diretamente o avanço do conhecimento de uma doença que, por experiência pessoal, você sabe que pode ser extremamente debilitante. Você poderia estar ajudando a poupar outras pessoas daquilo que suportou, talvez uma criança com a vida inteira pela frente. Como participante de um estudo, pode receber novas terapias eficazes antes das outras pessoas ou pelo menos ficar em boa posição para conhecê-las. Quem sabe? O seu estudo poderia ser aquele que vai ajudar os pesquisadores a resolver esse doloroso quebra-cabeças, encontrar uma cura e acabar com o sofrimento das pessoas com fibromialgia.

Capítulo 2

Encontrando o seu caminho para o alívio – Uma abordagem integrativa

Se você ou um conhecido seu sofre de fibromialgia, talvez o problema mais urgente seja saber como obter *alívio imediato e duradouro*. Eu gostaria de poder lhe oferecer uma maneira rápida e simples de fugir da dor crônica, da fadiga severa e de outros sintomas perturbadores da fibromialgia, mas a verdade é que não existe nenhuma maneira fácil, nenhuma pílula mágica que funcione para todos.

Para encontrar o alívio que está procurando, você terá de trabalhar um pouco. Terá de buscar informações que se apliquem à sua situação única, reunir aquilo que funciona melhor para os seus sintomas e criar o próprio caminho para a recuperação.

Neste livro meu objetivo é facilitar a sua tarefa tanto quanto possível, oferecendo toda a informação que dou aos meus próprios pacientes bem como direcioná-lo para as dezenas de recursos convencionais e complementares que podem lhe dar apoio e ajuda. No capítulo 1, apresentei a variedade de problemas que enfrentamos com a fibromialgia. No restante do livro, fornecerei informações detalhadas sobre o que fazer – como diagnosticar possíveis causas subjacentes da fibromialgia e como escolher entre as diversas opções de tratamento para abrandar a ampla variedade de sintomas que caracterizam essa doença crônica.

Antes de nos aprofundarmos em todos os detalhes mais importantes, teremos primeiramente uma visão geral daquilo que é necessário para lidar de maneira bem-sucedida com a fibromialgia. Ao iniciar qualquer viagem, sempre é bom ter um mapa da estrada. Neste capítulo discutiremos:

- Conhecendo aquilo que você está enfrentando;
- Escutando o seu corpo;
- Formando uma equipe;
- Rejeitando a dor;
- Obtendo o sono de que você precisa desesperadamente;
- Tornando a levar uma vida boa.

FIBROMIALGIA

Conhecendo aquilo que você está enfrentando

Até o momento, ninguém conhece as causas da fibromialgia, e não há concordância sobre a melhor maneira de tratá-la. Com o tempo, à medida que as pesquisas continuam e a nossa compreensão aumenta, tudo isso tende a mudar. Mas, por enquanto, o nosso conhecimento limitado torna necessário tratar os *sintomas* da fibromialgia quando nenhuma causa subjacente foi identificada. Para aumentar esse problema, muitas pessoas com fibromialgia também sofrem de outros problemas de saúde (*ver o capítulo 1*). Por si só, muitas dessas doenças são bastante desafiadoras. As potenciais combinações de problemas de saúde podem tornar mais difícil o seu diagnóstico, e o seu tratamento, mais complicado.

É preciso se acostumar com a idéia de que o alívio da fibromialgia não será obtido com um único tratamento. Os estudos mostram que uma abordagem multidisciplinar no tratamento dos sintomas é mais eficaz. Minha própria experiência me ensinou que, ao integrar as ferramentas mais efetivas da medicina convencional e da medicina alternativa/complementar, as pessoas com fibromialgia **podem** viver uma vida mais confortável e produtiva.

A melhor maneira para iniciar a sua viagem é uma atitude positiva, vencedora. *Espere se sentir melhor e faça isso acontecer*. Reúna muita informação: leia livros, recorte artigos, converse com pessoas que tenham experiência pessoal e profissional, vá a lojas de alimentos naturais e navegue na internet. Mantenha os olhos e os ouvidos abertos para novas informações e novas pistas nesse mistério constante.

Sob a orientação do seu médico, do seu prático da MAC e de outros profissionais da saúde experientes, *tente abordagens diferentes*. Trabalhe com os profissionais que cuidam da sua saúde para elaborar um plano de tratamento, começando com os mais simples, suaves e menos invasivos. Preste atenção ao que funciona, monitore os resultados e passe para a próxima opção se o que você está tentando não estiver funcionando. O fracasso é apenas mais uma informação essencial para você e para a equipe de profissionais que cuida da sua saúde. Lembre-se que quanto maior o número de fracassos, mais perto você estará de compreender o que dará certo.

Não desanime! A fibromialgia é dura, mas você também. Se ajudar, pense em si mesmo como um cientista, um guerreiro ou um explorador em uma missão de descoberta. Sim, você faz parte de uma equipe, mas não pode encontrar o seu caminho para o alívio entregando totalmente o seu destino nas mãos dos outros. Evite a armadilha de sentir-se uma vítima passiva; assuma o controle da sua saúde e da sua cura. Conheça aquilo que você está enfrentando e saiba que, com a ajuda certa, você tem tudo o que é necessário para vencer.

Escutando o seu corpo

O primeiro passo mais importante para atenuar os sintomas da fibromialgia é tornar-se muito consciente do seu eu físico – o corpo e seus sinais. Embora seja verdade que os testes certos de laboratório, no momento certo, interpretados pelos profissionais certos, podem ser muito importantes para o diagnóstico e o tratamento (*ver a seção no capítulo 3*), pois nada substitui o autoconhecimento direto proporcionado pela constante experiência pessoal.

Infelizmente, muitos adultos bem-sucedidos e até mesmo algumas crianças foram treinadas para ignorar o seu corpo. As pessoas com um desempenho melhor do que o esperado são as que correm maior risco de sofrer de "ignorância do corpo" – com freqüência não percebendo quando é hora de parar de trabalhar ou de se exercitar, para comer, tomar água ou descansar. Muitas pessoas apenas não prestam atenção suficiente às suas necessidades e sensações físicas. Quando surge a doença, os sintomas precisam ficar muito intensos antes de serem notados. Com uma doença crônica como a fibromialgia, essa é uma prescrição para problemas. Quanto mais você demorar para notar os sinais do seu corpo, mais difícil será controlar esses sintomas e obter um alívio efetivo. A fibromialgia não é uma doença contra a qual você pode simplesmente tomar um comprimido e continuar levando sua vida. A administração bem-sucedida da fibromialgia exige que se preste atenção em si mesmo.

Com certeza ninguém pediria para ter essa doença. Mas se você a tem, use a oportunidade para praticar a autoconsciência e cuidar de si. Uma maneira útil de prestar atenção em seu corpo e nos seus sinais é manter um diário. Mesmo que você se sinta bem sintonizado consigo mesmo e com o seu corpo, manter um diário pode ajudá-lo a acompanhar as mudanças (e talvez os padrões) da sua dor, fadiga e outros sintomas com relação a:

- Hora do dia;
- Estação do ano;
- Condições do tempo;
- Estresse emocional ou físico;
- Tipo de alimento que ingeriu recentemente;
- Tarefas domésticas que executou recentemente;
- Trabalho;
- Exercício e outras atividades.

Ao manter um diário de sintomas, você pode aprender, por exemplo, que se sente pior após fazer uma refeição pesada mas sente-se melhor depois de conversar com um amigo ou caminhar ao ar livre. Depois de colocadas no papel essas correlações podem parecer óbvias mas, até pensar conscientemente nelas, você pode estar perdendo algumas pistas importantes referentes àquilo que desencadeia ou alivia os seus sintomas. Outras conexões podem ser mais sutis e mais difíceis de notar a não ser que você se force a prestar atenção. Por exemplo, monitorar cuidadosamente os estágios *iniciais* de tensão muscular pode ser especialmente útil para pessoas com fibromialgia.

Não é preciso muito tempo para verificar como você está se sentindo durante o dia. Apenas faça algumas anotações, certificando-se de indicar quaisquer conexões observadas, mesmo que elas pareçam improváveis. Com o tempo, podem surgir padrões que proporcionariam informações importantes para a equipe de profissionais que cuida da sua saúde, a fim de orientar o diagnóstico e acompanhar a eficácia de diversos tratamentos.

Formando uma equipe

Igualmente importante em seu caminho para o alívio é formar uma parceria colaborativa com um médico competente, com experiência significativa com a fibromialgia, por exemplo, o seu médico de família, o seu clínico ou reumatologista. Ele fará um histórico cuidadoso e detalhado, solicitará os testes adequados e o ajudará a supervisionar e a coordenar o seu tratamento. Sob a orientação e o conhecimento desse médico, você talvez precise tentar muitas terapias diferentes, tanto convencionais (*ver a seção no capítulo 3*) quanto alternativas/complementares (*ver as seções nos capítulos 7 a 12*), antes de descobrir o que funciona para você e juntar tudo (*ver o capítulo 13*).

UMA ABORDAGEM INTEGRATIVA

Talvez seja o caso de procurar um pouco para encontrar um médico com experiência na medicina convencional e que esteja disposto a colaborar com você e com outros profissionais, como um nutricionista, um fisioterapeuta, um fitoterapeuta, um massagista e um acupunturista. Mesmo que o seu médico não seja suficientemente bem informado para encaminhá-lo a esses ou a outros profissionais, ele ao menos deve estar aberto à idéia de você trabalhar com outros especialistas e estar disposto a escutar o que eles poderiam ter a oferecer. Caso contrário, encontre alguém que esteja.

Lembre-se que não é um insulto pessoal ao seu médico se você procurar alguém mais experiente com a fibromialgia. Afinal, você não procuraria um encanador para consertar o seu carro, por melhor que tenha sido o trabalho executado no seu banheiro. Você tem o direito de escolher o que precisa, quando precisa. (*Para mais informações sobre como encontrar e trabalhar com um médico com formação convencional, ver a seção no capítulo 3.*)

Rejeitando a dor

Com tantos sintomas variáveis e tantas possíveis causas, aqueles que sofrem de fibromialgia inevitavelmente têm um vínculo comum: a dor – o tipo de dor que continua doendo dia após dia, ano após ano.

Como discutimos no capítulo 1, a dor da fibromialgia surge em duas variedades: dor crônica, generalizada, e dor focalizada em pontos sensíveis. Embora a dor localizada em pontos sensíveis não seja nada agradável, a dor crônica pode ser muito debilitante. Diferente da dor útil, focalizada, de um problema agudo de saúde (como uma dor de dente), que nos motiva a proteger a área dolorida e a buscar ajuda imediata, a dor crônica e difusa da fibromialgia não tem nenhuma função protetora. Na verdade, ela pode trabalhar contra os seus esforços para ficar bem. Com o tempo, a dor interminável da fibromialgia pode cobrir o nosso mundo com uma espécie de névoa invisível, que avança lentamente e que aos poucos vai corroendo a energia, dificultando a produtividade e tirando a alegria de viver.

Sejam quais forem os seus outros sintomas, o objetivo número 1 da maior parte das pessoas com fibromialgia é a administração imediata e duradoura da dor. Embora você talvez nunca se livre de *toda* a dor, um tratamento personalizado pode diminuir muito o seu desconforto e em algumas áreas até mesmo eliminá-lo. Vencer a batalha contra a dor exige melhor compreensão, para que você possa aliviar a dor que reage ao tratamento e aprender a viver melhor com a dor que não reage.

A dor é emocional e física, subjetiva e objetiva. Só você sabe onde dói, quanto dói e o que, se houver alguma coisa, ajuda. Naturalmente, você pode tentar descrever a sua dor para os outros, mas só você sabe realmente do que está falando. Você pode usar palavras comuns como pontadas ou contrações, mas o ouvinte só pode compreender isso de acordo com as próprias experiências, não com as suas.

A nossa percepção subjetiva da dor varia bastante, dependendo da nossa personalidade e dos nossos pensamentos e sentimentos imediatos. Por exemplo, o estresse – como perder um emprego, terminar um relacionamento ou preocupar-se com um problema – podem deixá-lo temporariamente menos tolerante à dor. Para complicar ainda mais, viver com dor crônica pode esgotá-lo emocionalmente, contribuindo para a depressão e a ansiedade – as quais, por sua vez, podem aumentar ainda mais a percepção da dor.

Mas a natureza subjetiva e emocional da dor não nega a sua realidade física, objetiva. As pesquisas mostram que algumas pessoas são geneticamente predispostas a sentir mais dor do que outras. As sensações de dor resultam de eventos químicos dentro das células nervosas no corpo e no cérebro. Essas mudanças na química dentro das células nervosas nos alertam para a dor liberando um neurotransmissor chamado Substância P (*ver capítulo 1*). *As pessoas com fibromialgia têm três vezes mais Substância P do que aquelas sem o distúrbio.* E as que fumam e têm fibromialgia podem experimentar níveis ainda mais elevados desse neurotransmissor.

Atualmente, os pesquisadores acham que esses níveis anormalmente elevados de Substância P são em parte responsáveis pela dor crônica experimentada por muitas pessoas com fibromialgia. Com o tempo, a dor aumentada pode se tornar um pano de fundo para a vida, como um "ruído acústico" constante sentido no corpo. Muitas pessoas reagem inconscientemente a essa irritação contraindo ligeira, porém continuamente, os músculos, especialmente os das costas e do pescoço. Músculos cronicamente tensos têm o efeito desastroso de aumentar ainda mais a dor muscular, criando um ciclo crescente de dor.

Aliviando a dor e a tensão muscular

A chave para lidar com a dor da fibromialgia é não deixá-la aumentar. Qualquer coisa que relaxe os músculos e os mantenha relaxados é útil.

UMA ABORDAGEM INTEGRATIVA

Quanto mais cedo melhor. Depois que a dor aumenta é mais difícil controlá-la sem ajuda externa. Talvez sejam necessárias intervenções bioquímicas (ervas, medicamentos etc.), intervenções estruturais (massagem, ajustes na coluna vertebral) ou intervenções para a mente e para o corpo (técnicas de relaxamento, biofeedback etc.).

Você pode evitar os riscos e as despesas de tratamentos mais invasivos abrandando a tensão muscular antes que ela se desenvolva:

- Preste atenção na sua postura: como você sustenta a cabeça, como fica de pé, senta e deita na cama. Seja especialmente gentil com o seu pescoço. De acordo com os especialistas, cada polegada que a sua cabeça inclina para a frente dobra o peso dela! A má postura e o estresse tendem a projetar a sua cabeça para a frente provocando mais estresse. Não é de admirar que você sinta dor no pescoço, nos ombros, nas costas e nos maxilares. (*Para saber mais sobre sugestões de postura, veja o capítulo 6.*)
- Pense em como você se movimenta no espaço. Tente não ficar com o corpo inclinado; permaneça ereto e equilibrado e caminhe como se estivesse suspenso por um cordão imaginário que sai do topo da sua cabeça. A técnica de Alexander é um exemplo de terapia de movimento que ajuda a corrigir a má postura e os padrões de movimento disfuncionais que tendem a perpetuar as dores musculares.
- Durante o dia relaxe os músculos conscientemente (se ajudar, ligue o alarme do seu relógio). Sente ou deite-se de maneira confortável e comece a relaxar sistematicamente os músculos, começando em uma das extremidades do corpo (por exemplo, os pés). Preste atenção especialmente no pescoço, ombros e rosto. Então, fique de pé ereto, relaxe os ombros, abra ligeiramente a boca e deixe o rosto "pender" da cabeça sem movimentá-la para a frente. (Se você não conseguir relaxar os músculos faciais com facilidade, tente fingir um sorriso – são necessários muito menos músculos para sorrir do que para franzir o rosto, e a sua aparência também ficará bem melhor!)
- Diversas vezes ao dia, respire profunda e lentamente pelo nariz e expire pela boca. Respire lentamente, sem hiperventilar.
- Evite a exposição a temperaturas frias e a mudanças bruscas de temperatura, como entrar e sair de salas com ar-condicionado, pois isso pode fazer os músculos contrair. Temperaturas amenas e secas são

menos irritantes para os músculos e articulações do que temperaturas frias e úmidas. Use roupas que o mantenham aquecido. Tenha sempre por perto uma jaqueta para usar ao entrar em salas com ar-condicionado. Evite dormir em quartos com ar-condicionado. E evite atividades ao ar livre durante as horas mais quentes do verão.

- Mantenha-se em movimento. O exercício suave a moderado – quando iniciado *lentamente* e aumentado *gradativamente* – acelera a circulação, melhora a flexibilidade, libera endorfinas que diminuem a dor e dão aos seus músculos alguma coisa para fazer com toda essa tensão! Não estou sugerindo que você tenha aulas de aeróbica avançada, mas não é sensato evitar totalmente os exercícios só porque os seus músculos doem. Um programa de exercícios individual, feito para atender as suas necessidades específicas, pode enfraquecer a dor e melhorar a sua saúde de muitas maneiras importantes. A natação (especialmente em piscina aquecida) e as caminhadas são excelentes para muitas pessoas. (*Você encontrará mais informações sobre exercícios no capítulo 6.*)
- Aplique calor ou frio de 15 a 20 minutos. O calor ajuda a aumentar o fluxo sangüíneo e relaxa os músculos. O frio amortece a dor e reduz a inflamação e o inchaço. Ao utilizar calor ou frio para tratar a dor muscular, lembre de seguir estas dicas de segurança:
- Aplique calor ou frio somente sobre a pele saudável, intacta.
- Coloque uma toalha ou manta entre você e a fonte de calor ou frio para proteger a pele.
- Após o tratamento, examine a área para ver se há descoloração ou inchaço.
- O calor úmido funciona melhor. Use uma toalha molhada, aquecida ou uma compressa úmida quente (como uma esponja). Uma fralda de bebê molhada em água quente permanecerá quente por mais tempo do que uma toalha molhada, e um plástico pode manter as suas roupas ou as roupas de cama secas. Banhos quentes, duchas e banheiras de hidromassagem podem proporcionar um grande alívio.
- Emplastos frios, gelo picado em um saco plástico ou até mesmo um pacote de ervilhas congeladas envolvido em um pedaço de pano são mais seguros e podem ser usados por mais tempo do que um pedaço de gelo aplicado diretamente sobre a pele. Se você usar o gelo diretamente sobre a pele, esfregue-o rapidamente, não mais do que cinco minutos, para evitar danos.

Elimine a dor com massagem

Músculos doloridos gostam de ser tocados e friccionados. Você pode fazer uma massagem em si mesmo ou pedir a um familiar ou amigo para ajudá-lo. Se quiser tentar a automassagem, primeiro tome um banho ou use uma compressa quente para relaxar os músculos. Coloque um pouco de loção ou óleo nas mãos e massageie a área dolorida fazendo movimentos circulares. Os óleos para massagem permitem que as mãos deslizem mais facilmente sobre os músculos doloridos. Cremes especiais desenvolvidos para aliviar a dor, à venda em farmácias, também podem ser úteis. Aparelhos elétricos manuais de massagem também podem ser usados (mas não sobre articulações sensíveis!) para ajudar a automassagem. Esses aparelhos proporcionam sensações agradáveis, vibrantes, que relaxam os músculos e proporcionam um alívio superficial, temporário. Contudo, não espere que façam mais do que o que podem fazer. Eles não substituem um massagista habilidoso.

Se você está cansado demais para fazer uma automassagem ou se as suas mãos doem muito, talvez um parente ou um amigo esteja disposto a tentar. Os familiares, que não raro se sentem impotentes diante da fibromialgia, podem gostar da oportunidade para ajudá-lo a se sentir melhor. Existem muitos bons manuais para aprender técnicas de massagem.

Outra opção é contratar um massagista ou um terapeuta corporal com experiência na área. Um massagista muito agressivo poderia desencadear um *flare* dos sintomas da fibromialgia. Quer você faça uma automassagem ou receba uma massagem de um familiar, de um amigo ou de um massagista profissional, a chave para evitar um retrocesso é começar cuidadosamente, utilizando técnicas suaves.

Existem muitos tipos de massagem (*ver a seção no capítulo 10*). Algumas podem ser desconhecidas para você. Por exemplo, a massagem craniossacral pode diminuir a dor normalizando o fluxo do fluido espinhal na área em volta do cérebro e da medula espinhal. A massagem mais tradicional massageia os músculos e o tecido conectivo, melhorando a circulação e liberando endorfinas que aliviam a dor. Nem todas as massagens e terapias corporais são adequadas para todos os problemas de saúde. Aprenda sobre cada uma das modalidades e discuta as opções com o seu médico antes de iniciar qualquer tratamento.

Aliviando dores de cabeça

A dor de cabeça pode ser devida à tensão muscular excessiva ou crônica, ou a outros problemas, como má postura, esforço ocular, estresse, alergias/sensibilidade a alimentos, sensibilidades químicas, sinusites, problemas dentários ou até mesmo genética (realmente é possível herdar uma tendência a ter dores de cabeça). Seja qual for a causa, as dores de cabeça são um aborrecimento que pode afetar o seu bem-estar geral. Algumas dores de cabeça, como as enxaquecas, podem ser totalmente incapacitantes.

As pessoas que sentem dor de cabeça com freqüência podem ter níveis mais baixos de serotonina e maior vasodilatação (os vasos sangüíneos contraem e expandem mais do que o normal). Um artigo publicado na edição de novembro/dezembro de 1993 do jornal de medicina *Headache* relacionou a tensão e as enxaquecas a um nível anormalmente elevado de Substância P. Isso pode explicar por que as pessoas com fibromialgia também são predispostas a sentir dor de cabeça.

Muitas pessoas tratam todas as dores de cabeça com drogas que não necessitam de prescrição médica, como ibuprofeno ou aspirina. Eu aconselho a não confiar nessas drogas como primeira linha de ação. Todos os medicamentos sobrecarregam o fígado e os rins e podem provocar efeitos colaterais. Entre outros riscos, o abuso de medicamentos para a dor pode causar dores de cabeça de rebote.

Antes de tomar um comprimido, você pode tentar muitas outras coisas. Eis algumas estratégias simples porém eficazes para aliviar as dores de cabeça de tensão:

• Relaxe em uma cadeira confortável ou na cama para evitar que os músculos fiquem tensos. Se for possível, escureça o quarto e feche os olhos durante cinco minutos, respirando profunda e lentamente. Visualize a dor deixando o seu corpo a cada expiração.
• Tome uma bebida cafeinada, mas não se exceda. Embora uma quantidade moderada de cafeína possa diminuir a dor de cabeça, o excesso pode agravar o problema.
• Envolva um pacote de gelo com uma toalha e coloque-o sobre a cabeça no local onde a dor é maior.

Lidando com os flares

A dor da fibromialgia que piora repentinamente é chamada *flare*. Embora eles pareçam vir quando menos se espera, quase sempre são o resultado de algum tipo de estresse adicional. Esses tipos de estresse são chamados gatilhos – eventos ou atividades específicas, grandes ou pequenos, que por diversos motivos criam apenas o estresse suficiente para aumentar subitamente o ciclo da dor.

O gatilho poderia ser tão insignificante quanto revirar-se na cama ou tão importante quanto a perda de uma pessoa amada. Com maior freqüência é algo entre essas duas coisas, como a mudança de fuso-horário, o sono insatisfatório, um resfriado ou o excesso de exercícios. As situações que teriam pouco efeito em pessoas sem fibromialgia podem afetar severamente alguém com essa doença. Um importante agente causador de estresse – como mudança de casa, perda do emprego ou um ferimento físico – podem realmente afetá-lo. Mesmo o "estresse bom" – como casar-se – pode desencadear um *flare*, especialmente se o sono, as refeições e outras rotinas forem interrompidos. Mesmo os tratamentos podem causar um *flare*, como tomar um medicamento para tratar uma infecção por levedura, que pode provocar uma reação enquanto as toxinas são liberadas, fazendo-o sentir-se doente durante alguns dias.

Você pode poupar a si mesmo dessa dor e dessa angústia controlando os *flares* antes de eles escaparem do seu controle ou pelo menos estando preparado para eles ao primeiro sinal. É aqui que o diário sobre o qual falamos anteriormente pode realmente dar resultado. Os sinais de um *flare* iminente incluem:

- Fasciculações – pequenas contrações involuntárias causadas por grupos de músculos que são estimulados ao acaso. Essas contrações e espasmos indicam irritação muscular ou nervosa. Antes de um *flare*, essas contrações em geral ficam piores.
- Você pode deixar cair coisas mais do que o habitual e sentir-se mais fraco do que o normal. Os músculos tornam-se pouco confiáveis enquanto tentam limitar a força das suas contrações para mantê-los abaixo do limiar da dor.
- Uma das mãos ou um dos pés pode ficar mais frio do que o outro devido à contrição anormal dos vasos sangüíneos.
- Você pode sentir tontura ao mudar de posição ou enganar-se a respeito da sua localização no espaço e tropeçar na mobília ou cair na calçada.

FIBROMIALGIA

- Você pode ter dificuldade para avaliar o peso das coisas.
- Você pode deixar cair comida enquanto se alimenta.
- Pode haver confusão mental (a incapacidade para pensar com clareza). Talvez você não lembre de coisas que aconteceram no dia anterior ou até mesmo há algumas horas. Pode até não perceber que está sofrendo um *flare*.
- A depressão pode piorar.

MINIMIZANDO OS *FLARES*

Nem sempre é possível evitar os *flares*, mas com consciência e conhecimento você pode minimizar a sua freqüência e severidade. Seja gentil consigo mesmo; não compare a sua reação ao estresse com a das outras pessoas e não subestime a sua potencial vulnerabilidade. Evite mudanças desnecessárias em suas rotinas e tenha um estilo de vida saudável. (*Ver capítulo 6.*)

Ao perceber a chegada de um *flare*, mobilize a sua família e/ou pessoas que lhe dão apoio. Diga-lhes o que poderia acontecer e o que devem esperar durante um *flare* para que possam ajudá-lo. Peça ajuda. Ao pedi-la, você dá às pessoas que desejam ajudar uma oportunidade de fazer alguma coisa útil. Dependendo dos seus relacionamentos, peça a diferentes pessoas diferentes tipos de ajuda. Peça que as refeições ou mantimentos sejam entregues em sua casa. Para diminuir a necessidade de fazer compras durante um *flare*, tenha sempre à mão produtos de primeira necessidade e alimentos não perecíveis, além de um estoque de alimentos em porções individuais guardados no freezer. Para não ter de dirigir, peça aos outros que façam isso para você. Peça companhia, se isso ajudar.

Simplifique a sua vida e diminua o seu estresse físico e emocional tanto quanto possível. Encontre maneiras criativas de fazer menos coisas. Por exemplo, coloque o máximo possível de contas no débito automático para não precisar preencher cheques.

Não se canse com pequenas tarefas. Não lave roupas se você tiver roupas para usar no dia seguinte. Deixe os brinquedos espalhados pela sala; isso realmente não é um problema. Divida grandes problemas em pequenos segmentos administráveis e lide com uma parte de cada vez. Faça uma lista dos elementos negativos na sua vida. Decida aqueles que você pode mudar e aqueles que não pode. Concentre-se em mudar aquilo que pode, passo a passo. Ignore ou aceite aquilo que você não pode mudar.

Dê a si mesmo muitos momentos de tranqüilidade. Fique em casa quando puder. Seja tão preguiçoso quanto permitido; durma o máximo que puder, sempre que puder. Mime a si mesmo. Lembre-se de que tempos melhores virão.

Enquanto estiver no meio de um *flare*, respeite a sua dor. Sei que pode parecer estranho, mas a dor é uma força poderosa: não lute contra ela; você não pode vencer. Com o tempo, ela vai passar. Diminua as suas expectativas e supere-as.

Medicamentos com moderação

Se, após tentar diversas estratégias para lidar com o desconforto crônico da fibromialgia, a dor não melhorar significativamente ou se ela aumentar até se tornar um *flare*, talvez você e o seu médico queiram pesquisar alguns medicamentos para a dor. Alguns médicos têm o hábito de se antecipar e rapidamente prescrever aquilo que considero o "plano B" para lidar com a dor: as drogas.

Se existisse um comprimido mágico para livrá-lo da fibromialgia, acredite em mim, eu sugeriria que você fosse comprá-lo neste instante. Mas não é tão simples. Os medicamentos só funcionam em graus variados e limitados. E todos os medicamentos – *todos* – trazem riscos e potenciais efeitos colaterais.

Contudo, chega um momento em que faz sentido procurar medicamentos. A primeira coisa a ter em mente ao tentar um novo medicamento é que ele pode não funcionar. Você talvez precise tentar diversas drogas diferentes ou até mesmo uma combinação delas antes de encontrar o medicamento ou medicamentos com efeitos colaterais mais toleráveis que ajudarão a aliviar a sua dor. Não espere que um medicamento que funciona para uma pessoa funcione igualmente bem para você. Com freqüência, as pessoas com fibromialgia apresentam reações incomuns aos medicamentos. Por exemplo, um medicamento que provoca sonolência na maioria das pessoas pode manter acordado alguém com fibromialgia. A melhor estratégia é uma abordagem do tipo "tentar e ver".

Nunca tome um medicamento sem discutir o assunto com o seu médico. Somente profissionais da saúde treinados podem recomendar dosagens adequadas e discutir os riscos e benefícios no contexto da *sua* situação particular. No capítulo 3 discuto diversos medicamentos que têm uma relação risco-benefício melhor do que a média.

Obtendo o sono de que você desesperadamente precisa

Como a falta de sono pode provocar uma dor semelhante à da fibromialgia em pessoas que não sofrem de fibromialgia, alguns pesquisadores sugeriram que a dor da fibromialgia é em grande parte resultado de distúrbios contínuos do sono. Apesar de sabermos agora que há muito mais coisas envolvidas, os problemas crônicos de sono com certeza pioram a dor, a fadiga e outros sintomas da fibromialgia.

As pessoas com fibromialgia relatam dois tipos de problemas do sono. Elas podem adormecer rapidamente mas acordam muito cedo (3 a 5 horas da manhã), exaustas mas incapazes de adormecer novamente; ou demoram muito para dormir, revirando-se na cama durante grande parte da noite, e pela manhã arrastam-se para fora da cama tão tarde quanto possível, sentindo-se exaustas.

Embora não exista nenhuma maneira infalível para melhorar o seu sono, e aquilo que funciona para João possa não funcionar para José, vale a pena tentar estas sugestões:

- As rotinas são importantes, da mesma forma como eram na infância. Crie uma rotina que você possa seguir todas as noites.
- Antes de começar a sua rotina noturna, faça uma lista das coisas que gostaria de fazer no dia seguinte. Seja realista com relação aos seus objetivos. Coloque a lista onde possa encontrá-la com facilidade e tire-a da mente.
- A luz artificial pode confundir o seu relógio interno. Cerca de uma hora antes de dormir, diminua as luzes da sua casa. Isso diminuirá o seu nível de energia e estimulará o repouso.
- Tome um banho quente, medite ou faça exercícios de relaxamento antes de ir para a cama.
- Limite ou elimine cafeína, álcool, cigarros e charutos. Eles podem mantê-lo acordado.

Criando um ambiente repousante

Arrume o seu quarto de tal forma que você possa se sentir imediatamente relaxado sempre que entrar lá. Cores suaves, luzes fracas e decoração confortável funcionam bem para a maior parte das pessoas. Feche as portas dos armários e não deixe coisas espalhadas. Coloque o computador, os livros e a papelada em outro local para não pensar neles. Bloqueie a entrada de luz com cortinas e compre uma máscara para colocar sobre os olhos. Elimine os ruídos o mais que puder. Se necessário, use protetores de espuma nas orelhas ou deixe um rádio perto de você, sintonizado em uma estação de música suave ou clássica. Mantenha o volume bem baixo.

Durma sobre um colchão adequado para você. A maioria das pessoas com fibromialgia prefere colchões macios com uma base firme. Invista em um colchão ou cama d'água de alta qualidade. Muitas lojas permitirão que você experimente o colchão em casa por 30 dias e devolverão o seu dinheiro se ele não for bom para você.

Use um travesseiro confortável. Não existe regra fixa para isso. Alguns gostam de travesseiros de penas; outros são alérgicos a eles. Você precisa de um apoio para o pescoço; portanto, certifique-se que o seu travesseiro possa ser moldado para permitir o relaxamento do pescoço. A única maneira de encontrar um travesseiro adequado é testando alguns.

Medicamentos para dormir

Com freqüência, a medicina convencional confia no uso de medicamentos. Alguns médicos fazem o diagnóstico e imediatamente prescrevem uma droga para tratar o distúrbio. Eu prefiro uma progressão do tipo "menos é mais" baseada em uma abordagem integrativa que utiliza as ferramentas e técnicas úteis da MAC com a habilidade técnica da medicina ocidental. Isso proporciona uma variedade mais ampla de opções de tratamento. Eu também penso que, ao envolver os pacientes no próprio tratamento, a sensação de poder e de controle aumenta a eficácia de qualquer terapia.

Muitas vezes os problemas do sono podem ser solucionados sem o uso de drogas. Quando nada dá certo ou o indivíduo simplesmente não consegue mais agüentar outra noite de sono não reparador, a utilização ocasional de medicamentos para dormir pode ser útil. Para algumas pessoas, o uso contínuo de antidepressivos pode melhorar a qualidade e a quantidade do sono. Os riscos potenciais e os benefícios dos antidepressivos e de outros medicamentos são discutidos no capítulo 3.

Vivendo novamente uma vida boa

Apesar da dor crônica, da fadiga, das dores de cabeça e outros sintomas da fibromialgia, com a atitude correta, informação, ajuda profissional e apoio pessoal, você *pode* viver novamente uma vida boa. Se atualmente você não tem um desses importantes ingredientes curativos, agora é a hora de fazer alguma coisa para mudar isso.

Antes de ficar preso em todos os detalhes do seu diagnóstico específico e opções de tratamento, eis algumas sugestões para criar uma base sólida sobre a qual você poderá construir a sua nova vida, mais saudável e mais feliz:

- **Desenvolva uma atitude positiva, curativa.** Você tem o direito de ter uma vida boa e saudável e tem tudo o que é necessário para aprender a lidar bem com a fibromialgia e com qualquer outra coisa que a vida coloque no seu caminho. Ao falar com os outros ou consigo mesmo, pare de usar palavras e frases que reforçam a doença e comece a falar como alguém que está se recuperando. Por exemplo, em vez de fazer afirmações generalizadas e negativas como, "Estou cansado de me sentir tão cansado" ou "Essa dor realmente está me matando", tente ser mais específico e positivo (ou pelo menos neutro) dizendo, "Hoje é um bom dia para relaxar mais" ou "Essa dor realmente quer ficar comigo hoje". Ao sentir-se particularmente deprimido ou desanimado, dê um pequeno passo para aprender mais sobre o seu problema ou para tentar uma nova abordagem. Qualquer ação, por menor que seja, ajudará. Mesmo durante uma depressão profunda, parte de você pode dizer para si mesmo, "Uau, eu estou realmente deprimido hoje. Que pequena ação eu posso realizar hoje para me sentir melhor?" Se não conseguir pensar em nada, sempre é possível chamar um amigo ou procurar um grupo de apoio para ter uma idéia ou apenas conversar.
- **Informação é poder.** Não espere passivamente que a informação o encontre; vá atrás dela sempre que puder. Leia livros e artigos, faça muitas perguntas, faça anotações, navegue na internet, escute ativamente durante as consultas médicas. Você não vai precisar de um diploma em pesquisa médica mas aprenda o que puder e permaneça informado. Independentemente do número de profissionais da saúde que cuidam de você, no final é *você* quem está no comando.

- **Procure ajuda profissional.** Você pode ser o capitão do seu navio, mas se quiser chegar a qualquer lugar sem afundar, precisa de mãos experientes no convés. Primeiramente, você precisa de um primeiro-piloto — um médico competente com muita experiência no diagnóstico e tratamento da fibromialgia. Os médicos que ignoram o problema ou que apenas recentemente se interessaram pelo diagnóstico não podem oferecer o conhecimento e a orientação de que você precisa. Continue procurando e entrevistando até encontrar o parceiro certo.
- **Peça apoio pessoal.** A doença crônica pode ser solitária. Algumas pessoas têm a sorte de contar com muito apoio pessoal; outras precisam ir atrás dele. Se você não tem familiares ou amigos para apoiá-lo e encorajá-lo, consiga alguns! Peça às pessoas que você já conhece para considerarem a idéia de ajudá-lo e apoiá-lo mais. Talvez elas não saibam pelo que você está passando e o quanto você precisa delas agora. Se elas não responderem como você espera, faça novos amigos em reuniões de grupos de apoio ou telefone regularmente para outras pessoas com fibromialgia. É mais fácil perdoar as pessoas que você ama por falharem com você quando é possível obter apoio em outros lugares.

Ajudando as crianças a lidar com a fibromialgia

Por mais difícil que possa ser para os adultos lidar com a fibromialgia, para as crianças essa doença pode ser ainda mais devastadora. A dor crônica e a fadiga podem nublar a infância, diminuindo a auto-estima e deixando-as impotentes. Nessas circunstâncias, elas têm pouca escolha ou controle sobre a sua vida.

As crianças contam com os adultos para lhes mostrar como lidar com a adversidade. Seja tão positivo quanto possível e obtenha ajuda imediatamente. Os estudos indicam que quanto antes a fibromialgia for diagnosticada, melhores as chances de uma solução significativa. No maior estudo realizado até hoje, os sintomas diminuíram em 73% das crianças dois anos após o diagnóstico.

Depois de obter o diagnóstico, os pais ou responsáveis precisam conversar com a criança, explicar o que está acontecendo e apresentar um plano de ação. Estabeleça regras a respeito de como o seu filho lidará com questões como escola, professores, colegas e atividades extracurriculares. Ajude-o a aprender algumas técnicas fáceis de administração do estresse e mostre-lhe que existe uma rede de pessoas carinhosas e dedicadas que podem e vão ajudar ao longo do caminho. Estimule relacionamentos estreitos com profissionais da saúde para incentivar a confiança. Acima de tudo, deixe que ele saiba que você fará tudo o que puder para ajudá-lo. Eis algumas sugestões úteis:

- **Seja honesto**. Responda as perguntas da maneira mais honesta possível, mas não diga nada além do que a criança precisa saber, de acordo com a sua idade.
- **Seja ativo na escola**. A maioria das crianças passa mais tempo na escola do que em qualquer outro lugar. Portanto, é lá que devem ser implementadas a maior parte das mudanças no estilo de vida. Marque uma reunião com o professor e com o diretor para alertá-los sobre a condição do seu filho e pedir a sua colaboração. As escolas devem, por lei, ter acomodações para crianças com limitações. Se possível, providencie dois conjuntos de livros escolares – um para ficar em casa e outro na escola. Isso minimizará ou eliminará a necessidade de carregar livros pesados de um lado para outro todos os dias. Dê ao seu filho uma mochila para colocar os cadernos com as lições de casa. Nas séries mais adiantadas, tente organizar períodos de descanso entre as aulas. Também é sensato encontrar uma explicação simples para dar aos colegas. Eles merecem saber o que está acontecendo com o amigo e, depois de compreender um pouco a doença, talvez queiram desempenhar um papel ativo na manutenção do seu bem-estar.
- **Faça uma reunião familiar**. A doença crônica não afeta somente o paciente mas todos os membros da família. Não espere até surgirem problemas sérios de relacionamento. Invista agora em algumas sessões de "manutenção preventiva".
- **Deixe que eles sejam crianças**. Nenhum pai quer ver o filho sofrer. Mas você não pode manter o seu filho ou a sua filha dentro de uma bolha, afastado do mundo. Embora algumas vezes isso contrarie as suas opiniões, faça um esforço consciente para deixar o seu filho ser criança. Certamente haverá momentos em que isso provocará efeitos adversos. Mas com o passar do tempo, manter a criança confinada e severamente limitada provavelmente provocará mais danos psicológicos.
- **Seja positivo**. Focalize as coisas boas. Tenha cuidado com a sua linguagem. Dê muitos abraços e sorrisos. Se você precisa expressar

emoções negativas relacionadas à doença do seu filho, faça-o longe da criança, com um adulto que seja compreensivo.

O futuro das crianças com fibromialgia é brilhante. Elas podem se beneficiar da maioria das sugestões e estratégias encontradas neste livro e com certeza colherão as recompensas de quaisquer avanços da medicina. Com o seu amor e o seu apoio, além do apoio de uma equipe dedicada de profissionais da saúde, o seu filho pode lidar com esse desafio e desabrochar.

Capítulo 3

Encontrando o médico certo, obtendo o diagnóstico e escolhendo opções de tratamento

Agora que já examinamos a abrangência do problema da fibromialgia no capítulo 1 e adquirimos uma visão geral das diversas opções de alívio no capítulo 2, é hora de focalizar mais especificamente como encontrar e trabalhar com um médico com formação convencional competente, colaborativo – o seu "principal parceiro" em sua jornada para obter mais conforto e uma saúde melhor.

Para ser honesto, muitos dos meus colegas médicos ainda têm o hábito de agir como se *eles* estivessem encarregados da sua viagem. Durante anos, os médicos com formação convencional foram sistematicamente treinados para tratar os pacientes como crianças inocentes e passivas. Eles se acostumaram a tomar muitas decisões importantes a respeito de opções e alternativas sem muita discussão. Eles não estão acostumados a tratar o paciente como um membro ativo e valioso da sua equipe médica.

Naturalmente, nos últimos 15 anos testemunhamos mudanças drásticas nas expectativas e interesses dos pacientes, que cada vez mais vêem a si mesmos não como vítimas esperando passivamente que alguém os cure, mas como consumidores informados buscando ativamente a saúde. Com essas mudanças veio o crescente interesse público pela medicina alternativa e por diversas estratégias para um estilo de vida saudável, como nutrição e exercícios. Uma vez que a geração nascida após a Segunda Guerra Mundial continua envelhecendo (com relutância), ela não está mais disposta a simplesmente ficar livre de doenças; ela deseja uma saúde ótima e a procura com fervor – e com os seus livros de bolso.

Conservadora por natureza, a medicina convencional em geral ignora os ventos passageiros da mudança popular. Mas, com os consumidores atualmente gastando mais de US$ 27 bilhões em abordagens alternativas/complementares, até mesmo a persistente American Medical Association precisou acordar e sentir o cheiro do chá de ervas.

Muitos médicos que há um ou dois anos ignoravam a MAC agora estão dispostos a considerar os seus muitos benefícios potenciais. A longo prazo, essas são boas notícias porque, na minha opinião, a combinação das abordagens da MAC e da medicina convencional que forma a medicina integrativa, oferece um nível de cuidados com o paciente mais poderoso do que qualquer uma delas poderia oferecer isoladamente.

Para pessoas com fibromialgia e outras doenças crônicas, a evolução na direção da medicina integrativa significa maior reconhecimento, diagnósticos mais precisos e muito mais opções de tratamento. Se você tem fibromialgia, as chances de ouvir "é tudo coisa da sua cabeça" ainda são maiores do que eu gostaria que fossem, mas não tanto quanto antes.

No lado negativo, atualmente há um número crescente de médicos que utiliza a palavra "fibromialgia" como um depósito para todos os tipos de outros problemas que eles não conseguem diagnosticar imediatamente. Já ouvi reumatologistas queixando-se de estar atendendo pacientes que não deveriam estar no seu consultório por não terem fibromialgia, mas algum outro distúrbio que provoca sintomas semelhantes. Atualmente temos uma ampla variedade de médicos que, de um lado, ainda se recusam a reconhecer a legitimidade da fibromialgia e, no outro extremo, utilizam o diagnóstico como uma "lata de lixo" para uma série de outros distúrbios.

O que isso significa para você, o esperto consumidor da medicina, é o velho ditado: *comprador, tenha cuidado*. Seja cauteloso. Seja bem informado. Faça a sua lição de casa, faça muitas perguntas e seja o capitão do próprio navio – mas não sem aquele primeiro-piloto de confiança. A tentativa de diagnosticar e tratar a fibromialgia por conta própria sem a orientação do médico certo é uma má idéia que, mais cedo ou mais tarde, não lhe fará bem. Neste capítulo, lhe direi o que procurar em um médico com formação convencional, que perguntas fazer e como obter os melhores cuidados.

Encontrando o melhor médico com formação convencional

Para obter sucesso no diagnóstico, no tratamento, na recuperação, bem como um bem-estar duradouro, é absolutamente essencial encontrar o médico certo *para você* – alguém que seja competente, experiente com a fibromialgia, conhecedor da MAC ou, pelo menos, receptivo a ela e com quem seja fácil conversar. Em minha opinião, você realmente não pode economizar nesses quatro requisitos. Se você tem sorte, o seu médico atual já preenche esses requisitos. Mas é provável que você precise procurar. Pode começar a sua busca entrando em contato com algumas organizações de apoio. Quase todas têm sites, portanto é fácil contatá-las pela internet. Telefonemas e cartas também funcionam. Organizações nacionais podem colocá-lo em contato com sedes locais. Vá a uma reunião em uma sede local ou telefone para alguns membros e peça referências de médicos na sua cidade que tenham experiência com a fibromialgia. Eventualmente os médicos locais podem ser membros da organização.

Você também poderia entrar em contato com reumatologistas, uma vez que eles são especialistas no tratamento de distúrbios caracterizados por dor e rigidez, incluindo a fibromialgia.

Não se contente com uma referência apenas; reúna algumas e marque uma visita. Diga simplesmente à recepcionista que você está interessado em conversar com o médico durante alguns minutos para conhecê-lo melhor e que não fará uma consulta ou tratamento completos. A maioria dos médicos não cobra por esse tipo de visita.

O que é um ótimo médico?

Um ótimo médico é um ótimo parceiro. Ele está tecnicamente preparado para ajudá-lo a lidar com a fibromialgia e filosoficamente preparado para trabalhar com você e com outros profissionais da saúde, de acordo com o que você decidir. Uma vez que a fibromialgia é uma doença crônica, provavelmente você estará trabalhando com o médico durante alguns anos. Não aceite alguém apenas porque o consultório está localizado convenientemente próximo do local onde você mora. Leve o tempo que for necessário para encontrar alguém verdadeiramente apto a executar essa tarefa. Você deve buscar:

COMPETÊNCIA TÉCNICA
- *Aprovação institucional*: Ele se formou entre os primeiros ou entre os últimos da classe?
- *Aprovação dos colegas*: Nas comunidades da medicina convencional e da medicina complementar, os nomes dos profissionais mais respeitados aparecem repetidamente.
- *Aprovação dos pacientes*: Algumas vezes as recomendações boca a boca são as fontes de informação mais confiáveis.

- *Experiência*: A fibromialgia é um "bico" ou o foco da prática desse médico? Há quanto tempo? Que resultados ele obteve no tratamento de outros pacientes com fibromialgia ou daqueles com distúrbios semelhantes?

Filosofia equilibrada
- *Abordagem colaborativa*: O médico se sente à vontade trabalhando com você e com outros profissionais como parceiros em uma equipe? Ele reconhece o valor da utilização das terapias convencionais e complementares? Do contrário, não há necessidade de ir adiante.
- *Comunicação*: O médico se sente à vontade falando com outros médicos ou com práticos da MAC, enviando relatórios do seu progresso e anotações das consultas com relação a pacientes em comum?
- *Reconhecimento de limitações*: Pergunte ao médico se há algum distúrbio ou sintoma com o qual ele não se sente à vontade. Se a resposta for "nenhum", isso deve servir de aviso. Nenhum profissional ou disciplina pode tratar com êxito todas as doenças.

O mais importante é encontrar alguém em quem você possa confiar. Além da competência técnica e de uma filosofia equilibrada, o seu médico deve ser o tipo de pessoa para quem você poderia contar as coisas mais pessoais, talvez até embaraçosas, se isso for necessário para obter um diagnóstico ou tratamento adequado. O seu médico não precisa ser o seu melhor amigo. Mas você deve sentir que pode contar com ele para ficar ao seu lado durante esse longo trajeto e que ele iria mais longe ainda por você.

Desenvolvendo uma abordagem em equipe para o tratamento colaborativo

Depois de encontrar o médico certo, o próximo passo é começar a desenvolver uma abordagem em equipe para o tratamento colaborativo. Você e o seu médico têm responsabilidades específicas na equipe. Além disso, o seu médico tem a responsabilidade de comunicar-se com os outros profissionais que cuidam da sua saúde.

MÉDICO CERTO, DIAGNÓSTICO E OPÇÕES DE TRATAMENTO

Os seus direitos como paciente

Como consumidor dos cuidados médicos, você tem certos direitos, incluindo:

• O direito de pedir ajuda;
• O direito de ser tratado como uma pessoa, não simplesmente como um "caso de fibromialgia";
• O direito de ser informado sobre a sua condição;
• O direito de ser ouvido no que se refere às suas necessidades e preocupações;
• O direito de receber atendimento médico de qualidade;
• O direito de ser incluído nas decisões médicas que o afetam.

Não abdique de nenhum dos seus direitos. Exercer os seus direitos como paciente é mais importante para a sua saúde do que você possa imaginar. Estudos mostram que um papel ativo e positivo no tratamento pode acelerar o processo de cura.

As suas responsabilidades como paciente

Além dos seus direitos como paciente, você também tem importantes responsabilidades. Algumas vezes você pode pensar como seria bom apenas sentar e deixar alguém cuidar de tudo, principalmente quando você não se sente bem. Mas, ser um adulto com uma misteriosa doença crônica exige ação. As responsabilidades conferem poder e controle. Ao assumir as suas responsabilidades, você maximiza o seu poder em uma situação; você fez a sua parte.

Você pode aproveitar ao máximo o seu tempo e o seu dinheiro quando:

• Oferece informações precisas sobre o seu histórico médico, medicamentos atuais e anteriores, bem como sintomas atuais. Para ser conciso e completo, é bom anotar o máximo possível dessas informações *antes* da primeira consulta. Mesmo que você espere preencher questionários no consultório, leve as suas anotações.
• Informa o seu médico sobre quaisquer efeitos colaterais que você possa estar sentindo como resultado de medicamentos que já está utilizando.
• Informa-se sobre a sua condição (você já está fazendo isso ao ler este livro).

- Controla os sintomas e está preparado para dar ao médico uma lista de quaisquer mudanças de apetite, dieta, peso, padrões de sono, interesse sexual, capacidade de concentração, memória e hábitos de evacuação e urinação.
- Permite que o seu médico tome conhecimento de qualquer situação estressante recente como divórcio, perda de pessoa querida, problemas familiares ou mudanças relacionadas ao trabalho.
- Participa ativamente do próprio tratamento. Quando faz perguntas, por mais triviais que elas possam parecer.
- Persiste nas terapias da melhor maneira possível. Nenhuma terapia funcionará se não for levada a cabo.
- Expressa honestamente as suas preocupações, sentimentos e temores ao seu médico.

Lembre-se: no final você é quem decide que exames você aceita e que tratamentos levará adiante. Você tem esse direito, mas com ele vem a responsabilidade de comunicar ao seu médico os resultados de todos os exames e de todas as decisões para iniciar, alterar ou interromper o tratamento.

Uma visita ao seu médico

Após ter escolhido um médico e conhecer os seus direitos e responsabilidades, é hora da sua primeira consulta. Se a sua doença requer atenção imediata – como uma reação adversa a medicamentos – não espere o dia da consulta. Vá imediatamente a um serviço de atendimento de emergências ou ao Pronto Socorro de um hospital e obtenha ajuda. A medicina ocidental convencional é excelente no tratamento de emergências.

Antes da sua consulta, faça a si mesmo algumas perguntas: Qual a principal razão da minha consulta de hoje? Quais são as três principais perguntas ou questões sobre as quais eu quero conversar com o médico? O que mais me preocupa com relação à minha saúde? O que eu espero que o médico faça por mim hoje?

O seu tempo com o médico provavelmente será limitado. Portanto, faça uma lista (por ordem de importância) dos problemas que deseja discutir. Identifique os problemas ou preocupações mais urgentes e fale a seu respeito logo no início da visita, antes do tempo esgotar. Anote as

MÉDICO CERTO, DIAGNÓSTICO E OPÇÕES DE TRATAMENTO

respostas, incluindo o nome de novos medicamentos e mudanças na dosagem ou no horário dos medicamentos que você já pode estar usando.

Se houver qualquer tratamento ou terapia para os sintomas da fibromialgia sobre os quais você leu ou ouviu falar, pergunte ao seu médico. Ele lhe dirá se esses tratamentos podem ser benéficos para os seus sintomas. Se precisar de uma receita, peça agora.

Você pode maximizar a eficácia da sua visita ao consultório ou da consulta por telefone tendo em mente o seguinte:

- Não espere uma cura para a fibromialgia. Não há nenhuma – ainda.
- Não espere que o médico segure a sua mão. Para isso utilize um grupo de apoio, um amigo ou um familiar.
- Não desperdice tempo com conversa fiada.
- Tenha perguntas prontas por *escrito* para fazer ao médico.
- Repita o que você ouve para evitar mal-entendidos.

Durante a consulta, se você não entender as orientações do médico ou o motivo da mudança de terapias, peça esclarecimentos. Algumas vezes uma consulta passa tão rápido e a informação é tão complexa que é fácil ficar confuso. Faça perguntas! A única pergunta cretina é aquela que não é feita. Quanto mais informações você reunir, mais útil você pode ser como membro da equipe.

Buscando o diagnóstico provável (correto)

Como podem atestar muitas pessoas que sofrem de fibromialgia, obter o diagnóstico correto está longe de ser fácil e rápido. Infelizmente a verdade é que a maioria das pessoas com fibromialgia têm o distúrbio há cerca de 4 ou 5 anos antes de serem diagnosticadas! Além dos 4 ou 5 anos de dor crônica, má qualidade de sono, problemas intestinais, dores de cabeça e outros problemas relacionados, muitas também são forçadas a aceitar o fato de que realmente não sabem o que está errado com elas. Algumas também desenvolvem a depressão, talvez em parte porque parece haver tão pouca esperança ou ajuda.

Atualmente a fibromialgia é reconhecida como um distúrbio "real", em grande parte graças à Organização Mundial da Saúde, ao National

Institutes of Health e ao American College of Rheumatology. Mas há um período de latência entre o reconhecimento oficial de um distúrbio por importantes organizações da saúde e o seu reconhecimento prático pelos médicos. Talvez você já tenha conhecido um ou mais médicos que não se apressam em reconhecer essa doença. Se isso for verdade, tente deixar a frustração para trás. Agora que você encontrou alguém com experiência em fibromialgia, finalmente poderá obter a ajuda que merece.

É importante lembrar que a fibromialgia não é um diagnóstico no verdadeiro sentido da palavra. Diagnóstico vem do grego *dia* (dividir em duas partes ou diferenciar entre) e *gnóstico* (conhecimento ou compreensão). O *Webster's Dictionary* define diagnóstico como a "arte ou ato de reconhecer a presença de doença a partir dos seus sinais ou sintomas e também de determinar a sua natureza." Sem compreender as causas subjacentes do problema, a palavra "fibromialgia" é apenas um rótulo para uma série de sintomas. Dito isso, de qualquer modo iremos chamá-lo diagnóstico, por ser assim chamado pela maioria das pessoas.

Diagnosticando corretamente a Fibromialgia

Com tantas pessoas vivendo durante tanto tempo sem um diagnóstico preciso, pode-se pensar que é extremamente difícil diagnosticar a fibromialgia. Na verdade, em menos de dez minutos um reumatologista experiente ou outro médico treinado pode pressionar pontos específicos no corpo e determinar se você tem fibromialgia.

Os critérios do American College of Rheumatology para a fibromialgia são claros. Você precisa ter essas duas condições:

- Histórico de dor generalizada, nos dois lados do corpo, tanto acima quanto abaixo da cintura, há pelo menos três meses; inclusive dor no pescoço, no tórax e na região superior ou inferior das costas.
- Dor à palpação em *pelo menos* 11 de 18 locais de pontos sensíveis.

Mas, como você já sabe, as questões de saúde associadas à fibromialgia vão muito além da dor no corpo. A única maneira de diagnosticar total e corretamente e tratar alguém com fibromialgia é procurar e tratar também as suas outras condições subjacentes. A medicina convencional prefere lidar com distúrbios isolados. Mas goste ou não, muitas vezes

MÉDICO CERTO, DIAGNÓSTICO E OPÇÕES DE TRATAMENTO

o diagnóstico e o tratamento da fibromialgia exigem o diagnóstico e o tratamento de uma ou mais das seguintes condições subjacentes ou coexistentes:

- Apnéia do sono;
- Disfunção hormonal;
- Efeitos colaterais de drogas;
- Má absorção;
- Biomecânica inadequada e má postura;
- Alergias;
- Artrite reumatóide;
- Proliferação da cândida;
- Sensibilidades a múltiplas substâncias químicas;
- Infecções crônicas;
- Exposição a poluentes ambientais e toxinas;
- Raiva;
- Ansiedade;
- Depressão;
- Frustração;
- Desequilíbrios de energia.

Testes laboratoriais

Na verdade, você não precisa de um teste laboratorial para identificar a fibromialgia. Mas como ressaltei anteriormente, a fibromialgia com freqüência não surge isoladamente, sem outros problemas de saúde. Para ajudar no diagnóstico, o médico pode solicitar um ou mais testes laboratoriais, incluindo:

CBC

As letras significam "contagem sangüínea completa". Esse teste conta o número de todos os diferentes tipos de células sangüíneas, incluindo os glóbulos vermelhos, os glóbulos brancos e as plaquetas. Valores aberrantes para qualquer um deles podem indicar uma de muitas possíveis condições. Juntamente com a CBC, o médico poderia solicitar também um perfil de reações químicas, que é utilizado para avaliar o funcionamento dos rins e do fígado e que examina a quantidade de colesterol e outras substâncias químicas no sangue.

Testes da tiróide

A glândula tiróide produz hormônios que regulam o metabolismo. A disfunção da tiróide é relativamente comum à medida que envelhecemos. Se os níveis de hormônios da tiróide estão muito baixos, a hipófise produz um excesso de hormônio estimulador da tiróide (TSH) e o resultado pode ser alguns dos mesmos sintomas encontrados na fibromialgia. Os níveis de hormônio da tiróide também podem estar muito elevados, e nesse caso a hipófise diminui a liberação de TSH. Creio que os testes da tiróide merecem um exame atento.

O teste da tiróide mais comumente solicitado mede o nível de TSH. Existem dois hormônios na tiróide: T3 e T4. O T4 é o menos ativo dos dois. Ele é produzido pela glândula tiróide e depois é convertido em T3 fora dela. O T3 é três a quatro vezes mais potente do que o T4. Os exames de sangue do T3 e T4 avaliam a quantidade desses hormônios que estão ligados a transportadores de proteínas. Quando ligados a proteínas, eles não estão disponíveis para estimular a atividade metabólica nas células, e portanto esse teste pode não revelar muita coisa. Um teste do nível de T7 avalia a quantidade de T4 livre. Os hormônios "livres" estão querendo ação, que é o que nós gostamos de ver. A medição de todos os hormônios acima está incluída no "perfil da função da tiróide" habitual.

O T3 livre em geral não está incluído na maioria dos perfis da função da tiróide. Essa exclusão pode levar a resultados falsos. O T3 livre mede a quantidade de T3 sem ligação (a forma mais ativa do hormônio da tiróide) disponível para realmente fazer alguma coisa. Se uma pessoa recupera os resultados normais dos testes, mesmo assim ainda poderia ter um nível baixo de T3 livre, o que significa que o T4 não está sendo adequadamente convertido em T3. O paciente poderia ter uma condição que às vezes é chamada de síndrome de Wilson, da qual a maior parte dos médicos nunca ouviu falar. (Outro tipo de síndrome de Wilson – um distúrbio genético do metabolismo do cobre que não tem nada a ver com a tiróide – é mais conhecido.)

Se o seu médico deseja examinar a função da sua tiróide, peça a ele para incluir uma medição do seu *T3 livre*.

Testes das supra-renais

As glândulas supra-renais encontram-se logo acima dos rins em ambos os lados da coluna vertebral. Como a glândula tiróide elas produzem hormônios que controlam as funções corporais. Algumas delas são muito importantes na resposta do corpo ao estresse. Ao diagnosticar a fibromialgia, verifico o nível de sulfato de DHEA, bem como o nível de cortisol. O DHEA é um hormônio produzido pela glândula supra-renal que é utilizado como um componente de diversos outros hormônios. As pessoas com um nível baixo de DHEA não raro se sentem cansadas e doloridas e têm dificuldade de concentração.

Um nível elevado de cortisol pode ser provocado pelo estresse ou, muito raramente, por um tumor na supra-renal. Um nível elevado está associado à imunidade mais baixa e algumas vezes a um nível elevado de açúcar. "Fadiga da supra-renal" é o termo para uma glândula supra-renal que não atende as exigências que lhe são feitas. Esse diagnóstico ainda não é reconhecido pela comunidade médica.

TESTES AUTO-IMUNES

Nas doenças auto-imunes, o sistema imunológico confunde as próprias células do corpo com invasores externos que precisam ser destruídos. A artrite reumatóide e o lupo eritematoso são considerados distúrbios auto-imunes, pelo menos em parte. Quando o corpo se volta contra si mesmo, ele produz anticorpos característicos, substâncias químicas especializadas do sistema imunológico que ajudam no processo de ataque. Algumas vezes a fibromialgia ocorre juntamente com outra doença auto-imune, e alguns dos seus sintomas podem ser semelhantes aos desses distúrbios. Esses exames ajudam a determinar a presença de uma doença auto-imune que talvez esteja desempenhando um papel nos sintomas da sua fibromialgia.

Normalmente um perfil da artrite é incluído nesses testes. Em geral inclui o nível de ácido úrico (para verificar a presença de gota), uma medição ANA (anticorpos antinucleares), um fator reumatóide (para artrite reumatóide), uma dosagem de ASO (antiestreptolisina O é um anticorpo produzido contra infecções estreptocócicas – algumas vezes os anticorpos antiestreptococus podem afetar os tecidos articulares, provocando dores nas articulações), um ESR (velocidade de sedimentação de eritrócitos), e um CRP (proteína C-reativa). Os dois últimos são marcadores não específicos de inflamação. Se qualquer um desses resultados estiver anormal, são necessários mais testes.

TESTE PARA A PROLIFERAÇÃO DA CÂNDIDA

A *candida albicans* é um tipo de levedura que pode causar problemas para as pessoas com fibromialgia e outros distúrbios. Embora a levedura seja encontrada em muitos locais e em muitas pessoas, em geral não causa problemas a não ser que alguma coisa permita que ela cresça rapidamente. Então ela provoca uma infecção muito desagradável na boca, no intestino, na pele ou na vagina. Os testes para cândida incluem aqueles que procuram anticorpos contra a levedura, um sinal de que o organismo da levedura está fora de controle. O diagnóstico (e tratamento) da proliferação da cândida é controverso e não é aceito pela maior parte da comunidade médica. Essa controvérsia poderia ser resolvida pela realização de alguns estudos bem planejados.

Testes para alergias alimentares

É possível que alguns dos sintomas que você está sentindo sejam provocados por alergias ou sensibilidades a alimentos ou que as alergias a alimentos podem ser um resultado da fibromialgia. (*Ver o capítulo 5 para uma discussão sobre esse assunto.*)

Testes para doenças infecciosas

Diversas doenças infecciosas podem provocar alguns dos mesmos sintomas da fibromialgia. Essas doenças incluem a doença de Lyme, a infecção por HIV, sífilis, infecção por herpes-vírus e outras. Antes de fazer um diagnóstico de fibromialgia, o seu médico talvez queira ter certeza de que você não tem nenhuma doença infecciosa ativa.

Testes para hormônios sexuais

Níveis anormais de hormônios sexuais poderiam ser a causa de alguns dos seus problemas. O seu médico pode medir os níveis de estrogênio e progesterona (para mulheres) e testosterona (para homens e mulheres).

Exame de fezes

Um exame de fezes pode revelar problemas como má absorção, infecção bacteriana, parasitas, crescimento de leveduras, alterações da flora bacteriana intestinal e "síndrome do *leaky gut* (um distúrbio encontrado algumas vezes em pacientes com fibromialgia, no qual as moléculas de alimento são absorvidas intactas em vez de serem totalmente digeridas, provocando inúmeros problemas).

Análise capilar

Testes químicos em amostras do seu cabelo podem revelar exposição ou envenenamento provocado por metal pesado. Isso poderia ser importante se você trabalha próximo ou com metais (ferro, alumínio etc.), se mora em uma área onde a água não é tratada para eliminar metais ou se a sua casa foi construída antes de 1978, quando o chumbo foi eliminado das tintas. Se a análise capilar revelar chumbo ou outras toxinas, serão necessários exames de sangue e possivelmente de urina. Se os exames de sangue ou de urina também estiverem anormais, então podem ser necessários testes em sua casa, na água ou no local de trabalho.

Testes de hipercoagulabilidade

Hipercoagulabilidade é um termo usado para descrever uma alteração do sangue. Em alguns pacientes com sintomas de fibromialgia, o sangue não é potencialmente perigoso para produzir coágulos, mas pode afetar a circulação de oxigênio e outros nutrientes no sangue. A má circulação provocada pela hipercoagulação pode fazer os dedos das mãos e dos pés ficarem frios, entorpecidos ou azulados – sintomas muitas vezes associados com a fibromialgia.

Mais testes

Após o seu médico examinar os resultados dos testes, alguns podem ser repetidos ou novos testes podem ser solicitados. Peça explicações a respeito dos resultados dos seus testes e *obtenha cópias de todos os testes de laboratório* para os seus arquivos. Isso irá ajudá-lo a acompanhar o que foi feito e quando. E, se mais tarde você quiser consultar outro profissional, evitará a perda de tempo e de dinheiro com novos testes.

Diagnosticando problemas de sono

Os distúrbios do sono são comuns na fibromialgia e podem ter muitas causas possíveis. Algumas pessoas têm dificuldade para obter uma boa noite de sono devido a apnéia do sono, uma condição na qual você pára de respirar por um breve período durante o sono, seguida por um esforço súbito para respirar. Cada vez que a sua respiração pára momentaneamente, o cérebro faz você acordar apenas o suficiente para reiniciar a sua respiração, muitas vezes sem você perceber. O ciclo continua durante a noite, resultando em exaustão por falta do sono profundo (onda delta).

Uma quantidade significativa de pessoas que recebe o diagnóstico de fibromialgia na verdade não têm a apnéia do sono diagnosticada. Para verificar essa condição, você pode fazer uma oximetria do pulso noturno. Se os resultados mostrarem uma anormalidade, pode ser necessária a realização de um estudo em um laboratório do sono.

Durante um estudo formal do sono, você passará a noite em um laboratório, ligado a um equipamento de EEG (eletroencefalógrafo) com eletrodos indolores colocados na cabeça. Parece repousante, não é? Quando finalmente você adormecer nesse ambiente estranho, o EEG registrará os dados relacionados ao tempo que você demora para adormecer, a quanto tempo você fica em cada estágio do sono e se você experimenta o sono de onda delta, o sono REM ou a apnéia do sono.

Com menos freqüência, os médicos podem pedir tomografia por emissão de pósitrons, tomografia computadorizada ou raios X de diversos tecidos ou órgãos para determinar se os distúrbios do sono são provocados por algum distúrbio subjacente.

Fazendo uma triagem do seu tratamento: menos é mais

Muito bem. Você tem o médico e os resultados dos testes. Agora chegou o momento pelo qual você tem esperado: alívio!

Com tantos sintomas possíveis, dezenas de possíveis problemas coexistentes e ainda mais terapias potenciais, por onde você e o seu médico vão começar o processo de tratamento?

Infelizmente, muitos profissionais começam (e terminam) com quaisquer tratamentos limitados que já conhecem, que eles mesmos podem oferecer ou que recomendaram no passado. Esse é um aviso para procurar outro lugar. Os médicos sensatos não começam com os seus tratamentos preferidos: eles começam com cada paciente individual, um paciente de cada vez.

O desenvolvimento de um plano individual de tratamento que proporcione alívio real e duradouro requer a priorização dos seus problemas, um processo conhecido como *triagem*. Você e o seu médico devem discutir quais problemas devem ser enfrentados em primeiro lugar e quais podem esperar um pouco mais.

Como mencionei anteriormente, se houver uma emergência, vá diretamente ao pronto-socorro do hospital mais próximo ou a um serviço de atendimento de urgências. Se você está passando por uma crise provocada por um medicamento, dor no peito, tontura forte, febre alta, dor terrível ou outro problema urgente, você precisa de ajuda imediata.

Se a situação não é urgente – na maior parte dos casos de fibromialgia não é – você e o seu médico precisarão determinar as prioridades.

MÉDICO CERTO, DIAGNÓSTICO E OPÇÕES DE TRATAMENTO

Por exemplo, se os exames mostram que você tem proliferação da cândida, que mais tarde pode prejudicar a sua saúde, você pode decidir tratar primeiramente esse problema, antes de focalizar os distúrbios do sono, que têm ocorrido há algum tempo e que não estão piorando. A infecção por levedura pode ser tratada com medicamentos naturais ou convencionais e espera-se que ela seja eliminada. Então você pode voltar a sua atenção para solucionar os problemas do sono. É possível que você descubra que o seu sono está melhor depois que o problema com a levedura for eliminado.

Alguns sintomas podem ser tratados ao mesmo tempo; outros são mais bem tratados um de cada vez. Juntos, você e o seu médico podem mapear um plano experimental, sabendo que a lista pode mudar ao longo do caminho, uma vez que diversos sintomas melhoram ou pioram, e os resultados dos exames oferecem mais informações.

Menos é mais

Seja qual for o problema que você vai tentar solucionar em primeiro lugar, o princípio orientador na elaboração de um plano de tratamento (para condições que não sejam de emergência) é sempre *começar com os tratamentos menos agressivos* e verificar se eles ajudam, antes de passar para tratamentos mais agressivos e muitas vezes mais arriscados.

Em outras palavras, comece com o mínimo que você pode fazer para alcançar os seus objetivos e só faça mais se for necessário. Embora isso pareça lógico, pode haver uma enorme resistência a essa abordagem, tanto por parte do médico quanto do paciente. Com freqüência, os pacientes querem uma solução rápida e de preferência, fácil; em geral os médicos desejam fazer alguma coisa eficaz o mais rapidamente possível. Muitas vezes essa combinação de desejos ocasiona uma prescrição prematura de medicamentos.

Mas ir diretamente aos poderosos da medicina convencional (prescrição de drogas) pode ter o efeito contrário. Tente resistir ao impulso de pedir imediatamente qualquer comprimido que possa ajudá-lo a se sentir melhor. Atualmente os estudos mostram que a quarta causa de morte nos Estados Unidos, depois das doenças cardíacas, do câncer e do "derrame", são as complicações resultantes da ingestão de medicamentos! Se tantas pessoas estão morrendo por tomar drogas receitadas por

FIBROMIALGIA

médicos, pense em quantas mais provavelmente, ficam doentes sem necessidade: apenas por tomar os seus medicamentos!

Gosto de começar com os tratamentos menos agressivos, incluindo as mudanças no comportamento no que se refere ao estilo de vida (como iniciar uma dieta fitoterápica ou parar de fumar) e medidas ativas de auto-ajuda (como exercícios moderados). As mudanças no estilo de vida e as atividades de auto-ajuda (*no capítulo 6*) exigem a sua participação ativa no processo de cura. Sem isso, nada do que a sua equipe médica lhe ofereça pode realmente ajudar. Se você é viciado em lanches rápidos, vive deitado no sofá fumando três maços de cigarro por dia, mora em um ambiente tóxico e está com raiva do mundo, é pouco provável que as intervenções da medicina convencional ou da MAC sejam eficazes ou duradouras, independentemente do comprimido que tomar. Na verdade, as intervenções passivas que não tratam os problemas subjacentes podem piorar as coisas.

A melhor coisa com relação a começar uma terapia de auto-ajuda é que ela coloca você no controle. O seu médico pode ajudá-lo a escolher entre as muitas opções oferecendo informações e dizendo o que esperar delas. Se a dor da sua fibromialgia está focalizada nas costas ou no pescoço, por exemplo, o médico poderia recomendar um programa de exercícios suaves para melhorar a sua flexibilidade geral e aliviar a dor. Ele poderia lhe explicar por que os exercícios ajudam e qual a melhor freqüência. Mas o verdadeiro tratamento – alongamentos três vezes por dia ou qualquer que seja a recomendação – só acontece se *você* fizer. A cada dia, você decidirá se e quando fará os exercícios, e só *você* será capaz de dizer se eles são eficientes para diminuir a dor.

Depois que essas medidas relacionadas à auto-ajuda estiverem em andamento, o próximo passo lógico é escolher uma ou mais dentre a ampla variedade de terapias naturais (ervas, acupuntura, trabalho corporal etc.), dependendo do resultado de seus exames e seus sintomas. As terapias naturais adequadas para a fibromialgia estão descritas em detalhes nos capítulos 8 ao 12.

Seja paciente. Muitas terapias naturais e de auto-ajuda demoram para apresentar resultados. Provavelmente você não notará de pronto uma grande diferença nos sintomas, e quando começar a ver os resultados eles poderão surgir aos poucos. Tente persistir e dar a elas a oportunidade de ser bem-sucedidas.

Ampliando a sua equipe

Depois que você e o seu médico estiverem razoavelmente confiantes no seu diagnóstico e você tiver uma boa idéia do que vocês estão tentando tratar, é hora de solicitar os serviços de outros profissionais da saúde, tanto convencionais quanto complementares. Seguindo a recomendação do seu médico, ou talvez em razão do seu próprio interesse em determinada terapia, você estará incluindo um ou mais dos seguintes profissionais na sua equipe:

• **Médicos de família, clínicos gerais e médicos generalistas**. Esses médicos cuidam de adultos e de crianças. Se você está consultando um especialista, pode ser encaminhado a um médico generalista quando os seus sintomas estiverem sob controle.

• **Enfermeiras** podem ajudar o seu médico a lidar com os sintomas da fibromialgia e informá-lo sobre o seu tratamento, respondendo a muitas das suas perguntas. Assim como é verdade em muitas relações entre chefe e secretária, a pessoa que parece ter menos poder é na verdade a mais poderosa. Os médicos nem sempre estão acessíveis. Eles podem não retornar telefonemas ou responder perguntas. Cabe a você criar um relacionamento de confiança com pelo menos uma enfermeira que conheça o seu caso. Pergunte a qualquer mãe que tenha dado à luz em um hospital, e ouvirá delas que as enfermeiras lhe deram mais conforto e tranqüilidade do que o próprio médico. As enfermeiras são indispensáveis.

• **Terapeutas ocupacionais (TO)** ajudam os pacientes com fibromialgia a manter a energia e a desenvolver as adaptações necessárias para continuar a sua vida diária. O TO se esforça para obter um equilíbrio entre trabalho, descanso e lazer. Para ajudá-lo a evitar ou limitar a fadiga, o seu TO o ajudará a conceber um plano para monitorar a si mesmo, viver com crianças, executar tarefas diárias no trabalho e no lar, encontrando maneiras para sair e se tornar independente, cuidando das suas necessidades pessoais e permanecendo confortável.

• **Farmacêuticos** aviam as suas receitas e podem explicar a ação de drogas e os seus potenciais efeitos colaterais. Eles podem alertá-lo sobre possíveis interações de drogas se você estiver tomando mais do que um medicamento e responder as suas perguntas sobre medicamentos que não necessitam de receita médica. Os farmacêuticos podem conhecer novos medicamentos que poderiam beneficiá-lo quando estiverem à venda e assim você poderá discutir o assunto com o seu médico.

• **Fisioterapeutas** podem ensinar exercícios para ajudar a fortalecer os músculos, tornando-os mais capazes de sustentar os ossos e articulações. Eles podem lhe ensinar a utilização de diferentes tipos de equipamentos para ajudar a melhorar a força muscular e criar programas de exercício para ajudá-lo a alcançar objetivos específicos, como saúde cardiovascular, perda ou manutenção de peso ou redução da rigidez. O seu fisioterapeuta pode tratar os sintomas com aplicação de calor, frio, corrente elétrica e aparelhos mecânicos. Ele pode oferecer massagem, liberação miofascial, alongamento, acupressão, programa de exercícios aeróbicos e equipamentos fisioterápicos adaptáveis.

• **Médicos assistentes** são profissionais treinados, formados e licenciados que ajudam os médicos anotando o histórico dos pacientes, realizando exames físicos e diagnósticos e elaborando tratamentos. Eles trabalham sob a supervisão de um médico.

• **Podiatras** são especialistas nos cuidados com os pés. Muitos trabalham com quiropráticos para garantir que você obtenha o máximo benefício dos seus sapatos. O tipo de sapato que você usa é importante no que diz respeito ao apoio. Muitas pessoas com fibromialgia têm uma biomecânica inadequada, além de má postura, e podem encontrar alívio e melhora em um apoio adequado para os pés.

• **Assistentes sociais** podem ajudá-lo a encontrar soluções para problemas sociais e financeiros relacionados ao seu distúrbio. Um assistente social será especialmente importante se você não tem seguro-saúde ou se a sua fibromialgia é muito severa a ponto de fazê-lo precisar de uma pensão por invalidez.

• **Psiquiatras** podem ajudá-lo a lidar com a depressão, a ansiedade e outros problemas mentais relacionados à fibromialgia. Eles são médicos e podem prescrever medicamentos.

• **Psicólogos** podem ajudá-lo a lidar com a depressão, a ansiedade e outros problemas mentais, mas não podem prescrever medicamentos.

• **Uma variedade de profissionais da MAC** (*ver capítulos 7 a 12*), incluindo acupunturistas, quiropráticos, fitoterapeutas, massagistas, dietistas e nutricionistas.

MÉDICO CERTO, DIAGNÓSTICO E OPÇÕES DE TRATAMENTO

Administrando a sua equipe

Embora a equipe que trata da sua saúde provavelmente não vá incluir todos os profissionais que acabei de relacionar, mesmo o acréscimo de um, dois ou três especialistas melhorará as suas chances de se sentir melhor em menos tempo, principalmente se todos trabalharem juntos e compartilharem as informações. Embora cada profissional focalize a sua especialidade, é importante lembrar o quadro mais amplo: uma abordagem integrativa para obter uma saúde melhor. *Você* é o patrão, o administrador da equipe, juntamente com o seu assistente, o seu médico.

Eis algumas maneiras para obter o máximo da sua equipe:

• Inclua somente os profissionais que o tratam com respeito. Profissionais que fazem um bom trabalho não têm motivo para sentir-se ameaçados pelo seu envolvimento.
• Peça a cada um deles cópias de quaisquer relatórios e resultados de exames e certifique-se de compreender o que eles significam.
• Mantenha um diário sobre a sua condição, especialmente no que diz respeito aos sintomas, aquilo que ajuda e aquilo que prejudica (*ver capítulo 2*).
• Faça anotações sempre que um membro da sua equipe conversar com você a respeito do seu distúrbio. Talvez você queira levar um gravador pequeno, barato, para o consultório do seu médico e para as sessões de terapia. Rever as anotações ou escutar a gravação irá ajudá-lo a compreender o que lhe disseram e a formular perguntas.
• Finalmente, mantenha a mente aberta com relação à sua equipe e seja flexível com os seus membros. Você pode estar consultando profissionais cujas especialidades não lhe são familiares. Assim como não compreendemos totalmente a causa subjacente da fibromialgia, não conhecemos o mecanismo exato pelo qual muitas terapias naturais funcionam. O que sabemos é que para muitos pacientes as terapias naturais podem fazer uma verdadeira diferença. Esperamos que algumas das abordagens da MAC também funcionem para você.

Medicamentos para a fibromialgia: avaliando os riscos, colhendo os benefícios

Se, após tentar primeiramente as atividades de auto-ajuda e depois algumas das terapias naturais, alguns dos sintomas da fibromialgia ainda não estiverem sob controle, você e o seu médico podem se preparar para explorar os medicamentos convencionais. Novamente, prefiro utilizar uma abordagem "menos é mais" ao escolher e recomendar drogas, começando com as mais brandas, que provocam efeitos colaterais menos ofensivos ou potencialmente menos perigosos.

Como mencionei no capítulo 2, não existe nada 100% seguro: *Todos os medicamentos convencionais podem ter efeitos colaterais potencialmente negativos.* É por isso que cada decisão relacionada a medicamentos deve envolver uma discussão aberta a respeito de riscos potenciais e possíveis benefícios. Em medicina, como na maior parte da vida, nada é preto ou branco, totalmente bom ou totalmente ruim. Existem apenas variações de cinza, e nós precisamos escolher continuamente entre a melhor de todas as opções atuais.

Ao decidir utilizar ou não medicamentos, é essencial ter informações suficientes para tomar uma decisão sábia. Isso inclui conversar com o seu médico. Quer tome uma decisão com a ajuda de outras pessoas ou totalmente por conta própria, você precisa *informar o seu médico* para que ele possa ajudá-lo a coordenar o seu tratamento. Alguns medicamentos não combinam entre si ou com outras substâncias, como ervas ou até mesmo alguns alimentos. Informe o seu médico sobre todos os seus tratamentos e medicamentos atuais.

A discussão a seguir sobre medicamentos algumas vezes utilizados no tratamento da fibromialgia é apenas para informação e não pretende ser um substituto para os conselhos experientes do seu médico. Com isso em mente, eis uma longa (mas longe de ser exaustiva) lista de potenciais medicamentos.

Medicamentos geralmente úteis para a fibromialgia

Eis alguns medicamentos que parecem ajudar a maior parte dos pacientes com fibromialgia mesmo quando não há causas subjacentes identificadas. Um bom exemplo de uma classe de drogas que tende a ajudar pacientes com fibromialgia são os antidepressivos tricíclicos

MÉDICO CERTO, DIAGNÓSTICO E OPÇÕES DE TRATAMENTO

(TCAs). Os TCAs têm ajudado pessoas com depressão e outros problemas há 40 anos ou mais. Para tratar a fibromialgia, muitas vezes os médicos prescrevem doses mais baixas do que aquelas normalmente prescritas para aliviar a depressão. A experiência mostra que os TCAs são eficazes no tratamento de diversos sintomas associados à fibromialgia. Com freqüência, há uma melhora do sono, provavelmente porque essas drogas aumentam a quantidade de sono de onda delta. Elas também tornam a serotonina mais rapidamente disponível para as células e aumentam o efeito das endorfinas, ajudando a aliviar a dor.

Diferentemente de outros poderosos medicamentos para aliviar a dor como a morfina, os TCAs não causam dependência. Os efeitos colaterais podem incluir aumento da sonolência (embora na verdade, de 10% a 15% dos pacientes ficam mais ativos), boca seca, visão embaçada, constipação, pressão sangüínea baixa e palpitações cardíacas. Muitas dessas reações adversas podem ser suavizadas pela diminuição da dosagem. É importante encontrar o TCA correto e a dosagem correta para você, o que pode levar algum tempo. Os TCAs incluem o *Sinequan (doxepina)* e o *Elavil (amitriptilina)*. Eles podem ser úteis na hora de dormir, para diminuir os distúrbios do sono e a depressão, e com o passar do tempo também tendem a aumentar o limite para a dor.

Outros medicamentos que geralmente tendem a ser úteis para a fibromialgia incluem:

Flexeril (ciclobenzaprina) – principalmente um relaxante muscular; afeta o sistema nervoso central e ajuda a induzir o sono. Estudos mostram que esse medicamento perde o efeito quando ingerido regularmente durante longos períodos. Ele não diminui a rigidez matinal.

Neurontin (gabapentina) – anticonvulsivo que ajuda a aliviar a dor crônica aumentando o nível de ácido gama-aminobutérico (GABA), que modera a atividade dos impulsos nervosos. O GABA também bloqueia a liberação de aminoácidos excitatórios que causam a dor crônica.

Guaifenesin – (normalmente utilizado como um expectorante) e *Dextrometorfano* (normalmente utilizado como inibidor da tosse) – em doses recomendadas podem ser úteis no tratamento da dor crônica em alguns pacientes. Contudo, o Guaifenesin funciona de maneira diferente do Neurontin. Ele dilui secreções e, ao fazê-lo, pode facilitar o recolhimento de nutrientes pelas células e a eliminação de resíduos. As propriedades do dextrometorfano para aliviar a dor são consideradas relacionadas com a sua ação sobre os receptores de endorfinas.

Importantes medicamentos a ser considerados para os sintomas da fibromialgia e problemas relacionados

• *Coumadin* ou *heparina (anticoagulantes)* – um subgrupo de pacientes com fibromialgia parece ter um mecanismo de coagulação hiperativo que aumenta a viscosidade do sangue prejudicando a circulação. Pequenas doses desses medicamentos podem diminuir a viscosidade do sangue, fazendo-o retornar ao estado normal e diminuir a dor. O Coumadin, em doses maiores, comumente prescritas, provocam um risco significativo de sangramento, mas em doses pequenas, com monitoramento periódico, quase não apresentam riscos.

• *Lamisil (terbinafina)* ou *Diflucan (fluconazol)* – para diagnóstico de proliferação da cândida. Não tome esses medicamentos se você tem doença no fígado.

• *Nystatin* – eficaz no tratamento da proliferação da cândida da mucosa.

• *Doxiciclina, tetraciclina* ou *Biaxin (claritromicina)* – para tratamento de pacientes com fibromialgia com evidências laboratoriais de uma infecção crônica com micoplasma, uma bactéria atípica que se multiplica dentro e não fora das células.

• *Medicamento para a tiróide* – pode ajudar as pessoas com fibromialgia com função anormal ou deficitária da tiróide. Monitore os exames de sangue para evitar superdosagem.

• *Hormônios naturais* – para corrigir desequilíbrios hormonais. Não tome a não ser que os exames revelem um desequilíbrio.

• *DHEA* e/ou *pregnenolona* – hormônios da glândula supra-renal que podem ajudar a diminuir a fadiga e melhorar o sono. Estudos recentes sugerem que o DEHA pode reduzir o raciocínio "confuso". Use o DHEA com muito cuidado, somente quando os níveis estiverem baixos, com supervisão e monitoramento médico. Nos homens com câncer de próstata e mulheres com câncer ginecológico precoce, o câncer pode ficar mais agressivo com níveis mais elevados de DHEA.

• *Cortisol* – ajuste a dosagem de acordo com o exame de sangue para evitar superdosagem.

• *Florinef (acetato de fludrocortisona)* – pela manhã ou *DDAVP spray nasal (acetato de desmopressina)* à noite, se a pressão sangüínea tende a ser baixa.

MÉDICO CERTO, DIAGNÓSTICO E OPÇÕES DE TRATAMENTO

Medicamentos injetáveis

• *Injeções de lidocaína* ou *Marcaine no ponto-gatilho* – podem proporcionar alívio temporário da dor. Uma intervenção comum quando um paciente de fibromialgia sente dor em local específico, como a região inferior das costas ou o pescoço. Em geral envolve três injeções por consulta, com um espaço de algumas semanas entre as consultas. Cada injeção contém um anestésico, como Marcaine. Com freqüência, o ponto-gatilho é borrifado com um anestésico refrescante para anestesiar a área antes da injeção.
• *Injeções intramusculares de B_{12}, magnésio, B_6, Kutapressin, e outros compostos* – amplamente utilizadas para fadiga e dor.
• *Infusões intravenosas de um coquetel de Meyer (magnésio, cálcio, vitamina C e vitaminas B)* – em geral utilizadas semanalmente durante quatro a seis semanas para melhorar as dores musculares e a fadiga.

Medicamentos para a dor e para melhorar o sono

Diversos medicamentos são prescritos para tratar a dor da fibromialgia e os distúrbios do sono. Dependendo da sua situação, seu médico pode aconselhá-lo a tomar um dos seguintes medicamentos:
• *Ambien (zolpidem)* – um medicamento para o sono que tende a provocar menos dependência do que as benzodiazepinas.
• *Creme EMLA* – creme tópico que pode ajudar a diminuir a sensibilidade do ponto-gatilho da pele para a dor.
• *Imitrex* – utilizado para enxaquecas.
• *Klonopin (clonazepam)* – uma benzodiazepina utilizada no combate à contração muscular, síndrome das pernas inquietas e ansiedade. Não altera a dor, mas promove um sono tranqüilo ao aliviar outros sintomas. O efeito colateral mais comum é a fadiga. Ele deixa você sonolento! Os efeitos diminuem com o tempo e há o potencial para causar dependência apenas após algumas semanas de uso.
• *Paxil (paroxetina Hcl)* – um inibidor seletivo da serotonina (SSRI) que diminui a captação do neurotransmissor serotonina e pode diminuir a dor.
• *Celebrex (celecoxib)* ou *Vioxx rufecoxib* – uma nova classe de medicamentos antiinflamatórios não esteróides que tem uma incidência muito menor de efeitos colaterais, como gastrite ou sangramento gastrointestinal.

- **Ultram (tramadol Hcl)** – para dor moderada a severa. Muda a maneira como o sistema nervoso central processa a dor. Não provoca "barato", razão pela qual as pessoas não ficam motivadas a tomá-lo a não ser para alívio da dor. Os efeitos colaterais podem incluir constipação, tontura, náusea, dores de cabeça e vômito.
- **Medicamentos narcóticos**, como a potente morfina ou **outros derivados do ópio**. Muito eficaz no alívio da dor. A sua utilização pode provocar sonolência, letargia, euforia, sedação ou constipação e agravar a depressão e os distúrbios do sono. Eles podem provocar dependência; portanto, evite-os a não ser que seja absolutamente necessário.

Interações entre suplementos e drogas – Receitas para o desastre

Conforme observado anteriormente, o uso da medicina alternativa/complementar na América do Norte está em ascensão. O Dr. David Eisenberg, que investigou 1.539 adultos em 1990 e 2.055 adultos em 1997, descobriu que o uso da MAC aumentou de 33,8% para 42,1% da população durante o período de sete anos. Embora isso constitua um aumento de 25%, determinadas fatias da torta da MAC cresceram ainda mais rapidamente. Em particular, o uso de doses elevadas de vitaminas aumentou 130%, e o uso de suplementos fitoterápicos cresceu 380% entre 1990 e 1997.

Quase um em cada cinco pacientes que tomam medicamentos prescritos também estão tomando ervas, altas doses de vitaminas ou ambos. Entretanto, a maior parte dessas pessoas não conta aos seus médicos sobre o uso geral da MAC e de suplementos em particular. Isso significa que cerca de 15 milhões de adultos nos Estados Unidos correm o risco de sofrer com as potenciais interações entre os seus medicamentos e os suplementos. Algumas dessas interações são relativamente benignas, enquanto outras podem ameaçar a vida.

O número de possíveis interações entre suplementos e medicamentos é impressionante. Precisamos ser especialmente cuidadosos ao misturar suplementos ou ervas com drogas com "janela terapêutica pequena"*, controlar condições potencialmente ameaçadoras ou famosas por interações tóxicas. Essas drogas ou classes de drogas incluem:

- **Antiarrítmicos** (particularmente digoxina*);
- **Antiasmáticos** (particularmente teofilina*);

- **Anticoagulantes** (particularmente Coumadin*);
- **Anticonvulsivos*** (como Diantin ou Depakote);
- **Antidepressivos** (particularmente MAOIs como Nardil e Parnate; e SSRIs como Celexa, Paxil, Prozac e Zoloft);
- **Antidiabéticos*** (insulina e hipoglicêmicos orais);
- **Anti-hipertensivos**;
- **Agentes hepatotóxicos** (drogas que podem causar danos ao fígado, incluindo Accuane, ciclosporina, Leucina e Prograf);
- **Imunossupressores** (cortisona, ciclosporina, metotrexate, prednisona e outras);
- **Agentes nefrotóxicos** (drogas que podem provocar toxicidade nos rins, incluindo alguns antibióticos como gentamicina e tobramicina; algumas drogas quimioterápicas como cisplatina e mitomicina; ciclosporina, Prograf e Vistide).

> Se você estiver tomando qualquer um dos medicamentos mencionados, é *essencial* conversar com o seu médico, ou com alguém que conheça as interações entre drogas e suplementos, *antes* de tomar qualquer outro medicamento, suplemento ou remédio fitoterápico.

Tratamentos médicos sem drogas para a fibromialgia

Além dos medicamentos, a medicina convencional tem outros métodos para tratar os sintomas da fibromialgia e os distúrbios relacionados a ela. Embora normalmente esses métodos estejam relacionados às intervenções alternativas/complementares, eles realmente oferecem alternativas de baixo risco aos medicamentos convencionais. Três deles, que algumas vezes recomendo aos meus pacientes, são os cremes tópicos de capsaicina, a terapia de ultra-som e a utilização de um estimulador elétrico transcutâneo para os nervos (TENS). Como sempre, consulte o seu médico antes de iniciar esses ou quaisquer outros tratamentos.

---

* Drogas com uma "janela terapêutica pequena" são ineficazes em doses baixas e podem provocar efeitos colaterais perigosos em doses elevadas. Apesar das afirmações de equivalência da FDA, muitos médicos acham melhor evitar substitutos genéricos para esses medicamentos.

Cremes de capsaicina

A capsaicina é um ingrediente derivado da pimenta vermelha. Esse creme costumava ser vendido somente com receita mas atualmente está disponível para venda sem receita médica. Embora inicialmente irritante, a sua aplicação repetida sobre áreas doloridas diminui a dor crônica ao reduzir a Substância P (que é elevada em pacientes com dor crônica). Em geral é aconselhável começar com a potência mais baixa, aplicando-a a uma pequena área. Após ter passado pela fase inicial de irritação, você pode aplicar cremes mais potentes em áreas mais amplas.

Terapia de ultra-som

A terapia de ultra-som emite calor de alta freqüência a um local com lesão ou área de dor crônica. A técnica é geralmente utilizada no contexto da fisioterapia para aumentar a circulação local e diminuir a inflamação. Ela também pode ser uma maneira eficaz para alongar e suavizar tecido cicatricial e até mesmo diminuir os espasmos musculares.

A terapia de ultra-som é realizada no modo pulso ou contínuo. Em geral os fisioterapeutas utilizam o modo contínuo em pacientes com lesões crônicas e o modo pulso naqueles com lesões agudas. No modo contínuo, o paciente pode sentir uma sensação de calor no local do tratamento. O profissional aplica um gel especial (que aumenta a transmissão de ondas de ultra-som) na pele da pessoa antes de iniciar a terapia. As ondas de ultra-som geram vibrações e aquecem os tecidos, o que pode melhorar a circulação e ajudar a fragmentar o tecido cicatricial.

Estimulador elétrico transcutâneo para os nervos (TENS)

O estimulador elétrico transcutâneo para os nervos é um aparelho pequeno, operado por bateria que produz diversas freqüências e voltagens de estimulação elétrica branda; é freqüentemente utilizado no tratamento da dor crônica. Ao aplicar os eletrodos em áreas doloridas, a corrente elétrica age sobre os nervos, bloqueando a dor. Considera-se que as unidades de TENS também estimulam a produção de endorfinas. Os pacientes podem aprender com um médico ou terapeuta a administrar o tratamento sozinhos.

Capítulo 4

Coma melhor, sinta-se melhor

A cada dia você tem uma nova oportunidade para reinventar a si mesmo. Toda vez que você respira, toda refeição que você faz, toda bebida que você toma, está literalmente criando um novo você. Todos os dias você perde milhões de células do corpo e, simultaneamente, recebe novos materiais de construção para reconstruir a si mesmo – novos átomos, moléculas e compostos do ar que você respira e da comida e bebida que ingere.

A cada dia, enquanto recria a si mesmo, lembre-se disto: *Você é uma pessoa importante e merece os melhores materiais de construção!* Boa nutrição não é apenas ter alguns "extras" agradáveis na vida, como boas maneiras à mesa ou uma boa caligrafia. A boa nutrição é fundamental para criar a vida saudável que você deseja e merece. Todos os dias, a partir de hoje, o seu futuro está em suas próprias mãos.

A chave para obter uma boa saúde e uma ótima cura é seguir uma dieta saudável, bem equilibrada, composta de alimentos frescos e naturais. A maioria dos nutricionistas, dietistas e outros profissionais da saúde aprova uma dieta de alimentos naturais que enfatiza a utilização de alimentos provenientes de plantas – verduras, frutas, legumes (vagens) e grãos integrais. Outros alimentos inclusos em uma dieta de alimentos naturais são quantidades razoáveis de peixe, aves e derivados do leite com pouca gordura. Esse tipo de dieta limita a ingestão de carnes vermelhas, alimentos ricos em gordura, açúcar, sal e alimentos processados.

Uma dieta saudável pode diminuir o seu desconforto físico, fortalecer o sistema imunológico e ajudá-lo a enfrentar qualquer coisa que a vida coloque em seu caminho. Ao enfrentar um desafio como a fibromialgia, isso pode significar menos dor, menos sintomas, mais energia e maior sensação de bem-estar.

Contudo, muitas pessoas adotam uma abordagem do tipo "band-aid" no que se refere à nutrição. Devido à nossa vida agitada é fácil entender por que elas buscam soluções rápidas na forma de comidas congeladas complementadas por suplementos nutricionais e ocasionais refeições saudáveis.

O problema é que as soluções rápidas não funcionam. Se o seu café da manhã, almoço e jantar consistem principalmente de comidas prontas ou alimentos processados como refeições congeladas ou sopas e saladas convenientemente embaladas, você não vai combater a fadiga ou promover a cura simplesmente ingerindo um iogurte ou tomando um comprimido de vitamina. No que se refere a uma saúde duradoura, não existe absolutamente nenhum substituto para o impacto positivo de uma dieta composta de alimentos naturais, ricos em nutrientes. Os suplementos nutricionais podem ajudar a recuperar os "pontos fracos" mas eles não eliminam o dano nutricional provocado por uma dieta composta de refeições rápidas com muito sal, gordura e açúcar ou de alimentos processados repletos de farinha de trigo refinada, óleos parcialmente hidrogenados, conservantes, temperos artificiais e corantes. O ponto principal é: você precisa *comer melhor para se sentir melhor*.

O que comer?

Nenhum cardápio mágico serve para todas as pessoas em todos os estágios da vida. Cada um de nós tem uma constituição genética e bioquímica única, e desenvolvemo-nos com dietas muito diferentes, dependendo das nossas diferentes situações. Por exemplo, adultos com níveis elevados de triglicérides no sangue e níveis baixos de colesterol podem se dar bem com uma dieta de poucos carboidratos. Muitas crianças se desenvolvem bem com muitos carboidratos complexos e proteína moderada. Algumas pessoas sentem-se muito bem quando seguem as orientações da dieta ayurvédica; outras preferem a tradicional dieta chinesa (ambas discutidas posteriormente).

Os princípios básicos da boa alimentação ainda são o assunto de muitos debates. Parece que sempre que olhamos à nossa volta, há um novo "especialista" recomendando alguma nova maneira de nos alimentarmos corretamente.

Atualmente fala-se muito sobre obter porcentagens e "índices ótimos". Dizem, por exemplo, que não devemos ingerir mais do que 30% de calorias provenientes de gorduras. Ouvimos dizer que devemos consumir cerca de 30 gramas de fibras diariamente. Estamos tão presos em índices e estatísticas que perdemos de vista o foco principal da nutrição ótima: os *alimentos* que ingerimos. Ao escolher uma dieta baseando-se apenas em gramas disso ou porcentagens daquilo, você esquece a boa nutrição. Uma refeição composta de manteiga, refrigerante e carne seca pode proporcionar exatamente os índices "certos" de gorduras, carboidratos e proteínas, mas o que ela proporciona quanto à nutrição?

Em vez de microadministrar os números, faz mais sentido escolher *alimentos naturais, não processados*, vivos – o tipo de alimentos com os quais os seres humanos se desenvolveram durante milhares de anos antes de inventarmos as fábricas de processamento de alimentos e as calculadoras solares para calcular os índices de nutrientes. Em vez de mastigar números, deveríamos estar mastigando alimentos de verdade:

- verduras;
- frutas;
- grãos integrais;
- legumes (vagens).

O mais surpreendente nessa lista de alimentos poderosos é que todos são provenientes de plantas. Isso não significa que você precisa se tornar totalmente vegetariano (embora certamente isso não lhe faria nenhum mal). Ao contrário do que afirma o mito popular, as pessoas que escolhem dietas vegetarianas (eliminando todos os produtos de origem animal, inclusive carne, peixe, frango, ovos e derivados do leite) podem obter todas as proteínas e outros nutrientes nas verduras, frutas, grãos, vagens, frutos secos e sementes.

Mas seja qual for a sua escolha, o segredo da alimentação inteligente é escolher os alimentos mais frescos e mais ricos em nutrientes. Hoje em dia, a nossa dieta é predominantemente composta de alimentos de origem animal como carne e ovos. Como resultado, consumimos muitas proteínas e gorduras, pouca fibra e uma quantidade insuficiente de nutrientes fundamentais. A maneira mais rápida e simples para melhorar a sua dieta é aumentar *gradativamente* a ingestão de alimentos provenientes de plantas e diminuir a quantidade e a freqüência de alimentos de origem animal.

Os alimentos provenientes de plantas são as verdadeiras estrelas da nutrição. As dietas baseadas em plantas estão repletas de importantes nutrientes – muito mais do que você obtém com uma dieta composta na maior parte de alimentos de origem animal. Grãos integrais, frutas, verduras e legumes proporcionam vitamina A, vitamina C, antioxidantes, todos os tipos de minerais e uma fascinante família de compostos chamados *fitonutrientes*.

FIBROMIALGIA

Os fitonutrientes (algumas vezes chamados de fitoquímicos; *fito* é a palavra em latim que significa planta) são substâncias que promovem a saúde e estão naturalmente presentes nas plantas, dando-lhes cor, sabor e resistência natural às doenças. Você poderia viver sem os fitonutrientes mas não viveria bem durante muito tempo. Os cientistas já identificaram alguns milhares de fitonutrientes, e novos estão sendo descobertos o tempo todo. Centenas de estudos confirmam a conclusão de que esses compostos das plantas com nomes em latim impossíveis de ser pronunciados podem ser os nossos anjos da guarda nutricionais, oferecendo proteção natural contra muitos tipos de câncer e diminuindo o risco de doenças cardíacas e até mesmo de perda de memória. Cada fitonutriente possui a própria ação para promover a saúde, mas todos se complementam para melhorar o sistema de defesa do corpo, aumentando a absorção de nutrientes e eliminando resíduos celulares.

As frutas frescas, verduras, grãos integrais e legumes liberam uma incrível quantidade de fitonutrientes — inclusive 800 bioflavonóides, 450 carotenóides e 150 antocianinas. Talvez você já tenha ouvido falar de alguns deles:

• O *licopeno* é um membro da família dos carotenos encontrado em tomates cozidos; ele dá aos tomates a sua cor vermelha e está associado a uma incidência menor de câncer de mama, pulmão, trato digestivo e próstata, bem como a uma diminuição do risco de perda de memória.

• O *sulfurofano* é um fitoquímico encontrado no brócolis, na couve-flor e em outras verduras crucíferas; ele estimula importantes enzimas que combatem o câncer e removem os carcinógenos das células antes que eles possam causar danos.

• O *resveratrol* é um poderoso fitoquímico encontrado nas uvas e no vinho tinto; ele ajuda a controlar o dano oxidativo.

• O *zeaxanthin* é uma molécula pigmentada encontrada em verduras com folhas largas; ele ajuda a filtrar a luz ultravioleta prejudicial e protege os olhos.

• As *saponinas* são encontradas em vagens e legumes; acredita-se que elas impedem a multiplicação de células cancerígenas.

• A *genisteína* é encontrada em produtos derivados da soja; ela priva os tumores de alimento interferindo na formação de capilares que transportam nutrientes para eles.

Além desses fitonutrientes, a maioria das plantas tem muitas fibras. As fibras vêm em dois tipos principais. A fibra solúvel absorve a água e ajuda a diminuir os níveis de colesterol (pense em Metamucil ou farinha de aveia). A fibra insolúvel (verduras e farelos) não absorve a água e ajuda a prevenir o câncer de cólon, doenças cardíacas, diabete, diverticulite e constipação. Procure incluir na sua dieta alimentos ricos em fibras. Os especialistas recomendam a ingestão de 25-35 gramas de fibras diariamente. A maioria das pessoas ingere menos da metade.

RDAs e DRIs

As RDAs — Recommended Dietary Allowances (Quantidades Diárias Recomendadas) foram desenvolvidas para orientar o planejamento de refeições em instituições como hospitais e escolas. As orientações de nutrição pretendiam ajudar as pessoas a evitar doenças de deficiência nutricional como o escorbuto, a pelagra e o beribéri. Qual foi a última vez que você ouviu alguém dizer que tem uma doença de deficiência? Em nossos dias poucos são os que se preocupam com o beribéri; eles buscam maneiras para obter uma saúde e uma cura ótimas. Hoje em dia, apesar de ser um bom ponto de partida, as RDAs são consideradas inadequadas.

Na metade da década de 1990 a National Academy of Sciences ajudou a mudar a opinião sobre recomendações nutricionais divulgando os DRIs — Dietary Reference Intakes (Consumo Diário de Referência), orientações revistas que focalizavam a ótima saúde e aumentavam os limites recomendados para muitos importantes nutrientes. Os DRIs mostram, por exemplo, não somente a quantidade de vitamina C que precisamos ingerir para evitar o escorbuto mas também a quantidade necessária para obter uma proteção antioxidante melhor, com o propósito de manter a boa saúde sob condições de estresse físico e emocional. Os DRIs também oferecem informações sobre níveis seguros e adequados e sugerem um limite mais elevado para cada nutriente.

Orientações dietéticas básicas

Essas são as recomendações alimentares estabelecidas pelo U.S. Departments of Agriculture (USDA) e o Health and Human Services.

Pães, cereais, arroz e massas – Tente ingerir de seis a onze porções desse grupo diariamente. Esses alimentos proporcionam carboidratos complexos, fibras e minerais. Uma porção equivale a uma fatia de pão; 1/2 xícara de cereal, arroz ou massa cozidos; 1/2 biscoito ou bolinho de milho pequenos; ou 28 gramas de cereal seco. Para obter o máximo de fibras, use produtos derivados de grãos integrais.

Frutas – Procure ingerir de duas a quatro porções diariamente. As frutas proporcionam vitaminas A e C, potássio e fibras. Uma porção equivale a uma maçã, banana, laranja ou pêssego médios; 1/2 xícara de frutas enlatadas, cozidas ou em pedaços; ou 1/2 de xícara de suco.

Verduras – Procure ingerir de três a cinco porções diariamente. As verduras, principalmente as variedades de tons amarelo escuro e verde escuro são embaladas com vitaminas, minerais e fibras. Uma porção equivale a uma xícara de verduras cruas com folhas largas, 1/2 xícara de verduras cozidas ou 1/2 xícara de suco.

Carne, aves, peixe, vagens secas, ovos e frutos secos – Procure ingerir de duas a três porções diárias desse grupo. Esses alimentos são fontes de proteínas, vitaminas B, ferro e zinco. Uma porção equivale a 56-85 gramas de carne magra, ave ou peixe cozidos (mais ou menos o tamanho de um baralho de cartas); um ovo ou 1/2 xícara de vagens cozidas. Para manter baixa a ingestão de gorduras, escolha legumes, carnes magras, peixe e peito de ave sem pele.

Leite, iogurte e queijo – Procure ingerir de duas a três porções desse grupo. Os produtos derivados do leite são uma fonte de proteínas, vitaminas e minerais – principalmente cálcio e algumas vitaminas B. Uma porção equivale a uma xícara (226 gramas) de leite ou iogurte; 42 gramas de queijo natural, como *cheddar* ou suíço; ou 56 gramas de queijo processado, como o americano. Use produtos sem gordura ou com baixo teor de gordura.

Gorduras, óleos e doces – Limite a ingestão. Esse grupo inclui manteiga, margarina, óleos, doces, refrigerantes, bolos, biscoitos e alimentos similares. Uma porção equivale a uma colher de chá de manteiga, margarina ou óleo.

Mascando os macronutrientes: proteínas, carboidratos e gorduras

Você obtém energia pela ingestão de macronutrientes. "Macro" significa grande. Falando de modo geral, a sua dieta consiste de grandes quantidades de proteínas, carboidratos e gorduras (que são medidos em gramas) em relação às vitaminas, minerais e outros micronutrientes (medidos em miligramas, um milésimo de uma grama).

As calorias simplesmente medem a quantidade de energia contida no alimento. Pense em quantas calorias você ingere todos os dias como se elas fossem uma quantia em dinheiro à sua disposição para gastar. Não existe nenhuma maneira perfeita para gastar esse dinheiro, assim como não existe uma dieta perfeita. Mas você não quer estourar o seu orçamento em "bugigangas" sem receber em troca alguma coisa de valor duradouro. Igualmente, tente gastar as suas calorias com sabedoria escolhendo uma dieta composta de muitos nutrientes.

Para consumir menos calorias sem perder nutrientes importantes, inclua em sua dieta grãos integrais, frutas e verduras não processadas e ricas em nutrientes. Evite os alimentos pobres em nutrientes como refrigerantes, salgadinhos, doces e bolos. As folhas da couve, por exemplo, têm apenas 40 calorias em 1/2 xícara e proporcionam 3,6 gramas (g) de proteínas, 400 miligramas (mg) de potássio, 178 mg de cálcio, 1 mg de ferro e 6.500 Unidades Internacionais (UI) de vitamina A. Compare isso a uma porção de 40 calorias de bolo de café (apenas uma mordida!), que proporciona menos de 1 g de proteína, 1 g de gordura, nenhum cálcio, 10 mg de potássio e 2 UI de vitamina A.

Isso não significa que nunca possa comer bolo de café ou outros alimentos pobres em nutrientes. Apenas esteja consciente de como está gastando as suas calorias – o seu dinheiro nutricional – para que no fim do dia você tenha investido com sabedoria.

Proteínas

Em uma dieta baseada em plantas *pelo menos três quartos* do alimento em seu prato devem ser provenientes de grãos, frutas e verduras. A maior parte das pessoas cresceu alimentando-se com uma dieta oposta, com grandes porções de carne, peixe e frango e porções menores de "acompanhamentos". Uma dieta baseada em alimentos de origem animal é contraproducente porque quando você ingere muitas proteínas, fica com menos espaço para os alimentos ricos em vitaminas, que são as melhores fontes de fitonutrientes, antioxidantes e fibras. Se ingerir proteína animal, limite-se a 56-85 gramas por refeição – uma porção não maior do que um baralho de cartas.

Tenha certeza de que uma dieta baseada em plantas *não* é uma dieta pobre em proteínas. A RDA para adultos com 50 anos ou menos é de 0,8 gramas de proteína por quilograma de peso corporal ou cerca de 0,36 gramas para cada libra de peso. Isso significa que uma mulher pesando 130 libras (59 kg) precisa de apenas 47 gramas de proteína diariamente para satisfazer a RDA.

Até os vegetarianos podem obter proteínas suficientes. Há pouco tempo, eles eram aconselhados a seguir algumas orientações bastante rígidas. Isso acontecia porque alguns nutricionistas acreditavam que determinados aminoácidos precisavam ser ingeridos na mesma refeição em combinações específicas para proporcionar proteínas "completas". A teoria era a de que as proteínas das plantas eram "incompletas" e precisavam ser combinadas com as "proteínas complementares" encontradas em vagens, frutos secos ou grãos para compor uma refeição vegetariana verdadeiramente nutritiva. Agora sabemos que isso não é verdade. O corpo pode usar os aminoácidos consumidos no café da manhã e combiná-los com diferentes aminoácidos consumidos no almoço ou no jantar para proporcionar todas as proteínas necessárias durante o dia.

Quando você opta por uma dieta baseada em plantas, ainda pode obter muitas proteínas substituindo a proteína animal pela proteína vegetal encontrada em legumes (por exemplo, feijão preto, ervilha seca ou feijão-fradinho), grãos, produtos de soja, análogos da carne (cachorro-quente de soja ou hambúrgueres vegetarianos) frutos secos e sementes. A proteína da soja diminui o nível de colesterol e pode prevenir o câncer. Se esses alimentos são novos para você, introduza-os aos poucos, mas regularmente, em sua dieta. Seja ousado. Esta noite experimente uma sopa de ervilhas secas e um hambúrguer vegetariano!

Carboidratos

Os nutricionistas continuam discutindo sobre a quantidade ótima de carboidratos na dieta, mas a maioria dos especialistas concorda que grande parte das calorias deve vir dos carboidratos. O corpo usa os carboidratos (ou gomas, como vovó costumava chamá-los) para produzir açúcar no sangue, proporcionando o combustível utilizado pelo cérebro e pelos músculos, inclusive o coração.

Uma vez que os carboidratos complexos – como milho, batata, pão de trigo integral, aveia e legumes – se metabolizam lentamente em açúcar, eles são muito melhores do que os carboidratos simples encontrados em cereais açucarados, tortas, bolos, biscoitos e outros alimentos processados feitos com açúcar branco e/ou farinha de trigo branca. Os pães e cereais de trigo integral são as melhores fontes de carboidratos complexos porque também proporcionam ferro, vitaminas B e fibras – contribuindo para as 25-35 gramas de fibra necessárias diariamente.

A *USDA Food Guide Pyramid* (Pirâmide Alimentar) recomenda de seis a onze porções de grãos diariamente. Parece uma quantidade enorme, até você perceber que uma porção equivale a uma fatia de pão ou 28 gramas de cereal seco. Um biscoito grande representa quatro porções de grãos! Para uma nutrição melhor, escolha uma dieta composta de farinha de trigo integral e, por favor, não estrague tudo com uma grossa camada de manteiga ou *cream cheese*. Se você quer uma cobertura saborosa, espalhe geléia de frutas ou um pouco de homus (um prato do Oriente Médio feito de grão-de-bico triturado, pasta de semente de gergelim e outros ingredientes saudáveis).

Pelo menos metade dos grãos que você ingere devem ser integrais no lugar da farinha branca. Quando a farinha de trigo integral é moída para se transformar em farinha branca, ela perde 25 nutrientes, e apenas cinco deles são acrescentados de volta (para oferecer a suposta farinha "enriquecida"). Algumas boas escolhas incluem massa de trigo integral, pão de trigo integral, farinha de aveia e arroz integral. Tente um grão diferente por semana. Os grãos integrais como quinua e milhete são muito saborosos e fáceis de fazer.

Além dos grãos integrais, as frutas e as verduras também são excelentes fontes de carboidratos complexos. As pesquisas científicas confirmam constantemente o fato de que as dietas com frutas e verduras ricas em nutrientes favorecem uma ótima saúde. Quem já ouviu falar de algum estudo afirmando que o brócolis é ruim para a saúde? Um estudo demonstrou que as pessoas que consumiam muitas frutas e verduras tinham índices mais baixos de ataques cardíacos e diminuíram pela metade o risco de desenvolver determinados tipos de câncer.

FIBROMIALGIA

A *USDA Food Guide Pyramid* recomenda de cinco a nove porções de frutas e verduras por dia. Sim, de cinco a nove porções. "Cinco por dia" é um ótimo lema, mas as pesquisas mostram que cinco realmente não é o suficiente. Pode parecer difícil ingerir nove porções, mas se você começar o dia com um copo de suco e um pouco de frutas no cereal, já terá consumido duas porções logo no café da manhã. Sirva-se de uma verdura no almoço e mais duas no jantar. Faça um lanche com frutas frescas ou legumes crus. Você descobrirá que atingiu o seu objetivo num instante. Uma maneira fácil de obter uma quantidade suficiente de verduras é dobrar o tamanho da sua porção. Se você comer uma xícara cheia de brócolis no jantar, já estará ingerindo duas porções em vez de uma!

Açúcar

Embora os carboidratos complexos encontrados nos grãos integrais e verduras sejam bons para você, os carboidratos simples (também conhecidos como açúcar) devem ser evitados. Isso significa não ingerir refrigerantes, sucos, doces ou sobremesas. Alguns estudos mostram que o açúcar pode prejudicar a ação dos glóbulos brancos, diminuindo a eficácia do sistema imunológico. Como muitas pessoas com fibromialgia adquirem infecções com freqüência, você não vai querer se alimentar de uma forma que pode comprometer ainda mais o seu sistema imunológico. Além disso, para os pacientes de fibromialgia com evidência de síndrome da proliferação da cândida, uma dieta rica em açúcar pode facilitar a proliferação da cândida/levedura.

Você já ouviu isto antes: o açúcar oferece "calorias vazias". A maior parte do açúcar que consumimos não vem do açucareiro mas está oculto em nossos alimentos. Verifique os rótulos dos molhos para pizza, ketchup, cereal, biscoitos e sobremesas congeladas preferidas para encontrar o açúcar oculto na forma de sacarose, glicose, dextrose, frutose, maltose, lactose, xarope de milho ou mel (em geral relacionados entre os quatro primeiros ingredientes no rótulo). Seja qual for o nome, ainda é açúcar. É melhor evitá-lo totalmente. Dito isso, não é o fim do mundo comer um doce *de vez em quando* durante uma refeição, porque o açúcar tem menos efeito quando o doce é diluído por outros elementos da dieta.

Substitutos do açúcar

Limitar a ingestão de açúcar não significa que você deve usar substitutos artificiais do açúcar. O aspartame é um gatilho comum para dores de cabeça. Com freqüência, as pessoas com fibromialgia têm problemas neurológicos e um sistema imunológico fraco, e o aspartame poderia agravar potencialmente essas condições. Embora algumas pessoas possam consumir o aspartame sem efeitos negativos aparentes, muitas descobrem que ele causa problemas, principalmente quando consumido em refrigerantes ou em refeições leves quando não há ingestão de outro alimento. Uma vez que ninguém *precisa* de substitutos do açúcar, provavelmente é melhor evitá-los completamente.

Eis uma abordagem sensata. Se um alimento realmente precisa ser adoçado, um pouquinho de açúcar não fará mal, principalmente como parte de uma refeição. Por exemplo, se um pouco de açúcar mascavo ajudá-lo a comer uma grande tigela de farinha de aveia orgânica, vá em frente. Melhor ainda, acrescente adoçantes naturais, como suco de frutas ou frutas frescas. Você também poderia tentar uma alternativa fitoterápica chamada estevia, uma planta de sabor doce, que é um bom substituto do açúcar. Tente na sua próxima refeição matinal.

Gorduras: a boa, a ruim e a feia

As autoridades da área da saúde ainda discutem a respeito do melhor nível de gordura na dieta, mas é bom reduzir as gorduras que ingerimos. Dean Ornish, um médico da Universidade Stanford, mostrou que a doença cardíaca podia ser revertida por uma dieta contendo apenas 10% das calorias provenientes de gorduras como parte de um programa total que incluía a redução do estresse, exercícios e meditação. Por outro lado, alguns alimentos ricos em gorduras não inclusos na dieta de Ornish estão associados a efeitos de proteção da saúde. Um amplo estudo realizado na Universidade Loma Linda mostrou que o consumo de frutos secos está associado à proteção contra doenças cardíacas e menor risco de morte por todas as causas.

Nem todas as gorduras são iguais. Embora os especialistas discutam os méritos e as quantidades de gordura na dieta, todos parecem concordar que a gordura saturada deve ser limitada. A gordura saturada é encontrada na carne vermelha e na manteiga sólida. O óleo hidrogenado é um tipo de gordura saturada produzida quando o óleo líquido é quimicamente tratado com hidrogênio para torná-lo sólido à temperatura ambiente. As gorduras hidrogenadas são usadas na margarina e em alimentos processados como bolachas, biscoitos e salgadinhos. A hidrogenização cria ácidos graxos trans que aumentam o risco de câncer e de doenças cardíacas. Os óleos hidrogenados também tendem a aumentar as substâncias inflamatórias no corpo e provocar disfunção da membrana celular – a última coisa que os pacientes com fibromialgia precisam.

Elimine ao máximo as gorduras saturadas e os óleos hidrogenados da sua dieta. Um excelente começo é diminuir os alimentos de origem animal, bem como os alimentos processados, como salgadinhos e biscoitos industrializados.

As gorduras poliinsaturadas são encontradas no óleo de soja, óleo de milho e em outros óleos vegetais. Eles podem ser usados com moderação, mas ainda é bom evitar alimentos fritos. A fritura tende a danificar as instáveis gorduras poliinsaturadas e aumentar a sua qualidade cancerígena. As dietas muito ricas em gorduras poliinsaturadas podem estar associadas a determinados tipos de câncer. Moderação é a chave.

No que diz respeito às gorduras, as monoinsaturadas (encontradas na azeitona, azeite e óleo de canola); porções ocasionais de determinados alimentos ricos em gordura (como frutos secos, manteiga de amendoim e abacate); ácidos graxos ômega-3 (encontrados em peixes gordos como o salmão, semente de linhaça e cápsulas de óleo de peixe) podem ser a melhor escolha. Examinemos melhor esse ácidos graxos ômega-3.

ÁCIDOS GRAXOS ESSENCIAIS

Algumas gorduras são protetoras, e duas em particular são essenciais à saúde – o ácido linolênico (ômega-6) e o ácido alfa-linolênico (ômega-3). Esses ácidos graxos essenciais formam a camada externa de todas as células do corpo. Eles também são necessários para o desenvolvimento e o funcionamento adequado do cérebro e do sistema nervoso e para a produção de substâncias semelhantes aos hormônios chamadas eicosanóides (tromboxanos, leucotrienos e prostaglandinas). Essas substâncias químicas regulam muitas funções corporais incluindo a pressão sangüínea, o sistema imunológico e as respostas inflamatórias.

É importante lembrar que os ácidos graxos ômega-6 e ômega-3 não são intercambiáveis; ambos devem ser consumidos. Essas duas famílias de ácidos graxos essenciais competem dentro do corpo, portanto a ingestão excessiva de ácidos graxos ômega-6 pode comprometer o estado do ômega-3. As pesquisas sugerem que níveis equilibrados de ácidos graxos essenciais podem desempenhar um papel crucial no desenvolvimento ou na prevenção de doenças crônicas incluindo doença arterial coronariana, hipertensão, diabete Tipo II, artrite e outros distúrbios imunes/inflamatórios, bem como o câncer.

Muitos alimentos contêm ácidos graxos essenciais ômega-6: sementes, frutos secos, grãos e legumes como a soja. Os ácidos graxos ômega-3 não são tão abundantes em nossa alimentação. A principal fonte para a maior parte das pessoas é o peixe.

Apenas a linhaça, senhora

A linhaça e as suas sementes são excelentes fontes de ácidos graxos ômega-3. Sete gramas de óleo de semente de linhaça equivalem a 1 g de óleo de peixe. Tente ingerir uma dose diária de três colheres de sopa cheias (aproximadamente 25-30 g) de semente de linhaça triturada ou uma a três colheres de chá de óleo de semente de linhaça com pressão a frio. O óleo de semente de linhaça é altamente insaturado e facilmente danificado quando exposto à luz, ao calor ou ao ar. Assim, normalmente ele é embalado em garrafas de plástico preto ou de vidro marrom escuro para protegê-lo da luz. O óleo precisa ser refrigerado e permanece fresco por oito semanas após aberto.

Você não se beneficia do ômega-3 ingerindo sementes de linhaça inteiras a não ser que as sementes sejam trituradas em um moedor de café ou processador de alimentos. As sementes inteiras são protegidas por uma camada externa dura e em geral não são digeridas. Se você usar o moedor de café, primeiro triture algumas colheres de sopa de arroz branco para eliminar o gosto de café. Retire o arroz, lave e seque o moedor e então triture as sementes de linhaça. A semente de linhaça triturada pode ser salpicada sobre saladas ou cereais. (A fibra solúvel nas sementes absorve líquidos e engrossa o cereal quando assenta.) Congele as sementes de linhaça trituradas caso não vá utilizá-las nos próximos dias.

Estudos recentes mostram que os ácidos graxos essenciais na linhaça podem afetar positivamente a resposta imunológica e ajudar no controle de doenças auto-imunes. Ao modificar as gorduras encontradas nas membranas das células, os ácidos graxos essenciais na linhaça diminuem a produção de ácido araquidônico, uma substância utilizada pelo corpo para formar as substâncias químicas que provocam inflamação, como determinados tipos de prostaglandinas e citocinas. Portanto, a inclusão da linhaça na dieta pode ajudar a reduzir os sintomas da fibromialgia, bem como os sintomas comuns do lupo, artrite reumatóide, psoríase, colite ulcerativa, esclerose múltipla e outras doenças auto-imunes.

A soja em geral recebe todas as atenções por ser um fitoestrogênio, um estrogênio natural da planta que pode bloquear ou estimular as ações do estrogênio no corpo, dependendo do excesso ou da insuficiência de estrogênio circulante. Mas a semente de linhaça oferece fitoestrogênios poderosos chamados lignanas. Populações que consomem quantidades elevadas de lignanas como parte de uma dieta rica em fibras tendem a apresentar menos casos de câncer hormônio-dependente como o de seio e de ovário.

> *Dicas culinárias para a utilização da linhaça*
>
> Eis algumas dicas culinárias para ajudá-lo a aumentar a ingestão de linhaça:
>
> • Tente usar sementes de linhaça trituradas para substituir ovos. Uma colher de sopa de linhaça triturada misturada com três colheres de sopa de líquido substituem um ovo. Em uma vasilha, misture as sementes de linhaça trituradas com água e deixe descansar por um ou dois minutos. Então acrescente a mistura à sua receita, como faria com um ovo.
> • Substitua o óleo ou a manteiga de uma receita pelas sementes de linhaça trituradas. Se a receita pede 1/3 xícara de óleo, use uma xícara de sementes de linhaça trituradas. Substitua na razão de 3:1.
> • Se atualmente você está complementando a sua dieta com óleo de peixe para obter os seus ácidos graxos essenciais, tente a semente de linhaça ou o óleo de linhaça. Outras fontes incluem o óleo de borragem, óleo de onagra e uma verdura chamada beldroega.

Maximizando os seus micronutrientes: vitaminas e minerais

No próximo capítulo, falaremos sobre as vitaminas, os minerais e as ervas que podem reforçar a sua dieta e ajudar a reduzir os sintomas da fibromialgia, mas algumas informações podem ser utilizadas agora: independentemente da sua saúde ou da sua dieta, você deve tomar um suplemento multivitamínico e mineral todos os dias.

Devido à atual condição esgotada do solo das nossas fazendas e à pressa e estresse da vida moderna, ninguém segue uma dieta perfeita. A complementação diária pode ser a sua "apólice de seguro" nutricional. Os céticos argumentam que uma dieta bem balanceada proporciona toda a nutrição necessária e que a ingestão de suplementos apenas produz "urina cara". Embora todos devam se esforçar para seguir uma dieta bem balanceada (e não tomar suplementos como um substituto para uma alimentação saudável), as pesquisas mostram que teríamos de ingerir enormes quantidades de alguns alimentos para obter as vitaminas e outros nutrientes necessários para evitar doenças e otimizar a saúde. Certamente é possível ficar empolgado e gastar dinheiro demais em suplementos, mas um bom multivitamínico é um excelente investimento na sua saúde geral.

Eis os micronutrientes básicos que todos precisamos ingerir diariamente. Se você tem problemas de digestão, tome as suas vitaminas e minerais na forma mastigável, em pó ou líquido em vez de cápsulas ou tabletes.

VITAMINAS B

As vitaminas B ajudam a converter o alimento em energia. Elas também são importantes para o funcionamento adequado das substâncias químicas no cérebro. As vitaminas B são usadas para produzir o neurotransmissor serotonina, aquele da "sensação de bem-estar". Alguns casos de depressão foram associados a deficiências desses nutrientes fundamentais. Verifique se a sua multivitamina tem muitas das vitaminas B. O seu médico pode sugerir um suplemento de vitamina B. Se você tem muita dificuldade para absorver nutrientes, algumas vezes a vitamina B intravenosa pode ajudar. Uma maneira para descobrir se você está absorvendo as vitaminas B é examinar a cor da sua urina. Se a urina não fica amarelo néon ou laranja fluorescente após a ingestão de vitaminas B, talvez você tenha um problema de absorção.

Vitamina B_1 – Também conhecida como tiamina, esse nutriente é necessário para os níveis equilibrados de hormônios e para o metabolismo de carboidratos, gorduras e proteínas. A B_1 ajuda a proteger o sistema nervoso central contra a depressão e o declínio cognitivo. Ela também ajuda a evitar o acúmulo de depósitos gordurosos nas artérias. Os sinais de deficiências brandas de B_1 podem assumir a forma de fadiga, mau humor, problemas de pele e perda de apetite. Fontes alimentares: leite, ervilhas, legumes, soja e amendoim.

Vitamina B_2 – Também chamada riboflavina, esse nutriente auxilia no metabolismo de carboidratos, gorduras e proteínas. Ele ajuda cada célula do corpo a utilizar o oxigênio de maneira mais eficiente e também é importante para membranas mucosas e pele saudáveis, boa função ocular, níveis equilibrados de hormônios e um sistema nervoso saudável. Ele também é útil para aliviar a dor crônica. Os sinais de deficiência branda de B_2 são abrangentes e incluem rachaduras nos cantos da boca, sensibilidade à luz e erupções de pele. Fontes alimentares: produtos de grãos enriquecidos, alguns derivados do leite, ovos, amêndoas e verduras de cor verde-escura como o brócolis.

Vitamina B_3 – Mais conhecida como niacina, este nutriente melhora a digestão ajudando a liberar energia do alimento. Ele também está envolvido na formação dos glóbulos vermelhos, sintetizando os hormônios que nos ajudam a lidar com o estresse e promovendo funções adequadas do sistema nervoso. Quando utilizada em megadoses, a niacina torna-se uma droga e recebeu muita atenção por sua capacidade de diminuir o colesterol. Ocasionalmente, doses elevadas foram associadas à inflamação no fígado. Os sintomas de deficiências brandas de B_3 podem incluir indigestão, perda de apetite, dores de cabeça e ansiedade. Fontes alimentares: carnes magras, aves, peixes, frutos secos, manteiga de amendoim e farinha enriquecida.

Folato – Também chamado ácido fólico ou folacina, este nutriente é fundamental para o crescimento e a restauração das células. Ele ajuda a diminuir os níveis da homocisteína no sangue, que obstrui as artérias e com isso ajuda a proteger contra doenças cardíacas. Desempenha um papel na prevenção ou na diminuição da depressão e no alívio da dor crônica. Pode ajudar a aliviar os sintomas da síndrome pré-menstrual (SPM) e da menopausa, ajuda a proteger contra o câncer cervical, o câncer de cólon, doenças cardíacas e Alzheimer, e na gravidez diminui os riscos do desenvolvimento de malformações do tubo neural (como espinha bífida). Fontes alimentares: abacate, aspargo, brócolis, couve-de-bruxelas, vagens, beterraba, aipo, milho, ovos, peixe, verduras de folhas grandes, frutos secos, sementes, farinha de aveia, ervilha, suco de laranja, cereais vitaminados e germe de trigo.

Vitamina B_5 – Também conhecida como ácido pantotênico, esse nutriente é essencial para o metabolismo dos alimentos. Também auxilia na sintetização de hormônios e estimula o crescimento e o desenvolvimento normais. Ao apoiar o funcionamento normal das glândulas supra-renais, desempenha um importante papel na produção de hormônios que combatem o estresse e diminuem os distúrbios da fadiga. As deficiências de vitamina B_5 são extremamente raras porque ela está à disposição em muitos alimentos, incluindo ovos, arroz integral, salmão, vagens, frutos secos, lentilha, ervilha e batata-doce.

Vitamina B_6 – Também conhecida como piridoxina, esse nutriente auxilia no metabolismo da proteína, bem como na transmissão de impulsos nervosos, apoiando a produção de neurotransmissores. A vitamina B_6

também é necessária para um sistema nervoso saudável. Ao reduzir os níveis do aminoácido homocisteína no sangue, diminui os efeitos prejudiciais do colesterol e ajuda a prevenir doenças cardíacas e o endurecimento das artérias. Quando receitada em megadoses como uma droga, a vitamina B_6 pode aliviar a síndrome do túnel cárpico e a SPM. De vez em quando, doses elevadas podem provocar inflamação nos nervos. Os sinais de deficiência branda de B_6 podem incluir acne, insônia e fadiga. Fontes alimentares: grãos integrais, carnes magras, aves, peixe, milho, frutos secos, batata, suco de ameixa seca, banana e abacate.

Vitamina B_{12} – Também conhecida como cobalamina, esse nutriente é essencial na metabolização do alimento e na sintetização dos glóbulos vermelhos. Algumas vezes é chamada "vitamina da energia" porque a sua deficiência (comum em adultos mais velhos e em pessoas com problemas digestivos) pode resultar em profunda fadiga e depressão. Ela também desempenha um importante papel na produção de RNA, DNA e mielina, a camada protetora das terminações nervosas. Os sintomas de deficiência branda de B_{12} incluem fadiga, fraqueza, perda de peso e formigamento nos braços e pernas; deficiências severas resultam em anemia perniciosa e declínio cognitivo. Fontes alimentares: peixe, ovos e produtos derivados do leite. No caso de deficiência severa podem ser aplicadas injeções.

Biotina – Esse nutriente funciona juntamente com as outras vitaminas B para auxiliar a digestão, metabolizando carboidratos, gorduras e proteínas. Também é importante para manter saudáveis a pele, os cabelos e as unhas. Os sinais de deficiência de biotina são muitos e incluem perda de cabelo, náusea e fadiga. Fontes alimentares: queijo, salmão, semente de girassol, frutos secos, brócolis e batata-doce.

Nutrientes antioxidantes

Os nutrientes antioxidantes incluem a vitamina C, vitamina E, selênio e os fitonutrientes (bioflavonóides, carotenóides e proantocianidinas) encontrados em frutas e verduras. Simplificando, o aumento da ingestão de antioxidantes ajuda o sistema nervoso, desacelera o processo de envelhecimento e diminui o risco de doença cardíaca, derrame e câncer.

Os antioxidantes inibem o processo químico conhecido como oxidação, neutralizando os radicais livres que provocam a oxidação. Os radicais livres são moléculas altamente reativas e potencialmente prejudiciais formadas no corpo pela exposição à luz do sol, pelo tabagismo e pelos poluentes ambientais. Sem intervenção, os radicais livres causam danos no nível celular, degradando a molécula mais próxima de gordura, de proteína, de carboidrato, de RNA ou de DNA. O resultado é a deterioração celular, que acelera o processo de envelhecimento, danifica o DNA (e resulta no tipo de mutações que levam ao câncer) e compromete o sistema imunológico (aumentando a suscetibilidade a doenças). Doenças como arteriosclerose, câncer, doença articular inflamatória, asma, diabete, senilidade e doenças dos olhos foram associadas a danos provocados pelos radicais livres. Por exemplo, acredita-se que os radicais livres oxidam o colesterol LDL ("ruim") no sangue, permitindo que danifique as paredes arteriais e provocando a formação de coágulos e plaquetas no sangue associados à doença cardíaca.

Vitamina C

Além dos benefícios antioxidantes, a vitamina C promove e mantém saudável o tecido conectivo (o colágeno saudável é fundamental para a manutenção de articulações saudáveis), ajuda a curar ferimentos e contusões e estimula o sistema imunológico a manter afastadas as doenças e infecções.

Graças ao falecido Linus Paulin, ganhador do Prêmio Nobel e defensor de megadoses de vitamina C para tratar o câncer e outros distúrbios, ela recebeu muita atenção e foi alvo de controvérsias. Embora Pauling tivesse estimulado uma importante discussão, a sua cruzada para promover doses elevadas de vitamina C podem tê-lo feito esquecer a importância do equilíbrio. Diversos estudos documentam um efeito "pró-oxidante" com doses de vitamina C maiores do que 250 mg por dia. Em outras palavras, nessa dosagem, a vitamina pode aumentar o dano ao DNA e a outras importantes estruturas celulares. Como a vitamina C neutraliza os instáveis radicais livres, ela própria se torna uma substância instável que precisa ser neutralizada.

Antes de jogar fora a sua vitamina C, lembre que esses estudos examinaram a vitamina C isoladamente. Resultados semelhantes foram observados com doses elevadas da maioria dos antioxidantes quando isolados. Contudo, quando se examinam doses elevadas *combinadas*, o oposto é verdadeiro. Sabemos agora que os antioxidantes funcionam melhor em combinação, quando há um equilíbrio antioxidante e não o excesso de qualquer um dos ingredientes. Com um *pool* equilibrado e sinérgico de diversos diferentes tipos de antioxidantes, é possível reparar e reciclar os antioxidantes danificados de volta à sua forma benéfica.

Em geral as multivitaminas proporcionam 60 mg de vitamina C, quantidade recomendada ou próxima da recomendada pela RDA (um nível que evitará o escorbuto, uma doença de deficiência), mas há muitas pesquisas que indicam não ser essa a quantidade ótima para promover a saúde. As pessoas que fumam têm níveis mais baixos de vitamina C e níveis mais elevados de radicais livres, portanto precisam de mais vitamina C. Para a população em geral, as pesquisas sugerem que uma dose diária razoável com propósitos preventivos poderia variar de 250 mg a 1 g diariamente na forma de um multivitamínico que possua um equilíbrio de antioxidantes. Embora doses muito mais elevadas de vitamina C possam ser utilizadas no curto prazo para intervenções terapêuticas específicas, a utilização constante de megadoses pode causar problemas em algumas pessoas, inclusive diarréia e pedras nos rins. O corpo elimina a vitamina C em 12 horas. Por esse motivo, se você vai tomar uma megadose de vitamina C, divida-a em três doses menores e tome uma a cada refeição. Assim, você experimentará os benefícios desse importante antioxidante o tempo todo.

Abaixo, mais algumas dicas referentes à ingestão de vitamina C:

• A vitamina C mastigável não é recomendada, porque o conteúdo ácido pode corroer o esmalte dos dentes.
• Os bioflavonóides, um tipo de fitonutriente que ocorre naturalmente no limão e na pimenta vermelha, aumentam a absorção de vitamina C quando presentes em nível igual ou maior do que o nível de vitamina C no suplemento. Infelizmente, a maioria dos suplementos de vitamina C com bioflavonóides acrescenta apenas uma quantidade insignificante de bioflavonóides, o que não ajuda muito.
• A vitamina C é um diurético; portanto, tome muito líquido.
• Grandes quantidades de vitamina C podem causar diarréia. Se você tiver diarréia, diminua o consumo diário.

Você pode ter lido sobre o "escorbuto de rebote", uma condição que supostamente ocorre quando se pára subitamente de tomar altas doses de vitamina C. Acreditava-se que era possível desenvolver sintomas de escorbuto (a doença da deficiência de vitamina C) porque o corpo se acostumara a grandes quantidades de vitamina C. Esse mito foi passado adiante pela literatura científica e pela imprensa popular com poucas evidências a confirmá-lo.

Vitamina E

A vitamina E é um antioxidante essencial que desempenha um importante papel na saúde cardiovascular. No *Nurse's Study* da Universidade Harvard (um estudo a longo prazo envolvendo mais de 87 mil enfermeiras, iniciado em 1976 para examinar os fatores de risco de câncer e doenças cardíacas), mulheres que tomavam diariamente um suplemento de vitamina E de pelo menos 100 UI tinham 34% menos probabilidade de sofrer um ataque cardíaco do que aquelas que não tomavam nenhum suplemento. No *Cambridge Heart Antioxidant Study* (CHAOS), uma investigação envolvendo mais de dois mil pacientes com doença cardíaca conhecida, a vitamina E reduziu em 77% o risco de um ataque não fatal.

Em 1995, o *American Journal of Clinical Nutrition* relatou que os cientistas da Universidade de Nápoles determinaram que a vitamina E diminui os níveis de triglicérides e a taxa de colesterol LDL ("ruim") para HDL ("bom"), o que poderia evitar doenças cardíacas. Ela também mantém as artérias e veias flexíveis, prevenindo ou diminuindo as veias varicosas.

A vitamina E também ajuda a estimular o sistema nervoso. O nutriente ajuda a neutralizar o declínio natural na função imunológica associado ao envelhecimento, melhorando a função das células T, as células do sangue que matam as bactérias e os vírus. Outro benefício é o seu papel na prevenção ou no retardamento do início de catarata, diabete e degeneração cognitiva associada ao envelhecimento.

Ainda não sabemos qual é o nível ótimo de ingestão de vitamina E a longo prazo. As evidências sugerem que os melhores efeitos dos antioxidantes e de outros nutrientes protetores vêm dos alimentos que ingerimos. Tente obter uma quantidade adequada de vitamina E de alimentos como frutos secos e óleos vegetais, especialmente o óleo de girassol e de germe de trigo.

Alguns estudos sugeriram que as pessoas com fibromialgia podem ter deficiência de vitamina E. Como a vitamina E é um poderoso antioxidante que oferece uma proteção imunológica contra os radicais livres e é difícil obter mais do que cerca de 25 UI de vitamina E em sua dieta diária, tome um suplemento de cerca de 200 a 400 UI diariamente.

Carotenóides

Os carotenóides, também chamados carotenos, são um grupo de fitonutrientes discutidos anteriormente. Eles são as moléculas pigmentadas encontradas em legumes amarelo-alaranjados, vermelhos e verdes, bem como nas frutas. O termo abrange uma família de poderosos antioxidantes que inclui o betacaroteno, o licopeno e a luteína. As mulheres com níveis mais elevados de carotenóides no sangue correm um risco menor de doença cardíaca e câncer. Um estudo com quase 700 freiras idosas na Universidade do Kentucky descobriu que as participantes com níveis mais elevados de licopeno no sangue funcionavam melhor de modo geral. Quem imaginaria que o suco de tomate poderia ajudá-lo a permanecer saudável enquanto envelhece?

De todos os carotenos, o betacaroteno é aquele que os nutricionistas e a comunidade médica compreendem melhor. O betacaroteno é convertido pelo corpo em vitamina A. A vitamina A pré-formada, encontrada em muitos suplementos ou produtos de origem animal como fígado, pode se desenvolver e provocar danos ao fígado. O betacaroteno não tem esses efeitos tóxicos.

O betacaroteno melhora o sistema imunológico e acredita-se que ele possui poderosas habilidades para combater o câncer. Mesmo assim, estudos que examinaram os benefícios do betacaroteno produziram resultados conflitantes. Um estudo muito divulgado encontrou um índice ligeiramente mais elevado de câncer de pulmão nos participantes que tomavam suplementos com betacaroteno. Como os carotenos são uma família de nutrientes, pode ser que o consumo do betacaroteno isolado exclua os outros membros da família caroteno. Por esse motivo, e devido à sinergia conhecida entre os antioxidantes, geralmente não recomendo a ingestão de suplementos com betacaroteno – ou qualquer outro antioxidante ou nutriente – isoladamente e em doses elevadas. Uma pequena quantidade em seu multivitamínico não faz mal, mas não o utilize como único suplemento. Uma maneira segura e fácil para aumentar o betacaroteno – e obter também muitos outros importantes nutrientes – é tomar um copo de suco de cenoura diariamente.

PROANTOCIANIDINAS

As proantocianidinas, outro tipo de fitonutriente, são antioxidantes muito poderosos encontrados nas moléculas pigmentadas de amoras, casca de pinheiro, uva-do-monte, groselha preta, chá verde, chá preto e muitas outras plantas. O extrato de semente de uva e a casca da uva provavelmente são as fontes mais conhecidas.

As proantocianidinas estimulam a função antioxidante da vitamina C. Pelo menos um estudo descobriu um aumento de 1.000% na atividade da vitamina C. Estudos em tubos de ensaio indicam que as proantocianidinas são 18 vezes mais eficazes do que a vitamina C e 50 vezes mais potentes do que a vitamina E na neutralização dos radicais livres.

Com freqüência, as proantocianidinas são chamadas pycnogenol. Com letras maiúsculas, a palavra Pycnogenol refere-se a um extrato de casca de pinheiro patenteado. Na Europa, as proantocianidinas são usadas na forma de suplementos para tratar capilares sangüíneos fracos (insuficiência venosa crônica), edema pós-cirúrgico (inchaço), cirrose, veias varicosas e retinopatia diabética (danos nos olhos).

Atualmente, os extratos de casca de pinheiro ricos em proantocianidinas (Pycnogenol) dominam o mercado norte-americano. Mas os extratos da casca da uva e da semente da uva são fontes igualmente boas e contêm outro antioxidante único (B2-3'-o-gallate) que os torna ainda mais benéficos do que o extrato de casca de pinheiro à venda comercialmente.

As proantocianidinas podem ser particularmente benéficas para as pessoas com fibromialgia devido ao seu efeito sobre o colágeno. O colágeno, principal componente do tecido conectivo e das articulações, consiste de espirais duplas de proteínas ligadas por *cross-links*. Se você sente dores articulares, ela pode ser provocada pela produção de radicais livres em excesso e pela liberação de quantidades excessivas de uma enzima que provoca a malformação do colágeno nas articulações. As proantocianidinas promovem uma cartilagem saudável pela normalização do colágeno e também exercem uma ação antiinflamatória. Isso pode ser útil para diminuir a dor nas articulações.

Os médicos podem prescrever proantocianidinas em dosagens terapêuticas de até 300 mg por dia, mas a maior parte das pessoas toma de 50 a 100 mg por dia com propósitos preventivos.

Água: o nutriente essencial esquecido

O corpo humano é formado de aproximadamente 70% de água. Nós podemos sobreviver sem alimento por quase cinco semanas, mas sem água não sobreviveríamos mais do que cinco dias. A água nos dá a vida e nos mantêm vivos, embora raramente pensemos nela. A água transporta nutrientes, regula a temperatura do corpo e ajuda a eliminar resíduos.

Até mesmo uma pequena desidratação pode fazê-lo sentir-se mais cansado. A água que você bebe substitui a água que você perde continuamente pela respiração, pela urina, pelo suor e pelas lágrimas. Uma desidratação crônica de nível baixo acelera o processo de envelhecimento e diminui as habilidades naturais do corpo para desentoxicar e curar.

É extremamente importante beber água pura, limpa (filtrada, se necessário) durante o dia, mesmo que você não sinta sede. Se você tem má digestão ou pouco ácido no estômago, beba mais água entre as refeições e menos durante as refeições. Oito copos de água de 170 gramas por dia é uma boa média para a maioria das pessoas. Quando você estiver com sede ou sob estresse físico ou emocional, beba mais água. Se você é mais baixo ou mais leve do que a média, não precisa se forçar a beber tanto quanto uma pessoa mais alta e mais pesada. Uma boa regra é consumir 396 gramas de líquidos a cada 23 kg de peso corporal. Se o tempo está quente ou se você está se exercitando e perdendo mais líquido pela transpiração, a ingestão de líquidos também deve aumentar.

Água pura é melhor, mas pode ser substituída por outras bebidas. Suco de verduras e frutas são considerados líquidos e também irão ajudá-lo a atingir o seu objetivo de nove porções de frutas e verduras diárias.

Os chás de ervas e descafeinados também contam. Muitos chás contêm folato, uma vitamina B. O chá verde é rico em antioxidantes e pode ajudar a prevenir o câncer. Pesquisas atuais sugerem que uma ou duas xícaras de chá verde diariamente podem ser benéficas. Algumas pessoas dizem que o café, o chá, os refrigerantes com cola e outras bebidas com cafeína não devem ser considerados no consumo total de água porque a cafeína age como um diurético e faz o corpo perder água. Concordo que a cafeína pode realmente fazê-lo perder um pouco de líquido, mas com certeza ela não elimina uma xícara de líquido. Contudo, a cafeína pode interferir no sono, e portanto moderação é a palavra-chave.

Para ter certeza de que você ingeriu uma quantidade suficiente de líquidos, encha um jarro ou uma garrafa com a quantidade de água ou outra bebida que você pretende tomar e beba durante o dia. Deixe a garrafa no carro e leve-a para o trabalho ou mantenha-a por perto quando estiver lendo ou executando outras atividades. Se o recipiente estiver vazio na hora dormir, você atingiu o seu objetivo.

Para pensar: duas dietas a ser consideradas

Parece que é possível ouvir falar de uma nova dieta praticamente em todos os lugares. O que é um conselho confiável, o que é boato e o que é apenas outra tendência?

Se você examinar o mundo da medicina complementar, encontrará duas dietas que se baseiam em filosofias antigas sobre alimentos e estilo de vida. Leia mais sobre as dietas ayurvédica e chinesa no capítulo 8.

FIBROMIALGIA

Embora ambas pareçam complexas e estranhas para a maior parte dos ocidentais, têm muito em comum com a dieta recomendada pela maioria dos nutricionistas para quem quer ter uma ótima saúde: uma dieta baseada em plantas que destaca alimentos naturais, não processados – grãos integrais, verduras e frutas – com um pouco de alimentos de origem animal sem gordura e algumas gorduras saudáveis. Essas dietas podem abrandar os sintomas da fibromialgia e também colocá-lo no caminho para uma saúde melhor, ajudando a evitar diversas doenças e distúrbios crônicos que podem surgir na meia-idade – incluindo pressão sangüínea elevada, doença cardíaca e câncer.

Comendo bem e com sabedoria

Os alimentos que você ingere têm um enorme impacto nos sintomas da fibromialgia e no seu estado mental. Certifique-se de incluir alimentos saudáveis em sua dieta, tomando as seguintes providências:

- As compras no supermercado devem ser prioridade para que você sempre tenha à mão uma boa variedade de alimentos ricos em nutrientes e fáceis de preparar.
- Faça as compras de supermercado com uma lista.
- Dê prioridade às verduras e frutas, grãos integrais e legumes em lugar de proteínas de origem animal. Coma alimentos naturais, não processados e com pouca gordura.
- Evite comprar alimentos ricos em gorduras e calorias.
- Reserve um período do seu dia para preparar refeições saudáveis.
- Congele porções individuais para os dias em que você estiver muito ocupado ou muito cansado para cozinhar.
- Tenha à mão lanches saudáveis.
- Evite ou diminua drasticamente a ingestão de açúcar refinado, adoçantes artificiais, óleos hidrogenados, alimentos processados, cafeína e álcool.

A dieta pode ser um fator essencial para ajudá-lo a lidar com a fibromialgia. Uma dieta nutritiva pode realmente valer a pena para diminuir os sintomas, ter mais energia, vitalidade e bem-estar geral. Para uma ajuda ainda maior, os efeitos da boa alimentação podem ser intensificados com suplementos. Você aprenderá a esse respeito no próximo capítulo.

Capítulo 5

Suavizando os sintomas da fibromialgia com suplementos e ervas

Tudo o que você come, bebe e respira influencia o sem bem-estar e a rapidez da sua cura. Conforme discutimos no capítulo 4, não existe uma nenhuma maneira melhor para estimular a sua saúde a não ser ingerir alimentos e bebidas saudáveis, ricos em nutrientes, todos os dias.

Dito isso, sabemos a partir de dados do USDA que cerca de metade da população dos Estados Unidos segue uma dieta deficiente em diversos nutrientes básicos essenciais (apenas cerca de 60% da RDA). Note bem, essa é a Quantidade Diária Recomendada, que nós já identificamos como insuficiente para promover uma saúde ótima. Portanto, a dieta é apenas parte da resposta nutricional, particularmente no que se refere à administração de uma doença complexa como a fibromialgia.

Além da boa nutrição básica, determinados suplementos e ervas podem reforçar a sua dieta e ajudar a suavizar os sintomas da fibromialgia. Neste capítulo examinaremos melhor as vitaminas, minerais e ervas que podem ajudar a aliviar a dor muscular e articular, promover um sono repousante, diminuir a fadiga, reduzir problemas digestivos, clarear a "confusão mental" (dificuldades cognitivas) e estimular o seu sistema imunológico enfraquecido. Um novo suplemento, o S-adenosilmetionina (SAMe), um aminoácido natural encontrado no tecido e órgãos humanos, pode oferecer diversos benefícios positivos.

Como sempre, nenhum conselho, por mais sábio ou bem intencionado, funciona para todas as pessoas o tempo todo. Consulte o seu médico, dietista ou nutricionista, bem como os outros profissionais da equipe que cuida da sua saúde antes de iniciar qualquer dieta nova que inclua suplementos, hormônios ou ervas – *especialmente se você estiver usando quaisquer medicamentos prescritos, fazendo quimioterapia ou estiver em tratamento para quaisquer outras doenças sérias além da fibromialgia.*

Tratando a dor muscular

A dor crônica generalizada da fibromialgia, diferente da dor focalizada de uma entorse no tornozelo ou uma pancada na cabeça, reage apenas parcialmente aos medicamentos para aliviar a dor encontrados à venda nas farmácias. Drogas como o acetaminofenol e o ibuprofeno aliviam apenas 20% da dor muscular associada ao distúrbio. Isso é melhor do que nada, mas para um alívio mais eficaz e confiável, muitas pessoas recorrem a um arsenal de suplementos e ervas para o alívio da dor.

Magnésio para dor muscular e fadiga

A dor muscular crônica da fibromialgia muitas vezes está associada à tensão muscular crônica, de baixo nível. O magnésio, que é essencial para a transmissão de impulsos nervosos e musculares, induz o músculo cardíaco ao relaxamento entre as contrações. Encontrado em concentrações elevadas no cérebro, no sangue e nos ossos, o magnésio pode ajudar a aliviar a dor muscular relaxando músculos cronicamente tensos. Ele também pode ajudar a aumentar a sua energia total.

O magnésio desempenha um importante papel na liberação de energia em cada célula. As células obtêm a sua energia de uma molécula chamada trifosfato de adenosina (ATP) e o magnésio é importante na criação dessa molécula de energia fundamental. Um recente estudo científico encontrou níveis baixos de magnésio nas células sangüíneas de pessoas com fibromialgia, ajudando a explicar por que tantas pessoas com fibromialgia se sentem cansadas a maior parte do tempo.

A maioria das pessoas – não somente aquelas com fibromialgia – têm deficiência de magnésio. As dietas ricas em alimentos processados, cafeína e açúcar não fornecem uma quantidade suficiente desse importante mineral. As deficiências de magnésio são a fonte de muitos problemas cardiovasculares. Uma deficiência também pode se manifestar em fraqueza e contração muscular, confusão, batimentos cardíacos acelerados, insônia, depressão, irritabilidade e má digestão. Os alimentos ricos em magnésio incluem os produtos derivados da soja (especialmente a farinha de soja e o tofu) e os frutos secos (como amêndoas, noz-pecã, castanha-de-caju e castanha-do-pará). Os grãos integrais (particularmente o trigo integral, o milhete e o arroz integral) e as frutas (como o abacate e o damasco seco) são outras boas fontes. A água dura (que contém sais de cálcio e magnésio), apesar de não ser ideal para lavar as suas roupas, pode ser uma fonte valiosa.

As pesquisas clínicas sugerem que uma combinação de 300-600 mg de magnésio juntamente com 1.200-2.400 mg de ácido málico podem diminuir a dor muscular. A ingestão de até 1.000 mg de magnésio por dia na forma de malato de magnésio fornecerá os dois nutrientes em um suplemento.

O magnésio pode provocar diarréia em algumas pessoas, e a ingestão simultânea de cálcio pode ajudar. Muitos nutricionistas sugerem a ingestão de cálcio e magnésio na razão de 2:1, como 2.000 mg de cálcio e 1.000 mg de magnésio. A dolomita e a farinha de ossos não são mais consideradas boas fontes de magnésio e cálcio porque ambos os minerais são mal absorvidos nessa forma e porque foi encontrado chumbo nesses suplementos.

Para uma absorção máxima, o magnésio, como outros minerais, requer a presença de um pouco de ácido no estômago; portanto, tome-o durante as refeições. Uma dose de magnésio na hora de dormir pode ajudar a relaxar os músculos e facilitar o sono. Se os meus pacientes não estiverem absorvendo adequadamente o magnésio por via oral, com freqüência aplico injeções intramusculares de vitamina B ou uma série de coquetéis de Meyer que contêm magnésio, cálcio, vitamina C e diversas vitaminas B.

ADVERTÊNCIA – As pessoas com doença no fígado não devem tomar suplementos de magnésio sem consultar um médico.

Fenilalanina para dor muscular e imunidade

A fenilalanina é um aminoácido essencial (componente da proteína) encontrado em muitos alimentos. Após ser absorvido pelo corpo, ajuda a sintetizar dois importantes neurotransmissores: a dopamina e a norepinefrina. Esses neurotransmissores aumentam o nível dos redutores naturais da dor no cérebro, as endorfinas. As endorfinas, além de aliviar a dor, também podem melhorar a imunidade. Estudos recentes identificaram locais de receptores de endorfina na superfície dos glóbulos brancos que combatem as infecções. Em razão da maneira como a fenilalanina age no sistema nervoso central, pode fazer diminuir a dor, melhorar o humor e a memória e diminuir o apetite. A dosagem recomendada é de 1.000 mg de DL-Fenilalanina, ingerida duas vezes ao dia com o estômago vazio,

30 minutos antes ou duas horas depois de uma refeição. Essa programação ajuda a absorção porque quando a fenilalanina é ingerida entre as refeições a probabilidade de ela competir com outros aminoácidos pelo transporte para as células do corpo diminui.

MSM (metilsulfonil metano) para dor muscular

Outro suplemento que vale a pena tentar para o aliviar a dor é o metilsulfonil metano (MSM). O MSM é um composto sulfúrico não-tóxico, valorizado por suas propriedades antiinflamatórias e antioxidantes. Embora sejam necessárias mais pesquisas relacionadas à sua segurança e ações, o MSM atualmente está disponível, e o seu futuro parece promissor. A maior parte das pessoas toma 1.000 mg ao dia, mas doses terapêuticas de até 8.000 mg ao dia (em doses divididas três vezes ao dia) são consideradas seguras.

Ervas para a dor: capsaicina, curcumina e gengibre

Você talvez se surpreenda ao descobrir que diversas ervas que aliviam a dor podem ser encontradas entre os temperos da sua cozinha.

A capsaicina, o ingrediente ativo da erva cápsico (ou pimenta-de-caiena), pode aliviar a dor muscular e articular. Ela é um ingrediente de muitos ungüentos de uso tópico desenvolvidos para o tratamento da dor muscular e da artrite. O Zostrix é um desses produtos à venda nas farmácias. O creme de capsaicina diminui a Substância P, uma molécula de proteína no sistema nervoso que ajuda a transmitir os impulsos dolorosos ao longo dos nervos. Assim, a capsaicina bloqueia a percepção da dor. Inicialmente, a aplicação tópica do creme pode ser irritante, mas depois que a Substância P diminui, a dor cede lugar ao alívio. Podem ser necessárias duas ou mais semanas para você sentir todos os benefícios de uma dose baixa de cápsico encontrado em cremes vendidos sem receita médica. As preparações contendo 0,025-0,075% de capsaicina ou uma tintura de pimenta-de-caiena na quantidade de 0,3-1 mililitro (ml) três vezes ao dia podem ser utilizadas. Você também pode seguir as instruções na embalagem.

A curcumina, a substância que dá a cor amarela ao tempero de curcuma da culinária indiana, é uma poderosa substância antiinflamatória que também pode ter propriedades antioxidantes. Estudos mostram que a curcumina pode diminuir a inflamação, e pesquisas revelam que ela também pode prevenir o câncer em animais. Para aliviar a dor, tome uma cápsula de 500 mg de pó de curcumina duas vezes ao dia (ou use-a generosamente em suas receitas como curcuma).

As pesquisas sugerem que a raiz de gengibre pode ser eficaz no alívio da dor porque inibe a produção de prostaglandinas e leucotrienos, envolvidos na dor e na inflamação. Para alívio da dor, tente tomar 1.000 mg de gengibre seco duas vezes ao dia, em cápsulas ou como chá. Se você estiver tomando medicamentos para pressão alta ou antiagregantes, ou se estiver com uma cirurgia ou tratamento dentário marcados, use o gengibre com cautela; doses elevadas de gengibre podem intensificar os efeitos dessas drogas e provocar sangramento.

Tratando a artrite e a dor articular

As pessoas com fibromialgia também podem apresentar os sintomas da artrite reumatóide. A artrite reumatóide é uma doença crônica caracterizada por mudanças inflamatórias nas articulações. É considerada uma doença autoimune, embora a sua causa exata seja desconhecida.

Nutrição para dor articular

Como você aprendeu no capítulo 4, uma dieta baseada em plantas e rica em nutrientes é a melhor escolha para a saúde e para a cura. Um estudo italiano com 46.693 pessoas encontrou uma forte correlação entre o consumo de verduras e uma incidência menor de artrite reumatóide. Se você sofre de dor articular e fibromialgia, coma de cinco a nove porções de verduras todos os dias. Outros estudos mostram que uma dieta vegetariana (somente alimentos provenientes de plantas – sem carne ou frango, peixe, ovos ou produtos derivados do leite) diminui a dor articular. Talvez isso aconteça porque a dieta vegetariana elimina os alimentos aos quais as pessoas são comumente alérgicas – especialmente ovos e derivados do leite. Pode ser também que isso aconteça porque a dieta vegetariana consiste apenas de grãos integrais, legumes, frutas e verduras – todos ricos em antioxidantes.

Muitas pessoas que sofrem de artrite descobrem que a dor articular piora com determinados alimentos. Os gatilhos mais comumente mencionados são os produtos derivados do leite, milho, trigo, frutas cítricas, ovos, carne vermelha, açúcar, gorduras, sal e cafeína. Os alimentos derivados do leite são especialmente problemáticos. Talvez você queira fazer um diário alimentar e tentar uma dieta de eliminação para verificar se algum desses alimentos causa problemas. (*Para conselhos a respeito de uma dieta de eliminação consulte a seção "Alergias e sensibilidades a alimentos, neste capítulo.*) Ao eliminar determinados alimentos da sua dieta, certifique-se de substituí-los por novos tipos de alimentos para manter a variedade e uma nutrição adequada.

Metotrexato para dor articular

A droga metotrexato em geral é prescrita para o tratamento da artrite reumatóide porque inibe um sistema imunológico demasiadamente ativo. O metotrexato ocupa o lugar que normalmente é o do ácido fólico em uma enzima chamada dihidrofolato reductase, fazendo o ácido fólico ser eliminado pela urina. Conforme mencionado anteriormente, o folato é necessário para a produção de energia e para a regulação adequada do humor. Se lhe receitarem metotrexato para a dor articular, tente tomar também o ácido fólico (nos dias em que não estiver tomando o metotrexato) para neutralizar a perda e ajudar a estabilizar a sua energia e o seu humor.

Glicosamina para dor articular

A glicosamina, molécula formada pela glicose (um açúcar simples) e o aminoácido glutamina (encontrado naturalmente nos músculos e articulações), parece ser eficaz na formação da cartilagem, desse modo diminuindo a dor articular. Muitas pessoas afirmam sentir alívio da dor articular tomando 500 mg de sulfato de glicosamina três vezes ao dia. Seja paciente; talvez demore de duas semanas a três meses para você sentir alívio, embora a maioria das pessoas sinta os efeitos positivos nas primeiras quatro semanas. Após alguns meses de alívio da dor, tente diminuir para uma dose de manutenção de 500 mg ao dia.

Os extratos de cartilagem, apesar de conter glicosamina, não são recomendados como substitutos para os suplementos de glicosamina. A cartilagem contém quantidades variáveis de glicosamina e é simplesmente um subproduto de má qualidade da produção de carne. Para a maioria das pessoas, o acréscimo do condroitinossulfato não parece aumentar o efeito da glicosamina o suficiente para justificar a despesa extra.

Ácidos graxos essencias para dor articular

A mudança na quantidade e no tipo de gordura em sua dieta também pode diminuir a dor articular. A gordura afeta o metabolismo da prostaglandina, que pode alterar as respostas imunológicas do corpo, afetando doenças autoimunes e diminuindo a dor articular. Em diversos estudos, uma dieta pobre em gorduras saturadas, com um suplemento diário de ácidos graxos ômega-3, diminuiu a rigidez matinal e a sensibilidade das articulações. Você pode aumentar a quantidade de ômega-3 tomando um suplemento de óleo de peixe ou acrescentando mais salmão e outros peixes de água fria em sua dieta. A semente de linhaça é outra excelente fonte de gorduras ômega-3. Para sugestões sobre a inclusão da semente de linhaça em sua dieta, veja o capítulo 4.

Tratando problemas de sono

A maior parte das pessoas com fibromialgia vive momentos difíceis, tentando conseguir uma boa noite de sono. Além dos diversos medicamentos para o sono e técnicas de relaxamento à disposição na medicina convencional e na medicina alternativa/complementar, vale a pena considerar algumas abordagens nutricionais e fitoterápicas.

Evite a cafeína

Pode parecer óbvio, mas muitas pessoas com fibromialgia pioram os seus problemas de sono consumindo cafeína durante o dia. Dependendo da rapidez do corpo para eliminar a droga do sistema, até mesmo uma xícara de café pela manhã pode fazê-lo revirar na cama durante a noite.

A cafeína não somente o mantém acordado como também contrai os vasos sangüíneos, contribuindo para dores de cabeça e dor muscular. Nos casos de fibromialgia, em geral é desejável manter os vasos sangüíneos dilatados para promover uma boa circulação. Quando o sangue circula adequadamente, os nutrientes são transportados para as células e os resíduos são eliminados.

A cafeína também sobrecarrega as glândulas supra-renais. As glândulas supra-renais, localizadas acima dos rins, produzem os hormônios que ajudam o corpo a lidar com o estresse. Muitas pessoas com fibromialgia têm "fadiga da supra-renal" provocada pela pressão forte e longa do estresse crônico e pelo excesso de estimulantes. Apesar de a comunidade médica reconhecer a doença de Addison – uma condição em que as supra-renais não funcionam – a função adrenal insignificante ou subótima é um conceito que não existe para a maior parte dos médicos. O café e outros estimulantes podem ajudar temporariamente, mas a longo prazo é uma estratégia que causa mais danos do que benefícios.

Se você não consegue ou não quer parar de consumir cafeína, pelo menos evite café, chá e refrigerantes cafeinados após o meio-dia. Leia os rótulos dos alimentos e dos medicamentos vendidos sem receita médica para verificar a presença oculta da cafeína. Os medicamentos para dor como o Excedrin contêm cafeína, assim como os refrigerantes e quase todos os refrigerantes com cola. Chocolate, iogurte de café e sorvete de café também contêm um pouco de cafeína. Mesmo o chá e o café descafeinado são apenas 97% livres de cafeína e podem mantê-lo acordado, se você for sensível a ela. Acrescente essa informação à sua lista crescente de bons motivos para limitar a ingestão de refrigerantes e café, e no lugar deles tome mais água.

Melatonina para o sono (e possivelmente depressão)

A melatonina é um hormônio que ocorre naturalmente no cérebro e avisa o corpo que é hora de dormir. Como a melatonina é produzida da serotonina, uma substância química do cérebro (neurotransmissor) que ajuda a regular o humor, o suplemento também pode proporcionar um pouco de alívio da depressão.

A melatonina parece ajudar a regular os ritmos biológicos (sonolência, prontidão e tempo de reação), mantendo o seu "relógio biológico" em sincronia. Ela é secretada pela glândula pineal, uma glândula do

SUAVIZANDO OS SINTOMAS

tamanho de uma ervilha localizada no centro do cérebro. Há um nervo que liga a glândula pineal aos olhos. Quando a luz atinge o olho, ele envia um sinal para a glândula pineal, fazendo-a parar de produzir melatonina. Quando a noite chega o sinal pára, a produção de melatonina recomeça, e você fica sonolento. Nas pessoas com distúrbio afetivo sazonal (SAD), algumas vezes chamado "melancolia do inverno", parece haver um excesso de melatonina que não se altera com o ciclo diário.

Se a fibromialgia não está permitindo que você tenha uma boa noite de sono, tomar melatonina logo antes de dormir pode ajudá-lo a adormecer mais rápido e a não acordar com tanta freqüência. Ela está à venda sem receita médica. Você talvez prefira tomar melatonina em lugar de medicamentos para dormir porque ela é um produto natural que funciona como o próprio mecanismo de acordar-dormir do corpo. A dosagem recomendada é de 1-3 mg, ingerida de 60 a 90 minutos antes de dormir.

Você também pode aumentar a própria produção natural de melatonina comendo banana, cevada, milho, gengibre, aveia, arroz e tomate, pois todos contêm pequenas quantidades de melatonina. Além disso, os alimentos ricos em carboidratos podem promover a produção de melatonina quando ingeridos na ausência de fontes concentradas de proteína, porque nesse caso uma quantidade maior do aminoácido triptofano cruza a barreira hematoencefálica. O triptofano é usado para produzir serotonina que, por sua vez, é convertida em melatonina.

Os alimentos e bebidas contendo cafeína interferem na produção de melatonina. Outras substâncias – incluindo aspirina, ibuprofeno, álcool, benzodiazepinas (Valium, Xanax), betabloqueadores, bloqueadores de canal de cálcio, corticosteróides e diuréticos – também interferem na produção de melatonina e portanto podem interferir no sono.

A melatonina é um hormônio, o que significa que mesmo pequenas quantidades afetam diversos sistemas do corpo bem como outros hormônios, como o estrogênio e a testosterona. Portanto, deve ser utilizada apenas ocasionalmente e só depois de uma conversa com o seu médico.

Ervas para o sono: cava e valeriana

Se você tem dificuldade para dormir porque precisa relaxar, então a erva cava pode ser útil. A cava (algumas vezes chamada cava-cava) é utilizada para reduzir a ansiedade e relaxar os músculos. Os seus ingredientes ativos, chamados lactonas da cava, provocam relaxamento físico e mental e uma sensação de bem-estar. Estando relaxado, o sono vem com mais facilidade.

Na Europa, a cava é amplamente utilizada para o tratamento de ansiedade, insônia e inquietação. Recentes estudos clínicos demonstraram que ela é tão eficaz quanto os ansiolíticos contendo benzodiazepinas, como o Valium. A *German Comission E* (semelhante à *U.S. Food and Drug Administration*) sugere uma dose de 200-400 mg de extrato de cava padronizado em 30%.

Como a cava tem poucos efeitos colaterais, é seguro utilizá-la ocasionalmente; porém não é um suplemento para ser tomado diariamente ou em doses acima das recomendadas. As doses elevadas podem causar fraqueza muscular, enfraquecimento visual, tontura e problemas de pele. O uso prolongado da erva pode contribuir para muitos problemas, inclusive danos ao fígado. Não combine a cava com álcool ou outras drogas. A combinação da cava com a droga Kanax (alprazolam) pode levar ao coma. A cava não deve ser utilizada por pessoas com doença de Parkinson, uma vez que pode interferir na dopamina.

A erva valeriana pode ajudá-lo a dormir mais rapidamente e durante mais tempo. Um sedativo brando, a valeriana também pode ser utilizada como tranqüilizante, medicamento para a dor e agente antiespasmódico (relaxando as contrações dos músculos lisos das cólicas intestinais). A erva também é útil para o alívio de dores de cabeça, inclusive enxaquecas. Em geral, tome uma a duas cápsulas de 150 mg duas vezes ao dia para a ansiedade ou uma cápsula na hora de dormir para estimular o sono.

Combatendo a fadiga

A fadiga ou falta de energia é um dos principais sintomas da fibromialgia. Se você se sente exausto, vá com calma. Não há problema em ingerir alimentos congelados e refeições fáceis de preparar. Atualmente encontram-se à venda muitos alimentos congelados de alta qualidade. Quando sentir vontade de cozinhar, prepare uma quantidade maior e congele o restante em porções individuais de fácil aquecimento. Ou planeje refeições em que você possa juntar ingredientes em vez de cozinhar. Comece com arroz ou grãos previamente cozidos, acrescente legumes congelados, um pouco de sobras de frango ou peixe, coloque um molho pronto por cima e terá uma refeição saudável, balanceada, e que não irá cansá-lo.

Se você estiver muito cansado e não sentir vontade de cozinhar, não coma alimentos pouco saudáveis. O seu instinto pode levá-lo a pegar alguns biscoitos ou doces, mas lute contra esse impulso e escolha uma sopa, metade de um sanduíche ou até mesmo uma batata cozida. Essas escolhas são mais saudáveis, e a longo prazo proporcionarão mais energia.

Diversos suplementos podem ajudar a combater a fadiga. Já discutimos o papel do magnésio. Eis alguns outros a ser considerados.

NAD (Dinucleotídio de Nicotinamida-Adenina)

O dinucleotídio de nicotinamida-adenina (NAD) aumenta a produção de energia porque, como o magnésio, ajuda o corpo a criar a importante molécula de energia, o trifosfato de adenosina (ATP). Um estudo recente mostrou que as pessoas com síndrome da fadiga crônica sentiram mais energia ao tomar NAD. A dose habitual é de 5 mg duas vezes ao dia com o estômago vazio.

Coenzima Q10

A coenzima Q10 (CoQ10) é uma bioenzima também chamada ubiquinona, relacionada à palavra *ubíqua* que quer dizer "em toda parte". Realmente, a CoQ10 é encontrada em toda parte do corpo, desempenhando um importante papel no processo de produção de energia de cada célula. Se você sente que tem pouca energia, verifique se está obtendo CoQ10 suficiente para que o seu corpo tenha as ferramentas necessárias para produzir energia.

Além da produção de energia, a CoQ10 também funciona como um antioxidante, protegendo o corpo contra infecções crônicas, inclusive a candidíase. Para algumas pessoas com fibromialgia, pode ajudar a diminuir a confusão cognitiva, em geral experimentada durante períodos de *flare*.

A maior parte das pessoas toma 60 mg de CoQ10 duas vezes ao dia para a fadiga. Mas não faça isso à noite se não quer ficar acelerado logo antes de tentar dormir!

DHEA

Não é incomum as pessoas com fibromialgia ficarem fisicamente exaustas devido ao esforço para funcionar normalmente apesar da doença. Finalmente, elas ficam sem combustível, por assim dizer, uma condição chamada "fadiga da supra-renal". Pesquisas recentes demonstraram que as pessoas com fadiga crônica têm glândulas supra-renais esgotadas. O estresse crônico sobrecarrega as glândulas supra-renais, responsáveis pela produção do hormônio dehidroepiandrosterona (DHEA). O DHEA é um precursor de muitos hormônios esteróides no corpo, inclusive os hormônios sexuais. O profissional que cuida da sua saúde pode fazer um exame de sangue ou de saliva para verificar os níveis de DHEA. Níveis baixos foram relacionados a distúrbios autoimunes (com freqüência um efeito colateral do tratamento), baixo impulso sexual e exaustão.

Utilize o DHEA com cautela. É um hormônio poderoso e só deve ser usado sob cuidados médicos, com monitoramento regular dos níveis sangüíneos. O excesso de uma coisa boa é tão ruim quando a insuficiência.

Arginina e Ornitina

Algumas pessoas com fibromialgia também apresentam níveis baixos do hormônio do crescimento que, como a insuficiência de DHEA, pode provocar fadiga. As injeções de hormônio do crescimento são muito caras. Uma alternativa mais barata é induzir o corpo a produzir o próprio hormônio do crescimento tomando suplementos dos aminoácidos arginina e ornitina.

A arginina também é importante porque é um precursor do óxido nítrico, que recentemente os cientistas descobriram desempenhar um papel fundamental no metabolismo. Pesquisas envolvendo o papel do óxido nítrico receberam um Prêmio Nobel, permitiram a elaboração de importantes produtos farmacêuticos como o Viagra e criaram uma área totalmente nova de pesquisas sobre fisiologia. O óxido nítrico dilata os vasos sangüíneos, que podem aumentar a circulação em pacientes com fibromialgia. A dosagem recomendada é de 500-1.000 mg de um produto de arginina/ornitina na hora de dormir.

Tratando problemas digestivos

Estudos confirmaram o que provavelmente você já sabe: os distúrbios gastrointestinais em geral coincidem parcialmente com a fibromialgia. Aproximadamente 50% a 70% das pessoas com fibromialgia têm problemas digestivos ou estomacais crônicos. Enzimas digestivas inadequadas, alergias ou sensibilidade a alimentos e/ou proliferação da cândida podem ser fatores a considerar. Muitos pacientes relatam sintomas habitualmente associados a uma condição conhecida como "síndrome do *leaky gut*". Nessa condição, o alimento parcialmente digerido é capaz de atravessar o revestimento normalmente impermeável do intestino delgado. O revestimento intestinal pode ficar enfraquecido pelo estresse, toxinas, deficiências dietéticas crônicas e pelo uso de drogas antiinflamatórias não-esteróides (NSAIDs).

As proteínas parecem provocar determinados problemas. O sistema imunológico, que considera as proteínas parcialmente digeridas como invasores, produz anticorpos que atacam a proteína e podem desencadear uma série de reações imunológicas indesejáveis.

Há um outro lado negativo da síndrome do *leaky gut:* formação reduzida de serotonina. A serotonina, um importante neurotransmissor que está envolvido predominantemente na estabilidade do humor e no sono profundo, é formada principalmente no cérebro e no trato gastrointestinal.

Seja qual for a causa dos seus problemas digestivos, a diminuição ou a eliminação total dos produtos de origem animal (carne vermelha, frango, ovos etc.) da sua dieta e a ingestão de verduras podem melhorar a digestão. Para obter resultados melhores, faça essa transição aos poucos, mas regularmente. As sugestões seguintes também podem ajudar.

Tome um suplemento de enzimas digestivas

Um suplemento de enzimas digestivas pode trazer um alívio real às pessoas com problemas digestivos crônicos. Para converter o alimento em energia, o corpo precisa de enzimas digestivas. Uma enzima une as moléculas no corpo para que possa ocorrer uma reação química em um índice significativamente mais elevado do que ocorreria na sua ausência. A enzima em si não é alterada no processo; portanto, ela pode interagir com reações químicas adicionais.

A digestão completa de proteínas, gorduras e carboidratos precisa das enzimas digestivas. Sem elas, o corpo não consegue fragmentar os alimentos para que os nutrientes possam ser absorvidos.

Até quantidades muito pequenas de proteínas digeridas de forma incompleta podem causar sintomas de alergia a alimentos, como vimos na discussão da síndrome do *leaky gut*. Acredita-se que a gordura parcialmente digerida não provoca reações alérgicas mas contribui para a diminuição da absorção de gordura, o que significa que o corpo tem problemas para absorver as vitaminas A, D, E e K, solúveis em gordura, e os ácidos graxos essenciais. Os carboidratos parcialmente digeridos podem ser totalmente digeridos mais tarde pela "bactéria amigável" presente no trato intestinal mas o resultado são gases, inchaço e cólicas.

Para garantir uma digestão adequada, tome uma ou duas cápsulas de enzimas digestivas sortidas (incluindo papaína, bromelina e betaína) a cada refeição.

Compreenda as alergias e sensibilidades

As alergias e/ou sensibilidade a alimentos causadas pela falta de enzimas digestivas ou por outras causas podem trazer sérios problemas para as pessoas com fibromialgia. As alergias a alimentos ocorrem quando o sistema imunológico interpreta erroneamente um determinado alimento ou ingrediente, considerando-o uma ameaça ao corpo, e como resultado produz anticorpos contra esses alimentos. A próxima vez que o alimento for ingerido, o sistema imunológico reagirá como se um vírus ou outro agente causador de doença estivesse invadindo o corpo e iniciará um ataque.

As alergias alimentares são diferentes das alergias respiratórias e provocam uma variedade maior de sintomas. As pessoas com alergia ou sensibilidade a alimentos podem experimentar náusea, diarréia, pele áspera, brotoejas, urticária, dor de cabeça, congestão, dores articulares e musculares, olhos lacrimejantes e/ou dor de garganta. Os sintomas emocionais são comuns e incluem fadiga, confusão cognitiva, mudanças de humor e insônia. O papel das alergias e sensibilidades a alimentos são um tema controverso nos círculos médicos. Muitos médicos estão totalmente fechados a essa possibilidade.

No total, mais de 160 alimentos são alérgenos reconhecidos, e 90% de todas as alergias e sensibilidades são provocadas por poucos alimentos. Alguns dos culpados mais comuns são: chocolate, cítricos, coco, café, milho, leite de vaca, ovos, peixe, mostarda, amendoim, ervilha, carne de porco, marisco, soja, tomate, trigo e levedo. Algumas pessoas superam as alergias adquiridas na infância, só para adquirir novas sensibilidades quando se tornam adultas.

Querido diário

Se você desconfia que é alérgico a qualquer alimento ou tem problemas com o sistema digestivo, a melhor maneira para descobrir os culpados é manter um diário alimentar. Anotar tudo o que você come e quaisquer sintomas pode ajudar você e o seu médico a determinar possíveis sensibilidades a alimentos.

A palavra aqui é *tudo*. Anote *tudo* o que você come e bebe todos os dias, durante uma semana. Decomponha os alimentos mistos em seus componentes. Se você se sente indisposto depois de comer um cozido, precisa conhecer todos os seus ingredientes para saber se o problema é a carne, a cenoura ou a farinha de trigo. Algumas consultas com um dietista especializado em alergias podem ajudá-lo nesse trabalho de detetive.

Muitas sensibilidades a alimentos encontradas em pessoas com fibromialgia não são do tipo que provocam sintomas perigosos e exigem providências imediatas como acontece com pessoas que ingerem, por exemplo, um amendoim e precisam buscar ajuda médica imediata. Com a fibromialgia, a maioria das alergias são do tipo hipersensibilidade de ação demorada; a reação negativa a um alimento irritante pode ocorrer horas depois. Isso dificulta o seu trabalho de detetive, mas o esforço vale a pena.

Se você desconfia que está sofrendo de alergias múltiplas ou não tem certeza do que pode estar causando o problema, o profissional que cuida da sua saúde pode sugerir uma dieta rígida de eliminação para ajudá-lo no diagnóstico. Comece com uma dieta branda composta principalmente de arroz, suco de maçã e peru durante alguns dias. Então, lentamente, acrescente outros alimentos aos quais você acha que não é alérgico, um de cada vez, registrando qualquer reação adversa. A seguir, tente um alimento ao qual você acha que pode ser alérgico, novamente registrando quaisquer sintomas de reação. A chave para sobreviver a uma dieta de eliminação é comer bem. Nos primeiros dias você comerá muito peru e arroz. Persista; isso não vai durar para sempre.

Depois de descobrir o alimento ou alimentos que pioram a sua condição, é necessário eliminá-los da sua dieta. Leia cuidadosamente os rótulos das embalagens para evitar a ingestão de qualquer alérgeno que seja um ingrediente de um alimento processado.

O próximo passo é focalizar os alimentos a ser novamente incluídos na sua dieta. Se você precisa evitar os produtos derivados do leite, acrescente fontes de cálcio como verduras de folhas largas e suco de laranja com cálcio. Se precisar eliminar o trigo, compense esse déficit com outros grãos como quinua, amaranto e arroz integral.

Lidando com a disbiose

Disbiose é o termo utilizado para descrever um desequilíbrio no tipo e na quantidade de bactérias normalmente presentes nos intestinos. Esse desequilíbrio pode fazê-lo sentir-se doente e provocar uma série de problemas químicos e imunológicos. Para corrigir a disbiose, tome um suplemento probiótico de "bactérias boas", como *lactobacillus acidophilus* ou coma alimentos com culturas de bactérias ativas, como o iogurte. As bactérias boas ajudam a excluir as "bactérias ruins" que causam doenças e em geral tornam as condições desfavoráveis para a sua existência.

É possível aumentar a eficácia de um suplemento prebiótico (aquele que alimenta as bactérias boas que já se encontram nos intestinos) tomando-o com um suplemento probiótico. É como fertilizar o seu jardim para favorecer o crescimento das plantas. O prebiótico mais comum é o frutooligossacarídio (FOS). O FOS é uma substância que consiste de cadeias curtas de fructose (açúcar da fruta). Tome 1-4 gramas ao dia, com o seu probiótico suplementar.

Tantos os suplementos prebióticos quanto os probióticos proporcionam diversos benefícios para a saúde. Eles diminuem a produção de compostos tóxicos e causadores do câncer no trato intestinal. As boas bactérias formam ácidos graxos de cadeia curta (SCFA) que tornam o cólon ligeiramente ácido, o que ajuda a destruir as bactérias ruins. Essa acidez ajuda a absorção de minerais como o magnésio. Os ácidos graxos de cadeia curta também alimentam diretamente as células do intestino e ajudam a mantê-las saudáveis. Isso é especialmente importante para as pessoas com fibromialgia com problemas digestivos crônicos.

Ao tomar o *lactobacillus acidophilus*, comece com uma cápsula diária durante duas semanas, depois aumente para duas cápsulas diárias durante duas semanas e então volte a tomar uma cápsula por dia. Use apenas preparações de acidófilos frescas, vivas, refrigeradas.

Há muita controvérsia sobre a ingestão de acidófilos durante as refeições. Embora possa haver algumas vantagens na ingestão de acidófilos ou outros probióticos entre as refeições, acho que isso complica a vida mais do que o necessário. Por esse motivo, geralmente sugiro que sejam tomados durante uma refeição, junto com quaisquer outros suplementos. Se você precisa contratar uma secretária para lembrá-lo da hora de tomar os seus suplementos, a rotina fica muito complicada!

Síndrome da proliferação da cândida

Outro tipo de disbiose é provocada pela proliferação de uma levedura chamada cândida. A cândida está presente em todos nós e em geral é mantida sob controle pela bactéria benéfica no intestino. Normalmente nós não a percebemos. Contudo, algumas vezes os organismos de cândida atingem um nível em que migram para fora do intestino. Isso pode acontecer após um tratamento feito com antibióticos que eliminam algumas das bactérias benéficas junto com os germes que elas devem atacar. Isso proporciona à cândida uma oportunidade para proliferar.

Muitas pessoas com fibromialgia têm níveis excessivos de cândida (conforme determinado por exames de sangue ou cultura de fezes). Isso pode provocar náusea, dores de cabeça, depressão, fadiga anormal e outros problemas comuns aos pacientes de fibromialgia. A síndrome da proliferação da cândida é um diagnóstico controverso no qual a maioria dos médicos não acredita. Eu também não acreditava até começar a pedir os exames. Convenci-me de que para alguns pacientes a proliferação da cândida é um diagnóstico legítimo após ver repetidamente pacientes com níveis anormalmente elevados de cândida reagir a tratamentos antifúngicos (com melhoras correspondentes nos resultados dos exames). Infelizmente, as pesquisas necessárias para provar adequadamente ou invalidar essa síndrome ainda não foram realizadas. Uma árvore que cai na floresta faz algum barulho se não há ninguém para ouvir? A proliferação da cândida realmente existe se a comunidade médica não realiza os testes e pesquisas para comprová-la? Enquanto isso, até o diagnóstico de proliferação da cândida receber a benção oficial da comunidade médica, há diversas coisas que você pode fazer.

Os probióticos e prebióticos podem ser úteis nesses casos. Alguns médicos podem prescrever medicamentos antifúngicos, como Nystatin ou sugerir uma dieta "anticândida". Essa é uma dieta muito restritiva que exige a eliminação de todos os açúcares, muitos carboidratos (incluindo pão e frutas), todos os alimentos contendo levedura, todos os produtos fermentados, cogumelos e vinagre. O princípio aqui é "não alimente a levedura". O problema é que a maior parte das pessoas que segue uma dieta tão rígida focaliza o que *não* comer e acaba não comendo o suficiente para manter uma nutrição adequada.

Eu adoto uma abordagem mais moderada. O corpo humano funciona com um açúcar chamado glicose; portanto, você não pode eliminar a cândida do seu corpo, mas pode não proporcionar um "banquete para a levedura" eliminando o açúcar refinado da sua dieta. Faça isso eliminando refrigerantes, sucos, balas, doces e muitos lanches feitos com açúcar, sacarose, frutose, glicose, dextrose, maltose ou qualquer uma das "oses" relacionadas no rótulo do produto. Se necessário, coma um doce de vez em quando *durante a refeição*; os efeitos negativos do açúcar são diluídos pelos outros alimentos se digere ao mesmo tempo.

A cândida não pode ser totalmente eliminada, nem deve. O propósito do tratamento da cândida é alcançar um equilíbrio aceitável de todos os organismos vivos no corpo e tornar o seu trato digestivo um anfitrião pouco hospitaleiro, desestimulando a proliferação da cândida.

Aumentando a imunidade

Apesar de ninguém conseguir determinar o que exatamente causa a fibromialgia, os problemas do sistema imunológico desempenham um papel importante. Resfriados recorrentes, sinusite crônica ou infecções na pele e infecções dentárias ocultas podem durar anos, corroendo a sua saúde geral.

Além de melhorar a função do sistema imunológico com antioxidantes, pode ser útil complementar com colostro e ginseng, principalmente se você estiver experimentando infecções repetidas ou duradouras. Converse com o seu médico a respeito de quaisquer infecções agudas, bem como qualquer pequena infecção recidivante.

Ginseng

Atualmente, existem à venda três tipos de ginseng: o asiático, o siberiano e o americano. Todos têm efeitos semelhantes no corpo. O ginseng pode ser útil na redução dos efeitos do estresse e pode aumentar os níveis de energia, melhorar a memória e estimular o sistema imunológico. Os principais ingredientes ativos do ginseng são compostos chamados ginsenosides, que neutralizam os efeitos do estresse no corpo. Estudos com animais demonstraram que o ginseng é um incentivador imunológico eficaz.

Para obter mais energia e melhorar a imunidade, tente tomar uma ou duas xícaras de chá de ginseng todos os dias. Alternadamente, tome de 10 a 40 gotas de tintura de ginseng misturadas em água morna ou 500 mg de um suplemento de ginseng duas vezes ao dia. Não tome ginseng à noite, pois ele pode interferir no sono profundo. Tenha cuidado com os suplementos de ginseng se você tem pressão sangüínea elevada.

Colostro

O colostro é o primeiro leite ralo, esbranquiçado, que os mamíferos produzem para os seus bebês antes de o leite habitual começar a fluir. O colostro contém anticorpos que eliminam vírus e bactérias e transferem fatores imunológicos passivos para o animal ou pessoa que o consome. As pessoas com fibromialgia que sofrem de infecções recorrentes podem se beneficiar desses fatores imunológicos passivos, e até mesmo pacientes alérgicos a produtos derivados do leite com freqüência conseguem tolerar o colostro. Tente tomar 2 mil mg duas vezes ao dia se você tem infecções recorrentes. Diferente da echinacea ou do astralagus (que são estimulantes imunológicos), o colostro parece proporcionar uma imunidade mais passiva). Em pacientes com doenças autoimunes, os estimulantes imunológicos podem piorá-los. O colostro funciona por meio de mecanismos mais passivos e portanto parece ser bem tolerado até pelos pacientes com doenças autoimunes.

Um novo acréscimo ao arsenal da fibromialgia: S-adenosilmetionina (SAMe)

O suplemento S-adenosilmetionina (SAMe) está disponível há muitos anos na Europa, onde é receitado para depressão, fibromialgia, osteoartrite e síndrome da fadiga crônica. A maior parte das pessoas que toma esse suplemento relata um aumento na concentração, na energia, na prontidão e no bem-estar.

FIBROMIALGIA

O composto é formado pelo aminoácido metionina. O SAMe funciona influenciando a formação de substâncias químicas no cérebro e ajudando a preservar a glutationa, um importante antioxidante. Ele está envolvido em mais de 35 diferentes processos corporais – incluindo aquele que ajuda o corpo a manter as membranas celulares e a remover substâncias tóxicas.

Para as pessoas com depressão – e isso inclui muitas pessoas com fibromialgia – o mais importante é que o SAMe torna as células cerebrais sensíveis aos neurotransmissores que regulam o humor, como a serotonina. Os neurotransmissores precisam de um local para se ligar às células do cérebro antes de poder transmitir a mensagem de bem-estar. Esses pontos de ligação, chamados receptores, flutuam sobre as membranas das células do cérebro como plantas aquáticas em um lago. Se o revestimento da célula fica grosso e viscoso devido à idade, a uma dieta rica em gorduras saturadas ou a outros problemas, os receptores perdem a sua habilidade para ajudar a transmitir os sinais químicos. O SAMe evita que as membranas se tornem pegajosas e ajuda a manter os receptores prontos para a ação.

Por esse motivo, o SAMe parece ser um antidepressivo bastante eficaz. Em 14 países é considerado uma droga que só pode ser vendida com receita médica e tem sido utilizado há mais de 20 anos por médicos do mundo inteiro para o tratamento da depressão. Desde a década de 1970, os resultados de estudos clínicos envolvendo quase 140 pacientes foram publicados na literatura científica. Em um estudo, os pesquisadores da Universidade da Califórnia, em Irvine, trataram 17 pacientes com depressão severa durante quatro semanas com SAMe ou desipramina, um antidepressivo. Os que receberam o SAMe apresentaram uma porcentagem de resposta ligeiramente mais elevada (62%) do que os que tomaram desipramina (50%). As descobertas de todos os 40 experimentos mostraram que o SAMe funciona tão bem quanto os antidepressivos prescritos e é claramente menos tóxico, o que significa que provoca menos efeitos colaterais. A não ser pela náusea, o SAMe não parece ter efeitos adversos importantes, mesmo em doses elevadas. Entretanto, estudos sugerem que, assim como outros antidepressivos, o SAMe pode desencadear episódios maníacos em pessoas com distúrbio bipolar; portanto, esse não deve ser o tratamento para essa condição.

O SAMe ainda tem um benefício secundário que interessa particularmente as pessoas com fibromialgia: alívio dos sintomas da artrite. Algumas das primeiras pessoas que tomaram o SAMe para a depressão também sofriam de dor articular provocada pela osteoartrite. O SAMe proporcionou alívio às duas condições. Parece que quando o corpo termina de usar uma molécula do SAMe no cérebro, ele é decomposto em compostos contendo enxofre que se movimentam pelo sangue até as articulações onde ajudam a manter a cartilagem articular. O SAMe também desempenha um papel na formação de mielina, uma bainha branca protetora que envolve as células nervosas como o material isolante em um fio elétrico.

O corpo produz o SAMe a partir do aminoácido metionina, encontrado na soja, ovos, sementes, lentilhas e carne. Contudo, uma deficiência de vitamina B12 ou de ácido fólico pode interromper a sua produção. A complementação direta com a metionina não é a melhor maneira para aumentar o SAMe, uma vez que doses elevadas podem ser tóxicas e não parecem aumentar os níveis de SAMe no corpo.

A dose recomendada é de 400 mg três a quatro vezes ao dia. O SAMe pode provocar náusea e distúrbios gastrointestinais em algumas pessoas, e por isso é uma boa idéia começar com uma dose de 200 mg duas vezes ao dia, aumentando aos poucos. Nas doses recomendadas, o SAMe pode ser muito caro. À medida que a utilização desse suplemento se tornar mais comum, a lei da economia de oferta e procura diminuirá o seu preço até ele atingir um valor mais razoável e acessível.

Capítulo 6

Você é como você vive: estratégias de um estilo de vida para se sentir melhor

Seja o *que* for que a vida coloque no seu caminho, o fator mais importante para determinar o seu bem-estar não é a sua doença, nem o seu médico ou a sua equipe de apoio. É você. Todos os dias, as coisas que você faz e deixa de fazer, come ou não come, pensa e não pensa afetam significativamente a sua saúde. Apesar de determinados fatores que estão fora do seu controle, a maneira como você decide viver é que finalmente molda a sua qualidade de vida. O ruim é que não há ninguém para culpar caso os sintomas reapareçam. O bom é apenas que *você* – não a droga mais recente ou a tecnologia mais nova – tem o poder para mudar a maneira como você se sente.

Se você tem fibromialgia e quer se sentir melhor, há dezenas de maneiras para assumir o controle da sua vida. Já discuti como você pode compreender melhor a fibromialgia, como encontrar o médico certo, como obter um diagnóstico preciso e como fazer uma triagem das suas opções de tratamento convencional. Agora, antes de discutirmos as diversas abordagens alternativas e complementares, vamos nos concentrar nas muitas coisas que você se fazer sozinho para melhorar a sua vida. Isso inclui:

- Continuar aprendendo sobre a fibromialgia;
- Comprometer-se a fazer exercícios moderados, manter uma boa postura e alimentar-se bem;
- Evitar toxinas ambientais;
- Parar de fumar, limitar o consumo de álcool e tratar os vícios;
- Lidar com o estresse e com a depressão;
- Lidar com a família, os filhos, o casamento e a intimidade;
- Compreender os seus direitos no trabalho e na escola.

Ocupe o assento do piloto

Apesar das suas grandes conquistas, um dos defeitos da medicina ocidental é a sua aceitação tácita de que o paciente assumirá um papel passivo no processo. Embora essa expectativa funcione muito bem se você está no pronto-socorro de um hospital deitado em uma maca, ela não é particularmente útil na administração contínua de doenças crônicas. Para lidar bem com distúrbios como a fibromialgia, você precisa se envolver e permanecer envolvido. Não é exagero afirmar que isso é essencial para você obter o máximo de conforto e boa saúde.

Para ocupar o assento do piloto, aprenda tudo o que puder sobre os diversos sintomas que chamamos fibromialgia. Faça anotações ou grave todas as consultas e guarde cópias de todos os resultados de testes de laboratório. Faça muitas perguntas e seja totalmente sincero quando lhe fizerem perguntas.

Em primeiro lugar, escolha tratamentos menos agressivos a não ser que a situação seja perigosa e exija intervenções agressivas (mais arriscadas). Informe o seu médico de todos os medicamentos, ervas e suplementos nutricionais que você está tomando ou pensando tomar. Mantenha um diário dos seus sintomas e gatilhos e dê tempo para que os tratamentos funcionem antes de buscar alívio em outro lugar.

Permaneça no controle, informado e seja positivo. Espere alcançar o sucesso. Embora a fibromialgia não tenha cura, existem todos os motivos para você esperar se sentir melhor.

Exercício: indo na direção do alívio

Movimentar o corpo pode parecer a *última* coisa que você quer ou deve fazer, mas a dor muscular da fibromialgia muitas vezes diminui bastante com exercícios moderados.

Quando os músculos doem, outros músculos compensam. Isso funciona durante algum tempo, mas depois os músculos compensadores começam a doer também. Quanto mais dor você sente, menos você se movimenta. Com o tempo, a falta de exercício deixa os músculos sem condicionamento, tornando-os menores e mais fracos. Músculos fracos facilmente se tornam músculos doloridos, o que provoca mais compensação, seguida por mais inatividade e... bem, você já entendeu. O exercício é fundamental para a administração bem-sucedida da fibromialgia, porque rompe esse ciclo debilitante.

Além de diminuir a dor ao desenvolver e tonificar os seus músculos, o exercício fortalece o coração, melhora a circulação e ajuda a manter os ossos fortes. O exercício regular diminui o colesterol. E os estudos mostram que o exercício físico regular pode aumentar a energia durante o dia e ajudá-lo a dormir melhor à noite. O exercício pode ajudar a diminuir a depressão e a ansiedade pela liberação de endorfinas, os analgésicos naturais do corpo que também promovem uma sensação de bem-estar.

Antes de iniciar qualquer programa de exercícios, consulte o seu médico. As pessoas com fibromialgia com freqüência precisam de precauções especiais ao se exercitar. Por exemplo, os tênis devem ser bons e com solas flexíveis e proporcionar apoio para todo o pé (procure sinais de desgaste desigual nas solas). Se você gosta de água, exercitar-se em uma piscina é muito bom porque a pressão da água ajuda a diminuir a dor muscular e sustenta o corpo por todos os lados. Mas certifique-se de que a piscina esteja aquecida, de 32°C a 35°C. A exposição à água fria pode piorar os sintomas da fibromialgia.

Escolha exercícios que você aprecia. Muitas pessoas iniciam programas de exercícios só para abandoná-los logo depois. Estudos mostram que muitas pessoas abandonam esses programas porque escolhem exercícios de que não gostam. Se você não gosta de correr, não corra. Se detesta ficar molhado, não nade. Esqueça os exercícios aeróbicos se você se sente ridículo praticando-os. Pense seriamente em escolher um exercício divertido que lhe dê prazer.

Não compre equipamentos caros até ter certeza de que gosta do exercício. Como você pode ter certeza de que gostará de andar na esteira ou de pedalar uma bicicleta ergométrica antes de comprá-las? Muitas lojas bem conceituadas permitirão que você teste o equipamento. Visite a loja com trajes esportivos, preparado para se exercitar. Se o pensamento de se exercitar em uma loja é embaraçoso, visite uma academia de ginástica ou pergunte a um amigo se você pode testar o seu equipamento. Não caia na armadilha de mobiliar o seu porão ou a sua garagem com equipamentos que não serão utilizados. Provavelmente poderíamos eliminar o déficit do orçamento nacional se todos vendessem os seus equipamentos não utilizados e doassem o dinheiro para o governo. O único problema é que o mesmo equipamento para exercícios agora estaria juntando poeira em outros porões e garagens.

FIBROMIALGIA

Peça a um familiar ou a um amigo para começar um programa de exercícios com você. Quando você se exercita com um parceiro a probabilidade de continuar é maior. Um parceiro pode ajudar a motivá-lo. É muito mais difícil deixar de cumprir um compromisso com alguém de quem você gosta do que abandonar um programa de exercícios que você pratica sozinho.

Comece o seu programa de exercícios *lenta* e *suavemente*. Dê tempo para o corpo se adaptar às novas exigências. Determine objetivos realistas e não faça muita coisa cedo demais. É comum as pessoas com fibromialgia se cansarem depressa e se machucarem quando têm um dia atarefado e depois se sentirem como se tivessem sido atropeladas por um caminhão algumas horas ou alguns dias depois. As pessoas que ultrapassam os seus limites mais cedo ou mais tarde ficam frustradas e desistem. Se você conviveu com a fibromialgia durante muito tempo sem se exercitar, provavelmente seus músculos estão fracos e descoordenados. Determinados músculos podem ter modificado a sua ação para compensar outros que estão menos funcionais. É preciso algum tempo para melhorar o funcionamento do seu corpo, mas vale a pena esperar. Ao se exercitar, lembre da paciente e persistente tartaruga que venceu a corrida.

Eis algumas dicas para um programa de exercícios bem-sucedido:

• Primeiramente faça aquecimento e alongamentos. Nunca se exercite quando os músculos estiverem frios ou cansados. Quinze minutos de aquecimento irão preparar os músculos para a ação. Continue com dez minutos de alongamento suave para aumentar a flexibilidade e a amplitude de movimentos.
• Programe-se para se exercitar quando se sentir bem durante o dia. Para muitas pessoas com fibromialgia isso acontece entre 10 horas da manhã e 2 horas da tarde.
• Evite fazer exercícios em temperaturas quentes ou frias.
• Reponha os líquidos corporais durante os exercícios, consumindo pelo menos cerca de 250 ml de água a cada 15 minutos de exercício, independentemente da sua sede.
• Faça um plano de exercícios que inclua mais de um tipo de exercício. Por exemplo, caminhe na segunda-feira, pratique ioga na terça-feira e exercite-se com pesos leves na quarta-feira. Assim você evitará sobrecarregar determinados músculos, minimizará o tédio e trabalhará partes diferentes do corpo de maneiras diferentes. Isso também lhe proporcionará alternativas para praticar nos dias em que o tempo estiver ruim ou a academia fechada.

- Quando terminar, alongue-se novamente com suavidade enquanto os músculos estão quentes e relaxados.

Para as pessoas com dor contínua em determinados pontos sensíveis ou pontos-gatilho é particularmente importante tomar precauções especiais com relação a exercícios repetitivos que tensionam cronicamente os mesmos grupos musculares. Isso inclui tarefas como passar aspirador, varrer o chão, juntar folhas com um ancinho ou tirar a louça do lava-louças. Se você executa essas tarefas, tente variar os movimentos, mudando de lado a cada seis ou sete repetições para alternar os grupos musculares com pausas e permitir que os músculos descansem.

Os profissionais que cuidam da sua saúde podem sugerir alguns exercícios adequados aos seus sintomas. Tente incluir *exercícios aeróbicos, de flexibilidade e de fortalecimento* em qualquer programa de exercício.

Exercícios aeróbicos

A simples menção de exercícios aeróbicos faz muitos de nós imaginar uma mulher forte, em um *collant* colorido, alegremente liderando um grupo de pessoas que executam uma série de exercícios animados, ao som de música rítmica. Mas esse é apenas um tipo de exercício aeróbico.

O exercício aeróbico ou de resistência refere-se a qualquer exercício que aumenta a respiração e a freqüência cardíaca. Durante um exercício aeróbico, o corpo usa o oxigênio do ar que você respira para ajudar as células e tecidos a lidar com o estresse do exercício. O exercício aeróbico condiciona o coração e os pulmões para torná-los mais eficientes. Ele também pode ser útil para a perda e o controle de peso, criando uma sensação de bem-estar e melhorando o sono.

A dança, a natação, o ciclismo ou a caminhada em ritmo rápido são recomendados. Evite qualquer exercício, como o *step*, no qual seja necessário pular, porque isso pode forçar os músculos além dos seus limites.

Exercícios de flexibilidade

Os exercícios de flexibilidade ou de amplitude de movimento melhoram a mobilidade das articulações e relaxam músculos contraídos, tendões e ligamentos. As pessoas com fibromialgia e outras doenças crônicas com freqüência tentam lidar com os músculos doloridos deixando de utilizá-los. Finalmente, isso resulta em músculos ainda mais contraídos e articulações mais rígidas. Os exercícios de flexibilidade revertem esse quadro com o objetivo final de aliviar a dor. Tente exercitar os dois lados do corpo igualmente para manter um bom equilíbrio.

Peça a um fisioterapeuta ou a outro profissional para lhe mostrar alguns exercícios de flexibilidade. Para obter melhores resultados, execute diariamente a sua série de exercícios. As tarefas diárias, como passar aspirador ou subir escadas, não são substitutos para os exercícios que focalizam a melhora da sua amplitude de movimento.

Exercícios de fortalecimento

Os exercícios de fortalecimento ajudam a manter ou a melhorar a força muscular. Músculos mais fortes são muito mais eficientes na sustentação do corpo e ajudam você a lidar com os efeitos dolorosos da fibromialgia. Os exercícios de fortalecimento podem ser *isométricos* ou *isotônicos*.

Os exercícios isométricos permitem que você contraia os músculos sem movimentar as articulações. Pense em um homem musculoso de desenho animado flexionando os bíceps para impressionar alguém e terá uma idéia. O exercício isométrico é útil se você precisa evitar o uso de articulações doloridas. Os exercícios isotônicos exigem o movimento das articulações para fortalecer os músculos. Por exemplo, se você estivesse sentado em uma cadeira e levantasse a parte inferior da perna, estaria trabalhando o grande grupo de músculos da parte anterior da coxa. Tanto os exercícios isométricos quanto os isotônicos são bons para pessoas com fibromialgia porque podem ser executados na posição sentada, reclinada ou em pé. Isso diminui a pressão sobre articulações e músculos doloridos.

Se você está incluindo o levantamento de pesos e os exercícios de fortalecimento dos ossos em sua série (importantes para a prevenção da osteoporose) comece aos poucos. Comece com um peso que você consiga levantar dez vezes sem esforço, com as duas últimas repetições ficando mais difíceis. Para algumas pessoas, esse peso pode ser de 450 g a 900 g; outras podem começar com pesos de 7 kg a 9 kg. À medida que os seus músculos ficarem mais fortes e desde que você não sinta dor, aumente os pesos; os aumentos devem ser de 450 g a 900 g.

VOCÊ É COMO VOCÊ VIVE

Não esqueça da respiração!

A respiração adequada é benéfica durante todos os tipos de exercício. Como a respiração é automática, poucas pessoas pensam em respirar adequadamente. Infelizmente, muitos de nós desenvolvem maus hábitos, mas com a prática podem ser superados. A inspiração adequada primeiramente enche o abdômen, depois o meio do tórax e finalmente a parte superior. Isso é o contrário da imagem que fazemos da postura correta: estômago para dentro, tórax para fora. Ao contrário, devemos relaxar os músculos abdominais e erguer o tórax para encher totalmente os pulmões, permitindo que o diafragma realize a maior parte da respiração, o que resulta em uma troca de ar mais profunda e mais saudável.

Durante o exercício, aumente a quantidade de ar que você inspira. Preste atenção na respiração enquanto se exercita; tente evitar que ela se torne rápida e superficial. Pratique a respiração adequada em repouso e mais tarde incorpore-a à sua rotina de exercícios. Em geral, durante os exercícios você deve inspirar o ar pelo nariz e expirar pela boca.

Postura

Outro processo corporal em que a maioria das pessoas não pensa é a manutenção da posição corporal ou postura. Como ocorre com a respiração, os maus hábitos posturais se desenvolvem com o tempo e exigem um esforço consciente e crônico para serem modificados.

Verifique a sua postura freqüentemente. Os pacientes com fibromialgia muitas vezes mantêm a cabeça inclinada para a frente, os ombros arredondados e elevados e os joelhos hiperestendidos. Eles também colocam mais peso sobre uma das pernas. Quando estiver em pé, mantenha o peso equilibrado igualmente nos dois pés, afastando-os e mantendo-os alinhados com os ombros. Relaxe os ombros e levante o tórax. Tente evitar hábitos como curvar para a frente quando estiver sentado.

A fisioterapeuta Janet Hulme recomenda a prática dos passos a seguir até a postura adequada se tornar uma segunda natureza:

Em pé
- Distribua o peso igualmente sobre os dois pés.
- Relaxe a região dos joelhos.
- Centralize a pélvis sobre os joelhos e pés.
- Erga o tórax.
- Relaxe os ombros.
- Relaxe o maxilar, mantenha os dentes afastados e não encoste a língua no céu da boca.
- Mantenha a cabeça para trás, com o queixo ligeiramente abaixado.
- Alongue a coluna vertebral imaginando um cordão preso no alto da cabeça, puxando-o para cima.

Sentado
- Distribua o peso igualmente nos dois quadris.
- Centralize a pélvis sobre os quadris.
- Erga o tórax.
- Relaxe os ombros.
- Relaxe o maxilar, mantenha os dentes afastados e não encoste a língua no céu da boca.
- Mantenha a cabeça para trás, com o queixo ligeiramente abaixado.
- Alongue a coluna vertebral imaginando um cordão preso no alto da cabeça, puxando-o para cima.
- Respire lentamente com a parte inferior do abdômen.

Inclinando
- Nunca levante, incline ou vire ao mesmo tempo.
- Vire os pés na direção para onde você quer se inclinar.
- Olhe para cima antes de se inclinar. Isso ajudará a alinhar adequadamente a coluna vertebral.

Peça ao seu fisioterapeuta recomendações a respeito de uma boa postura corporal e reserve um tempo para praticar essas técnicas. Você talvez queira procurar um profissional que possa treiná-lo na técnica de Alexander ou no método Feldenkrais, duas terapias que enfatizam a mecânica corporal adequada. Aprenda mais a esse respeito no capítulo 11.

Comendo para ter saúde e felicidade

Você recebeu uma refeição completa com informações vitais nos capítulos 4 e 5. Agora, terá alguns petiscos saudáveis para serem lembrados enquanto você assume o controle da sua saúde:

- Coma alimentos naturais, de alta qualidade e bastante nutritivos – especialmente verduras frescas, frutas, grãos integrais e legumes.
- Limite ou evite alimentos de origem animal, como carne vermelha, frango e ovos.
- Evite alimentos muito processados.
- Evite adoçantes artificiais e limite a ingestão de açúcares refinados.
- Procure equilíbrio, variedade e prazer. Tente novos sabores, mas não coma aquilo que você não gosta.
- Coma em circunstâncias de relaxamento. Saboreie cada bocado do alimento.
- Escute o seu corpo. Pare de comer quando estiver satisfeito.

Evitando toxinas ambientais

No mundo atual poluído e repleto de substâncias químicas, é impossível evitar o contato diário com toxinas ambientais, até mesmo o escapamento de carros, o fumo passivo e os pesticidas. Mesmo os medicamentos, os ruídos, a luz e os odores podem irritá-lo e desencadear (ou agravar) os seus sintomas.

Algumas vezes as pessoas com fibromialgia são extremamente sensíveis a substâncias comuns que parecem não afetar as outras pessoas. As reações a esses irritantes podem incluir fadiga, dores, irritabilidade, urticárias e sonolência. Como muitos sintomas de sensibilidade química podem ser semelhantes aos da fibromialgia, você talvez precise da ajuda de um médico para identificar os possíveis culpados. O seu médico pode recomendar um protocolo de eliminação, no qual você eliminará determinadas substâncias da sua dieta ou ambiente durante duas a seis semanas e então as reintroduzirá, uma de cada vez.

Se as sensibilidades a substâncias comuns estão incomodando você, mas não são incapacitantes, tente as seguintes medidas antes de iniciar um protocolo de eliminação total:

- Evite removedores tóxicos e outras substâncias químicas em casa, no trabalho e na escola. Muitas alternativas não tóxicas funcionam igualmente bem. Procure na loja de alimentos naturais ou em um bom supermercado uma seleção de produtos naturais ou "verdes", incluindo *sprays* e produtos de limpeza para o banheiro, sabão para roupas, sabonete, desodorante, xampu e pasta de dentes.
- Sempre que possível, coma frutas e verduras orgânicas, livres de pesticidas ou com pouco pesticida. Lave os produtos não orgânicos com um preparado cítrico para diminuir os pesticidas superficiais. Se os sintomas persistirem, tente eliminar os alimentos que em geral provocam alergia, como leite, trigo, ovos, cítricos e chocolate ou consulte o seu médico ou alergista para fazer testes específicos.
- Elimine ou reduza o consumo de adoçantes artificiais, óleos hidrogenados (encontrados em muitos alimentos processados) e açúcar refinado.
- Elimine ou reduza a exposição a campos eletromagnéticos (CEMs). A sensibilidade aos CEMs é comum entre pessoas com fibromialgia, possivelmente porque os CEMs afetam adversamente a atividade no sistema nervoso autônomo. Os *flares* parecem aumentar a sensibilidade. Um estudo russo descobriu que 25% das pessoas estudadas eram eletromagneticamente sensíveis.

O papel dos campos eletromagnéticos na saúde é muito debatido, mas parece que os CEMs têm efeitos bons e ruins. Em geral, um campo eletromagnético de corrente alternada (CA) (o tipo produzido pelas linhas de força, luz fluorescente, cobertores elétricos e a maioria dos aparelhos elétricos) tende a ter um efeito negativo, por interferir na atividade elétrica do corpo que, em sua maior parte, é de corrente direta (CD). Você já colocou um rádio perto da tela do computador ou da TV? A estática ou distorção é causada pela interferência do CEM (dois campos eletromagnéticos incompatíveis), semelhante à "estática" ou "distorção" fisiológica experimentada pelas pessoas sensíveis aos CEMs durante a exposição aos CEMs de corrente alternada. Por outro lado, alguns CEMs (aqueles que *são* compatíveis com a atividade elétrica do corpo) podem ter efeitos favoráveis.

Um estudo de 1995 revelou que alguns grupos de pessoas são particularmente reativas a determinados ventos com atividade elevada do CEM. Esses ventos com carga positiva (incluindo o Sirocco, na Itália, o Chinook, nas Montanhas Rochosas, e o Santa Ana, na Califórnia) aumentavam os níveis de serotonina. Muitas pessoas com fibromialgia têm níveis

VOCÊ É COMO VOCÊ VIVE

baixos de serotonina e as condições atmosféricas podem ajudá-los a se sentir melhor ao estimular esse neurotransmissor.

Se você tem uma sensibilidade ao CEM, avise a equipe de profissionais que cuida da sua saúde. Esse é um sintoma importante e algo a ser lembrado quando você for desenvolver uma estratégia de tratamento. Enquanto isso, limite a exposição aos campos eletromagnéticos e se possível evite a luz fluorescente. Algumas pessoas com fibromialgia tentam evitar os cobertores elétricos, os aquecedores para cama d'água, os secadores de cabelo e outros aparelhos elétricos. Tente diminuir ao máximo o uso do computador, principalmente durante um *flare*.

Não há por que se preocupar com todos os possíveis perigos ambientais em todo lugar que você for. Mas, pelo menos em sua casa (e talvez no trabalho, se você conseguir) tente limitar a exposição a toxinas. O quarto é muito importante. É nele que passamos a maior parte do tempo e ele deve ser muito seguro com relação a esse problema. Eis algumas idéias a serem consideradas:

- Nunca deixe recipientes com produtos de limpeza no seu quarto.
- Verifique se há livros com bolor e prateleiras empoeiradas.
- Passe aspirador regularmente no tapete – ou, melhor ainda, livre-se dele! Ele está cheio de células mortas da pele além de conter ácaros e seus excrementos. Todas essas substâncias podem agravar alergias.
- Tapetes e colchões novos podem liberar substâncias químicas no ar do seu quarto durante diversas semanas. Deixe camas novas em outro quarto ou na garagem para arejar. Se o seu tapete novo tem um odor químico, deixe as janelas abertas ou durma em outro local durante algum tempo.

Se o seu médico ou outros profissionais da saúde suspeitam que você pode ser quimicamente sensível, aprenda mais a respeito da sua condição e das suas necessidades. Você pode achar útil, por exemplo, pedir para alguém encher o tanque do seu carro para que não tenha de respirar os hidrocarbonos. Ou pode querer evitar as saladas em restaurantes se a alface é borrifada com uma substância química para manter a aparência fresca. Há muitos livros excelentes com conselhos a respeito de como tornar a sua casa ou o local de trabalho menos causadores de irritação.

Pare de fumar, limite o consumo de álcool e trate os vícios

Falarei sem rodeios. Se você fuma, pare. Se você bebe demais, diminua. E se o vício da droga tomou conta da sua vida, procure ajuda.

A nicotina não cria apenas um vício: ela é um veneno mortal. A nicotina nos cigarros contrai os vasos sangüíneos diminuindo o fluxo de sangue, oxigênio e nutrientes para os músculos e aumenta a dor e a tensão muscular. Além disso, o hábito de fumar pode realmente aumentar os seus níveis já elevados de Substância P, aquele componente natural incômodo que aumenta a nossa percepção da dor. A nicotina também faz o sistema nervoso autônomo funcionar de maneira anormal, o que aumenta a sua probabilidade de experimentar sensações de ardor, insensibilidade e formigamento. O hábito de fumar é muito prejudicial para as pessoas com fibromialgia.

É muito mais fácil falar do que fazer. Se você não consegue parar de fumar, peça ajuda ao seu médico. A acupuntura e/ou preparados de ervas têm ajudado algumas pessoas a parar de fumar. Os chicletes de nicotina ou os adesivos transdérmicos podem ajudá-lo a superar os momentos difíceis. Os grupos de apoio ajudam algumas pessoas; outras preferem conseguir sozinhas. Assim que parar de fumar, você colherá benefícios imediatos, incluindo menos dor e um risco menor de contrair uma doença cardíaca, câncer e outras doenças.

Se você consome álcool, faça isso em quantidades muito limitadas e não beba diariamente. O álcool é um depressivo e pode intensificar diversos sintomas da fibromialgia. Desenvolva outras maneiras mais eficientes para relaxar. (*Ver a seção "Diminuindo o estresse" a seguir.*)

Se você usa drogas ilícitas ou está viciado em qualquer substância ou medicamento, é crucial contar ao seu médico. Mesmo que você não esteja pronto para mudar os seus hábitos, o médico precisa saber o que está acontecendo no seu corpo para poder orientar melhor o seu tratamento. Diferente das imagens estereotipadas dos viciados, a pessoa comum viciada em drogas é exatamente como você ou como eu, um membro da sociedade com emprego, aparência normal, que precisa desesperadamente de ajuda – mas não está pronto para recebê-la ou não sabe como buscá-la. Não é preciso ir para uma clínica de tratamento se isso o deixa assustado. Você pode obter a ajuda de muitos médicos, e existem muitos programas de Doze Passos e outros semelhantes para lhe dar apoio. A dor de todos os tipos leva as pessoas aos vícios. Se você é uma dessas pessoas, consiga a ajuda que merece.

Diminuindo o estresse

Nós ouvimos a palavra "estresse" em todo lugar e criamos um vocabulário com relação a esse conceito. Dizemos que estamos "estressados" quando nos sentimos agitados ou sobrecarregados; podemos atribuir reações excessivas ao fato de estarmos "estressados" e falamos em *hobbies* e exercícios para "diminuir o estresse". Mas poucos de nós compreendem o que o estresse realmente significa.

Estresse é qualquer coisa que tira a mente e/ou o corpo da zona homeostática de conforto. Quando estamos em situações que *percebemos* como perigosas, desencadeamos uma série de reações químicas e fisiológicas. O corpo fica preparado para sobreviver. Quando percebemos que estamos sendo ameaçados, automaticamente o nosso corpo nos prepara para algum tipo de ação. A freqüência cardíaca e o ritmo respiratório aumentam e a pressão sangüínea sobe. Essas e outras mudanças fisiológicas nos preparam para "lutar ou fugir". Em um instante, estamos preparados para repelir o nosso agressor ou para fugir do perigo o mais rapidamente possível.

O problema é que somos totalmente capazes de entrar no modo sobrevivência sem a existência de uma ameaça real. Por exemplo, um carro que entra de repente à nossa frente na estrada pode desencadear a mesma resposta de estresse de ficar frente a frente com um tigre: a freqüência cardíaca acelera, a respiração fica mais rápida e a pressão sangüínea sobe. Além disso, as respostas de estresse devem durar apenas até o perigo imediato passar para podermos, por exemplo, subir em uma árvore e não ser comidos por aquele tigre. Mas, no mundo atual, com muita freqüência as nossas respostas de estresse tornam-se crônicas. É como se estivéssemos pressionando continuamente o nosso botão interno para o pânico, em vez de pressioná-lo para nos salvar de um perigo verdadeiramente ameaçador.

Na realidade, você controla o próprio nível de estresse. Embora muitas situações estejam fora do nosso controle, nós *podemos* controlar a maneira como percebemos e reagimos a essas situações externas. Se você fica zangado sempre que é fechado por outro motorista, você – não ele – está criando o estresse. Mesmo que sempre fique zangado no trânsito, é possível fazer um esforço consciente para se acalmar e evitar uma resposta de estresse.

As respostas crônicas de estresse podem ter sérios efeitos sobre a saúde, inclusive dores de cabeça, problemas de estômago, pressão sangüínea elevada, tensão muscular (incluindo dores nas costas), fadiga, irritabilidade, distúrbios alimentares, distúrbios de humor e função comprometida do sistema imunológico. Muitas das características da fibromialgia – função física prejudicada, dor crônica e um futuro incerto – são agentes causadores de estresse. Portanto, é extremamente importante que as pessoas com fibromialgia aprendam a diminuir o estresse e a controlar a sua resposta crônica de estresse.

Um estudo recente revelou que 63% das pessoas com fibromialgia sentem que o estresse influencia de maneira importante os seus sintomas e o desenvolvimento da sua doença. O corpo tem um conjunto específico de respostas ao estresse. A chave para manter o estresse em um nível controlável é fazer essas respostas trabalharem *para* você, não contra você. As técnicas a seguir podem ajudar:

- Cada resposta crônica de estresse individual pode provocar uma série de problemas específicos. Aprenda a reconhecer os sinais particulares de estresse do seu corpo.
- Identifique as situações e as pessoas que desencadeiam a sua reação de estresse. Até você se "reprogramar", evite esses gatilhos sempre que possível. Você não pode evitar todos os agentes causadores de estresse, mas não precisa trazê-los para a sua vida.
- Encontre maneiras para aceitar e administrar as situações estressantes que você não pode eliminar. Não gaste energia tentando mudar pessoas ou situações sobre as quais você não tem controle. Aceite aquilo que não pode mudar e vá em frente. Esqueça qualquer pessoa que acha que o ofendeu. Agarrar-se a ressentimentos e rancores só magoa você – não a outra pessoa. Algumas vezes assumir o controle significa *deixar para lá*.
- Seja flexível. A sua condição exige isso!
- Diminua os seus padrões e expectativas. Deixe para lavar os pratos depois, limpe a casa com menos freqüência, vista roupas realmente confortáveis, utilize sacolas de presente no lugar de papel de embrulho, não dirija na hora do *rush* e delegue tarefas para as outras pessoas.

- Reserve um tempo para relaxar todos os dias, não importa o que aconteça.
- Comunique as suas necessidades diretamente. Você tem esse direito.
- Desenvolva um *hobby*. Envolver-se em algo que você aprecia alivia o estresse e proporciona uma válvula de escape criativa.
- Vá com calma. Não tente fazer muita coisa em um prazo pouco realista. Estabeleça prioridades. Divida tarefas grandes em partes viáveis. Comece cedo e não tenha pressa. Por exemplo, faça as suas compras de Natal com bastante antecedência.
- Simplifique. Livre-se de coisas que você não usa regularmente. Encontre formas de realizar as tarefas com mais eficiência. Estabeleça objetivos realistas. Use o tempo que você economizou para mimar a si mesmo.
- Experimente terapias para o corpo e para a mente. Tente diminuir o estresse com a visualização dirigida, orações, música suave, a companhia de amigos ou a respiração profunda. Você encontrará muitas informações úteis no capítulo 12.

Lidando com a depressão

Há momentos em que nos sentimos tristes, inadequados ou sobrecarregados. Mas quando os sentimentos de profunda tristeza ou de desespero tornam-se aspectos da nossa vida cotidiana, estamos deprimidos e precisamos de ajuda.

Infelizmente, com freqüência a depressão e a fibromialgia andam de mãos dadas. Mais de duas dezenas de estudos focalizaram a depressão em pessoas com fibromialgia. De acordo com eles, aproximadamente um dentre cinco pacientes com fibromialgia poderiam ser identificados como muito deprimidos na época da sua consulta. E mais da metade têm um histórico de severa depressão em algum momento da sua vida.

A depressão, significativa ou não, pode ser um grande bloqueio no seu caminho para o bem-estar. Seja qual for a severidade ou a freqüência, a depressão exige *ação*. O primeiro passo é reconhecer o distúrbio. Os sinais de depressão podem incluir alguns ou todos aqueles relacionados a seguir, quando estiverem presentes durante pelo menos duas semanas:

- Dormir muito ou pouco.
- Diminuição do interesse nas atividades diárias.
- Perda de concentração ou incapacidade para processar informações.
- Perda de interesse na vida e nas atividades prediletas e nas pessoas de quem você gosta.
- Sentimentos opressivos de tristeza, culpa ou inutilidade quase todos os dias.
- Falta de interesse por sexo.
- Importantes mudanças nos hábitos alimentares: comer muito ou pouco.
- Pensamentos de suicídio ou tentativas de suicídio.

Há diversos tipos de depressão, cada um com uma variedade de possíveis causas e tratamentos potenciais. Não deixe a depressão afastá-lo das pessoas que podem ajudar. Converse com seu médico ou com um profissional da saúde mental. Como sempre, mantenha seu médico informado de todos os medicamentos e outros tratamentos.

Se você recebeu o diagnóstico de fibromialgia recentemente e ficou deprimido com isso, talvez precise de tempo para lamentar. Afinal, acabou de saber que tem um distúrbio para o qual não há cura conhecida e que pode alterar a sua vida indefinidamente. Sem dúvida, essa notícia será experimentada como uma perda importante e, como ocorre com outras perdas, você precisa de um período de luto. Esse período é uma maneira natural para lidar com a perda e tem cinco estágios: *negação e isolamento, raiva, negociação, depressão* e, finalmente, *aceitação*. É preciso tempo para percorrer esses diferentes estágios, mas procure ajuda se ficar preso em qualquer um deles. Reconheça os seus sentimentos em cada um e siga em frente.

Apoio emocional

As pessoas saudáveis tendem a desenvolver redes de apoio de amigos e familiares nos quais podem confiar em momentos raros de crise. As pessoas com fibromialgia precisam de sistemas de apoio mais fortes – com os quais possam contar noite e dia. Em geral é bom ter pelo menos cinco membros da família e/ou amigos para os quais possa pedir ajuda. Se você não tem cinco pessoas solidárias à disposição, vá atrás delas! Não espere que o apoio venha até você. Dê os passos necessários para desenvolver e nutrir relacionamentos solidários.

Lembre da regra de ouro dos relacionamentos: se você quer um amigo, *você precisa ser um amigo*. Dê vida nova a antigos relacionamentos procurando as pessoas e oferecendo a sua amizade. E faça um esforço para construir relacionamentos com pessoas novas.

Encontrar pessoas solidárias é mais fácil do que você imagina. Um ótimo lugar para começar é com um grupo de apoio para pessoas com fibromialgia. Elas compreenderão o que você está passando em um nível muito pessoal. Você não terá de descrever os seus sintomas detalhadamente; elas saberão o que você quer dizer e podem sentir empatia pela sua dor e sofrimento.

Não deixe que as reuniões do grupo de apoio se transformem em sessões de queixas sem fim. Se notar que um membro se queixa constantemente, desabafando sentimentos negativos, tente desviar a conversa para algo mais encorajador, como novas pesquisas sobre as quais ouviu falar ou idéias úteis para o estabelecimento de objetivos.

Os grupos de apoio oferecem regularmente as novidades mais recentes sobre tratamentos e pesquisas em fibromialgia, muitas vezes na forma de circulares com informações, dicas, sugestões e estratégias valiosas. Essas circulares habitualmente contêm idéias práticas porque as sugestões são feitas por pessoas que lutam com esse distúrbio.

Talvez você queira criar uma associação ou grupo de apoio se não houver nenhum na sua cidade. Se esse for o caso, entre em contato com a sede da organização e fale sobre o que gostaria de fazer. Muitas dessas associações têm folhetos explicando como criar grupos de apoio e ficarão muito felizes em oferecer sugestões a respeito de como fundar uma associação e como evitar que as reuniões se tornem muito negativas.

Problemas familiares

Todos precisam e merecem receber amor e apoio. Quando você tem uma doença crônica, precisa disso mais do que nunca e procura a família e os amigos. Diferente da equipe de profissionais que cuida da sua saúde, a sua família e os seus amigos não recebem nada para ajudá-lo; fazem isso por amor. Mas, até o amor mais doador pode desgastar se o relacionamento for unilateral. Tente desviar o foco de si mesmo. Faça um esforço para obter equilíbrio e procure maneiras de nutrir e apoiar as pessoas mais importantes em sua vida.

Peça ajuda, mas não sobrecarregue as pessoas que você ama com exigências que elas não podem atender. Você tem uma doença crônica que talvez dure a vida inteira. Distribua os seus pedidos de apoio entre diversas pessoas. Apresente-se a outros pacientes de fibromialgia nas reuniões do grupo de apoio, cultive a sua amizade e mantenha contato.

Se você é do tipo que cuida de todos e raramente se queixa, agora é hora de falar honestamente! Peça ajuda. Chore no ombro de uma ou duas pessoas. Deixe os outros aprenderem a cuidar um pouco mais de si mesmos. Pare de tentar ser um herói. Você poderá ficar surpreso ao descobrir que as pessoas na sua vida irão amá-lo e aceitá-lo de qualquer maneira.

Se você tem filhos, tenha consideração pelos seus sentimentos e conte o que está acontecendo. Adapte as suas explicações de acordo com a idade deles e não espere que reajam ao seu distúrbio como "adultos pequenos". Mantenha-os informados sobre a sua condição e fale sobre a fibromialgia, mas não demais. O excesso de detalhes pode confundir as crianças pequenas e assustar as mais velhas.

Na doença e na saúde

A doença crônica pode provocar uma enorme tensão em um casamento ou relacionamento de muito tempo. Esse relacionamento é a sua base; portanto, proteja-o. Se você acha que essa é uma área problemática, procure imediatamente um aconselhamento. Quando os seus sintomas pioram ou durante os *flares*, a tensão sobre o seu parceiro é inegável. Ele pode se sentir impotente para diminuir a sua dor ou se sentir zangado por você estar doente. Você pode se sentir inadequado ou culpado por não ser a pessoa que gostaria de poder ser. Ou pode ficar zangado e magoado porque o seu parceiro não é mais sensível e compreensivo. Seja qual for a situação, quanto antes procurar ajuda, melhor.

Estimule o seu parceiro a se informar melhor sobre o seu distúrbio e deixe-o desabafar sentimentos profundamente reprimidos. Se o seu parceiro sabe que você está vivendo com uma dor crônica (embora pareça estar "bem"), que pode experimentar *flares* (algumas vezes sem aviso) e que haverá ocasiões em que os seus sintomas forçarão uma mudança de planos, as situações poderão ser aceitas com mais facilidade.

Quando o seu parceiro falar, aprenda a escutar ativamente, além das palavras, percebendo o que realmente está dizendo. Se você parar e pensar como é estar na pele dele, conseguirá avaliar o quanto ele realmente o ama, apesar das frustrações, do medo ou da raiva.

Fazer amor? Você está brincando?

Muito possivelmente a última coisa na sua mente é o sexo. Você precisou redefinir a sua vida em todos os outros aspectos e só o fato de repensar, adaptar e aceitar os diversos aspectos relacionados ao viver com fibromialgia pode exigir uma tremenda energia. No que se refere à intimidade física, o meu palpite é o de que você provavelmente está exausto e muitas vezes "não está no clima".

Mas, antes de descartar o sexo como mais uma vítima da doença crônica, pense nisto: a partir de um ponto de vista fisiológico, uma das melhores coisas para diminuir o estresse físico e mental é o clímax sexual. O sexo melhora a circulação, alivia a tensão e aumenta temporariamente os níveis de endorfina no cérebro (que alivia a dor e nos faz sentir bem). E a intimidade física pode ser um importante componente da intimidade emocional.

Se os seus sintomas são tão severos que até mesmo o mais leve toque é muito doloroso e o simples pensamento de um abraço é intolerável, não desista. Fale a esse respeito e busque maneiras para fazer o sexo trabalhar para você. Muitas pessoas não se sentem à vontade falando sobre sexo, mesmo com seus parceiros. Mas evitar o assunto não vai melhorar a sua situação. Provavelmente você descobrirá que o seu parceiro também precisa expressar as suas necessidades e sentimentos. Considere a idéia de consultar um fisioterapeuta ou um ginecologista (se você é uma mulher). Esses especialistas podem orientá-lo na escolha dos momentos e técnicas que funcionarão para você.

Seja realista e não compare a si mesmo com aquilo que você acha que é "normal". A nossa cultura nos fez acreditar que somos anormais se não nos engalfinharmos em um sexo selvagem diversas vezes ao dia, mas o fato é que a maioria das pessoas não tem esse tipo de libido. O impulso sexual varia de pessoa para pessoa. A libido pode ser afetada por ansiedade, medicamentos, depressão e muitos outros fatores físicos e emocionais. Além disso, a doença crônica pode deixá-lo sem energia.

FIBROMIALGIA

Existem inúmeras maneiras para demonstrar afeto, mas não use o seu diagnóstico como um motivo para evitar a intimidade física. A Dra. Connie O'Reilly, uma psicóloga clínica interessada na questão do desejo sexual em pessoas com fibromialgia, faz as seguintes sugestões:

• **Enfrente as lutas pelo poder não resolvidas no seu relacionamento.** Quando nos sentimos impotentes fazemos qualquer coisa possível para readquirir um pouco desse controle, incluindo ser passivo e contido. Refrear a sua sexualidade é uma forma poderosa para expressar raiva, sem precisar enfrentar os problemas diretamente. Mas o que acaba acontecendo é que os problemas subjacentes nunca são resolvidos, e o seu parceiro fica confuso e ressentido. Lide com as questões de poder direta e abertamente. Obtenha ajuda externa para orientá-lo nesses esforços.

• **Preste atenção na dor.** A dor durante o sexo não é desejável e não deve ser aceita. Há muitas causas possíveis; portanto, não presuma que esse é um efeito colateral dos medicamentos. Com freqüência a solução é simples, como a mudança de posição ou a utilização de um lubrificante.

• **Converse com o seu parceiro.** Exponha os seus sentimentos com honestidade e franqueza. Mesmo que você tenha um relacionamento de décadas, não suponha que não seja necessário conversar. O seu parceiro não pode ler a sua mente. Por outro lado, seja um bom ouvinte. Ouça o que o seu parceiro está tentando dizer.

• **Coloque o sexo na sua lista de "coisas a fazer".** Naturalmente, estou exagerando, mas planeje conscientemente um período para a intimidade. Se você usa medicamentos para controlar a dor, o momento certo pode ser especialmente importante.

• **Mime a si mesmo.** Muitas pessoas sentem-se mais sensuais quando se consideram atraentes. Acrescente óleos essenciais na água do banho e nas massagens, use roupas que o façam se sentir bem e coma alimentos nutritivos, gostosos. Tente introduzir a massagem nos momentos de intimidade. Exercício e alongamentos suaves podem aumentar a sua força e energia.

• **Criatividade é a chave.** Você não precisa se pendurar no lustre para ter um ótimo sexo. Na verdade, não precisa nem da relação sexual. Tocar e acariciar podem fazer maravilhas.

Existem centenas de livros de auto-ajuda no mercado que tratam das questões de intimidade e sexualidade.

Trabalhar ou não trabalhar?

Para muitos de nós, essa não é uma pergunta – alguém precisa levar para casa o pão de cada dia e, em geral, isso significa um emprego, estando ou não preparado para isso. Estatísticas recentes revelam que aproximadamente 90% dos pacientes de fibromialgia que querem trabalhar podem fazê-lo.

Parece bom, não parece? Mas essas estatísticas não revelam o que a pessoa com fibromialgia sofre no emprego. Outra pesquisa recente mostra que 30% desses pacientes precisaram modificar o seu trabalho de algum modo para adaptá-lo à sua condição e outros 30% tiveram de mudar de emprego, em geral por causa da dor. Outros fatores incluem a fadiga, as dificuldades cognitivas, o estresse e ambientes de trabalho inadequados.

Tornando o trabalho mais fácil

Manter um emprego pode aumentar a sensação de controle e poder, mas também pode adicionar estresse à sua vida. Só você pode decidir o que é melhor para si. Se decidir continuar trabalhando, eis algumas sugestões para facilitar a sua vida no trabalho:

- Divida tarefas grandes em partes menores e mais viáveis, que poderão ser realizadas uma de cada vez.
- Quando possível, adapte os equipamentos para diminuir a tensão muscular. Ao falar no telefone, tente usar um apoio para a cabeça ou o viva-voz. Verifique a altura da sua mesa e use uma cadeira confortável. Para testar a altura adequada da cadeira, sente-se e coloque a mão sob a parte de trás dos joelhos. Se a mão não passar, você precisa de um descanso para os pés.
- Planeje as suas atividades diárias para não precisar andar muito. Mas não fique sentado em uma posição durante muito tempo. A cada 20 ou 30 minutos, levante e alongue-se para diminuir a insensibilidade e a tensão muscular.
- Evite sentar perto das saídas de ar-condicionado.
- Quando conversar com alguém, vire a sua cadeira na direção da pessoa para não ter de girar o corpo.

- Verifique onde você coloca os itens mais utilizados na sua mesa de trabalho. Arrume a sua mesa para não precisar agachar ou se esticar para alcançá-los.
- Não leve trabalho para casa. Você já fez o suficiente.
- Aceite o fato de que não pode mudar os seus colegas ou o seu patrão. É *você* quem precisa se adaptar.

Se você trabalha no computador:

- Mantenha os punhos retos.
- Não estique os dedos para alcançar as teclas mais distantes; mova os braços.
- Ao digitar, relaxe os polegares e mantenha os dedos curvados.
- De vez em quando, deixe os braços soltos ao lado do corpo e balance os dedos.
- Segure o *mouse* sem apertar.
- Use todo o braço para mover o *mouse*, não apenas a mão.
- Sente-se tão longe quanto possível do monitor. Use fontes grandes para poder ficar afastado.
- Faça pausas freqüentes. Se possível, saia da sala.

Os seus direitos na escola e no trabalho

Você tem o direito de pedir adaptações que o ajudarão a trabalhar com mais conforto. Você pode estar qualificado para receber tratamento médico, seguro por incapacidade ou um novo treinamento. Como não raro há pessoas que abusam, aquelas com necessidades reais podem ter dificuldade para obter cobertura do seguro. Trabalhe com o seu clínico geral. Você pode precisar escrever um relatório de duas ou três páginas citando as particularidades da sua condição e anexá-lo aos seus registros médicos. Você também poderia estar qualificado para receber uma pensão por invalidez do seguro social.

Pegue esse emprego e...

Antes de decidir pedir demissão do emprego, pergunte-se:

- O que gosto mais e o que gosto menos no meu trabalho?
- Estou satisfeito com o trabalho que faço?
- Esse emprego é bom para a minha saúde?
- É possível diminuir as minhas horas de trabalho em meu atual emprego?
- Que outros empregos já tive e gostei?
- Quais são as minhas habilidades? Quais são os meus *hobbies* ou interesses? Eu poderia transformar qualquer um deles em um negócio lucrativo?

O seu terapeuta ocupacional pode ajudá-lo a avaliar as suas opções. Ele conhece as suas limitações e habilidades físicas, bem como os empregos à sua disposição. Juntos, vocês podem elaborar um plano.

Ser autônomo

Por diversos motivos, atualmente cada vez mais pessoas são autônomas, trabalham em casa ou pelo computador. Há muitas vantagens em ser autônomo, e a maior parte das pessoas que fizeram essa mudança dizem que nunca voltarão a trabalhar para outra pessoa. Mas trabalhar pelo computador não é para todos.

Uma das maiores vantagens de trabalhar em casa é a oportunidade de determinar as suas horas de trabalho. Isso significa que durante os períodos de *flare*, você não precisa se preocupar. Talvez o seu atual patrão esteja aberto a um acordo, permitindo que você trabalhe em casa. Com certeza, isso dependerá do tipo de trabalho que você faz, da sua posição, se você é responsável por outras pessoas, e assim por diante. Deixar um emprego fixo para iniciar o próprio negócio requer um enorme "salto de fé". Se está considerando essa opção, precisa fazer algumas importantes perguntas para si mesmo:

- Tenho uma habilidade que pode gerar rendimento suficiente?
- Tenho a disciplina necessária para administrar um negócio em casa?
- Tenho a educação, a experiência e o conhecimento para lidar com todos os aspectos da administração de um negócio? (Se não tenho, poderia contratar um contador?)
- Posso criar "zonas" públicas e privadas e deixar o meu trabalho para trás no final do dia?

- Tenho o espaço necessário para trabalhar em casa?

Se você está pensando em dar esse passo, faça uma pesquisa cuidadosa para minimizar os riscos.

Procure (e encontre) os bons

Tudo na vida tem bons e maus elementos. Seja qual for a sua situação, se você conseguir encontrar os bons, encontrará a tranqüilidade. Obter o máximo da vida muitas vezes envolve uma mudança de atitude. Veja o copo meio cheio em vez de meio vazio.

Muitas das nossas respostas de estresse começam na imaginação. Será que aquele amigo não retornou o telefonema por que está chateado ou (mais provável) por que está muito ocupado com outras coisas? Não permita que uma imaginação negativa arruine a sua vida. Quando sentir a chegada de uma reação de estresse, crie o hábito de fazer uma "verificação da realidade". Pergunte a si mesmo: "é realmente importante se outro carro pegar aquela vaga no estacionamento?". A maior parte das coisas que deixamos nos aborrecer são insignificantes. Guarde a sua preocupação para as coisas que realmente importam.

Quando sentir pena de si mesmo pode ser bom voltar a sua atenção para alguém ou para alguma coisa. Procure formas de ajudar os outros. Além de proporcionar uma distração bem-vinda, ser útil para outra pessoa pode lhe dar uma perspectiva nova e benéfica da vida.

Para ter mais idéias sobre como aproveitar a vida ao máximo verifique a lista das "cem maneiras para se sentir melhor agora" no capítulo 13.

Capítulo 7

Obtendo o máximo da medicina alternativa/complementar

Se você recebeu o diagnóstico de fibromialgia, já deve saber quais são as más notícias: não se conhece nenhuma maneira para evitar ou curar esse distúrbio. Lidar com essa condição todos os dias, ano após ano, pode ser terrivelmente desafiador. Dor muscular crônica, muitas vezes recorrente, dores de cabeça, fadiga, insônia e depressão – e a busca frustrante por um diagnóstico correto e tratamento médico adequado – podem cansar o seu corpo, sobrecarregar os seus relacionamentos e fazê-lo sentir-se muito mais velho do que você é, mental e fisicamente.

Contudo, também há boas notícias. A variedade debilitante dos sintomas da fibromialgia – da dor muscular crônica e fadiga severa até as dores de cabeça e depressão – pode ser controlada. Você *pode* recuperar a vida que talvez tenha perdido. Isso *pode* ser feito. Mas será necessário persistência, paciência e o poder da informação.

Como a fibromialgia é um conjunto de sintomas que pode ser causado por muitos mecanismos ou diagnósticos diferentes, é improvável que uma única terapia ou tratamento – convencional ou não-tradicional – proporcione o alívio profundo e duradouro que você procura. Na verdade, contar com apenas uma terapia quase garante o fracasso. Em minha experiência, as pessoas que lidam bem com a fibromialgia em geral contam com uma abordagem que integra o melhor da prática médica tradicional, uma nutrição saudável e uma variedade de abordagens obtidas no mundo da medicina alternativa e complementar. Em muitos casos, esse tipo de estratégia pode acelerar o alívio dos sintomas e ajudar a minimizar os *flares*.

Como os sintomas da fibromialgia são tão extensos e abrangentes, uma única abordagem não basta para ajudar todas as pessoas o tempo todo. Na realidade, o que funcionou para você no ano passado ou no mês passado pode não dar resultados hoje. Conheça as diversas opções à sua disposição, explore algumas e verifique as que funcionam melhor, em que circunstâncias e quando.

A crescente procura pela medicina alternativa/complementar

Há dez anos era necessário procurar pequenas lojas de alimentos naturais ou obscuras lojas especializadas para encontrar um simples chá de ervas. Atualmente, extratos de erva-de-são-joão, echinacea e centenas de outras ervas e medicamentos naturais alinham-se nas prateleiras de grandes redes de supermercados. O leite de soja, chás de ervas e uma boa seleção de produtos orgânicos estão à venda nos principais supermercados. Até as lojas de conveniência vendem ginseng e medicamentos homeopáticos.

Insatisfeitos com o foco da medicina convencional na doença e não no bem-estar, os consumidores têm escolhido com os seus livros de bolso. As empresas responderam a essas mudanças. Grande parte da medicina predominante ficou para trás e se esforçou para ignorar o crescente interesse público pelos cuidados "alternativos" com a saúde. Mas agora, à medida que a procura dos consumidores continua aumentando, até mesmo as instituições médicas conservadoras como a American Medical Association e o National Institutes of Health Care precisaram reagir a essa mudança de tendências.

Diferentemente da medicina convencional, com seu foco no diagnóstico, no tratamento da doença e na eliminação dos sintomas, a medicina alternativa/complementar (MAC) considera a pessoa como um todo – corpo, mente e espírito. Além de tratar os sintomas físicos imediatos (como uma dor nas costas), em geral essas terapias têm uma abordagem mais "holística" com relação à saúde e à cura. Os profissionais da MAC consideram o funcionamento subjacente de complexos sistemas corporais (como o sistema imunológico), bem como o contexto mais amplo das crenças, das circunstâncias pessoais, das escolhas de estilo de vida e do ambiente externo do paciente.

Em geral, os profissionais da medicina alternativa/complementar acreditam em intervenções terapêuticas e de diagnóstico mais suaves, menos invasivas do que aquelas rotineiramente utilizadas pelos médicos convencionais – com freqüência com menos efeitos colaterais. E o mais importante é que as abordagens da MAC podem proporcionar alívio (e ocasionalmente curas) nos casos em que a medicina ocidental fracassa.

Mas isso não significa que todas as terapias alternativas são adequadas para todas as pessoas. Algumas apresentam riscos significativos. Tudo o que é eficaz também tem o potencial para ser perigoso quando utilizado de forma inadequada. Qualquer pessoa que esteja pensando em utilizar abordagens não-tradicionais para ajudá-la a lidar com a fibromialgia deve assumir o controle da sua saúde aprendendo o máximo possível a respeito das diversas opções adequadas antes de buscar qualquer tratamento.

Como tudo isso começou?

Com toda a atenção que a mídia recentemente dedica ao fenômeno da medicina alternativa/complementar, pode parecer que ela é uma coisa relativamente recente. Na verdade, grande parte daquilo que atualmente consideramos como medicina não-tradicional é tão tradicional quanto possível. A fitoterapia, a medicina ayurvédica, a tradicional medicina chinesa e a massagem têm sido utilizadas para promover a saúde e a cura há milhares de anos. Na verdade, é a medicina ocidental (também conhecida como medicina *alopática*) que é recente.

Grande parte do atual interesse na MAC começou em 1971 durante a viagem histórica do presidente Richard Nixon à China. Durante a visita, o repórter James Reston do *New York Times*, teve uma apendicite aguda e foi submetido a uma cirurgia de emergência no Anti-Imperialist Hospital em Pequim. Posteriormente, Reston escreveu a respeito do seu encontro inesperado com a medicina oriental, incluindo a estranha prática chinesa de colocar minúsculas agulhas na pele que aliviou a dor pós-operatória *sem medicamentos*. Os fascinantes relatos de Reston sobre a antiga prática de cura da acupuntura chamaram a atenção dos ocidentais, cada vez mais conscientes das questões relacionadas à saúde.

Mais ou menos na mesma época em que abríamos a nossa mente para a acupuntura, um número crescente de americanos estava sintonizado com a meditação transcendental, ou "MT" introduzida pelo Maharishi Mahesh Yogi, guru pessoal dos Beatles. Aqueles que praticavam a MT para fazer relaxamento e obter esclarecimentos começaram a descobrir os muitos benefícios que ela proporcionava à saúde, e isso incluía a sua habilidade para diminuir a pressão sangüínea e aliviar a dor crônica.

Nos anos seguintes, outras terapias não-convencionais chamaram a nossa atenção. Algumas eram defendidas por diversos autores/médicos convidados de *talk shows*, como Bernie Siegel, Andrew Weil, Deepak Chopra, Dean Ornish, Christiane Northrup e outros. A venda de suplementos alimentares aumentou até se transformar em um excelente negócio. E, cada vez mais fitoterapeutas, acupunturistas, naturopatas, quiropráticos, nutricionistas, massagistas e professores de ioga se envolveram nesse ramo de atividade nos Estados Unidos.

Com o tempo, até o governo federal teve de reconhecer oficialmente a crescente onda de interesse público nas chamadas terapias alternativas. Em 1992, o Congresso dos Estados Unidos reservou US$ 2 milhões para criar o Office of Alternative Medicine (OAM) como parte do National Institutes of Health (NIH). Com a nova denominação de Center for Complementary and Alternative Medicine (NCCAM) recebida em 1998, o centro distribui o seu atual orçamento de US$ 68 milhões anuais para financiar estudos em nove centros de pesquisas especializados em todo o país. Essas universidades e centros médicos investigam a potencial aplicação da MAC nos vícios, no envelhecimento, na artrite, nas doenças cardiovasculares, nos distúrbios craniofaciais, nas doenças neurológicas e na pediatria.

Para onde tudo isso está nos levando?

De certo modo, o NIH está jogando um jogo de pega-pega. Cada vez mais americanos acreditam que os doutores de medicina convencionais – esses curadores que parecem deuses (alguns doutores da medicina parecem achar que ser médico é ser uma pequena divindade), nos quais já depositaram toda a sua confiança – não têm mais todas as respostas com relação ao bem-estar, prevenção de doenças e tratamento eficaz de distúrbios crônicos. Muitas pessoas começaram a achar que os médicos convencionais nem mesmo fazem as perguntas certas.

Em 1993, o Dr. David Eisenberg, pesquisador da Universidade Harvard, publicou no *New England Journal of Medicine* os resultados de uma pesquisa de 1990 revelando que um em cada três americanos utilizava pelo menos uma forma de terapia não-convencional. No ano seguinte, uma pesquisa de opinião pública determinou que 17% dos americanos estavam utilizando suplementos de ervas, um aumento de 14% em comparação ao ano anterior.

Posteriormente, o Dr. Eisenberg relatou em uma publicação do *Journal of the American Medical Association* de 1998 os resultados de uma pesquisa de acompanhamento de 1997 mostrando que, sete anos depois, 42% dos americanos estavam utilizando algum tipo de terapia não-convencional – um aumento de 25% desde a primeira pesquisa. Durante o mesmo período de sete anos, a utilização de suplementos de ervas aumentou notáveis 380%, tornando os produtos de ervas o segmento com crescimento mais rápido da indústria da MAC.

A descoberta mais interessante (e mais assustadora) de ambas as pesquisas foi a de que a maior parte dos pacientes que utilizava as terapias da MAC não contava aos seus médicos, talvez com medo do ridículo. Na verdade, com base na segunda pesquisa de Eisenberg, mais de 15 milhões de adultos nos Estados Unidos corria o risco de sofrer interações potencialmente perigosas entre os medicamentos prescritos pelos médicos e os seus suplementos "secretos" da MAC.

Com o aumento do interesse público pelas práticas alternativas e complementares, os baluartes da medicina ocidental convencional – faculdades de medicina e principais organizações de cuidados com a saúde – começaram a incorporar a medicina complementar em seus programas e serviços. Em 1993, a New York City's Columbia University College of Physicians and Surgeons tornou-se uma das primeiras faculdades de medicina no país a explorar as terapias alternativas. Atualmente a universidade Richard and Hinda Rosenthal Center for Complementary and Alternative Medicine é um dos centros especializados em MAC do NIH e apóia diversos projetos – do estudo da aplicação da medicina alternativa/complementar na saúde da mulher ao desenvolvimento de cursos em medicina complementar para os alunos de faculdades de medicina. No início do milênio, dois terços de todas as faculdades de medicina dos Estados Unidos estavam oferecendo cursos em terapias não-tradicionais.

Os centros médicos de grandes cidades não podem mais ignorar a tendência e procuram abrir clínicas da MAC para atender a demanda por profissionais qualificados. No Center for Integrative Medicine na Thomas Jefferson University Hospital na Filadélfia, médicos formados examinam o seu coração e a sua pressão sangüínea e também sugerem opções de tratamento que podem incluir ioga, massagem ou acupuntura.

No Colorado, diversos programas de medicina integrativa combinam as terapias tradicionais e não-tradicionais. Muitos desses programas são afiliados a hospitais. Fiz parte dessa mudança. Além de adotar uma abordagem integrativa ou colaborativa em minha prática clínica, fui diretor de medicina alternativa e complementar do Centura Health – a maior rede de consultórios, hospitais e serviços de enfermagem especializados do Colorado. O Centura percebeu que com 40% da população utilizando terapias da MAC, as autoridades médicas locais tinham a obrigação ética e moral de se envolver, ajudando a oferecer informações confiáveis e fazendo o melhor para garantir uma prática segura e racional da medicina complementar. Recentemente, tive o privilégio de trabalhar com a Catholic Health Initiatives (CHI), uma organização nacional com sede em Denver, para ajudar a orientar e dar apoio aos esforços para a criação de programas de medicina integrativa em instituições interessadas em todo o país.

Até a American Medical Association (AMA) e suas sociedades médicas locais e estaduais afiliadas não podem mais ignorar essa tendência. Apesar de não apoiar especificamente a medicina complementar, essas organizações estimulam os seus membros a se familiarizar com as modalidades da MAC para discutir com mais eficácia a utilização adequada dessas abordagens com os seus pacientes.

Talvez a evidência mais notável da popularidade e da eficácia de determinadas terapias alternativas seja o fato de que um número cada vez maior de companhias de seguros-saúde está oferecendo cobertura para alguns tratamentos – em geral quiroprática e acupuntura. A American Western Life of Foster City, Califórnia, foi uma das primeiras seguradoras a cobrir uma ampla variedade de intervenções complementares. A Oxford Health Plans – empresa que atende 1,6 milhão de membros em Nova York, Nova Jersey e Connecticut – foi a primeira grande companhia de seguros a oferecer uma rede de profissionais credenciados para cuidados alternativos. Uma pesquisa feita em 1997 em Oxford mostrou que 75% dos contribuintes estavam interessados em acrescentar os tratamentos e serviços médicos alternativos em seu plano atual e que 33% haviam utilizado a medicina alternativa nos últimos três anos.

A MAC realmente funciona?

Apesar de a maior parte dos profissionais da medicina complementar afirmar que a medicina ocidental tem as suas desvantagens – destacando, por exemplo, os efeitos colaterais das drogas ou novas cepas de infecção resistentes a antibióticos – a ampla maioria reconhece que a medicina ocidental é absolutamente incomparável no que diz respeito aos cuidados emergenciais e agudos. As situações de emergência exigem intervenções de emergência. Se você está com a perna quebrada, não quer uma erva; você precisa engessar a perna.

OBTENDO O MÁXIMO DA MEDICINA

Os profissionais da saúde convencionalmente treinados não tiveram pressa para devolver o elogio. Com muita freqüência os médicos não dão ouvidos quando os profissionais da medicina alternativa e seus clientes satisfeitos sugerem que as suas terapias da MAC podem ser mais eficazes ou até mesmo melhores do que a medicina convencional para promover o bem-estar, aliviar a dor crônica e lidar com doenças crônicas.

Não é difícil compreender o porquê. Anos de rigoroso treinamento acadêmico tornam céticos a maioria dos médicos convencionais e sistematicamente instilam neles o desejo pelo "padrão de ouro" da evidência médica, o estudo duplo-cego controlado por placebo (DBPC).

A desvantagem da adesão rígida ao padrão DBPC é que nem a medicina ocidental consegue satisfazer esse padrão o tempo todo. De acordo com a maior parte das estimativas, mais da metade de todos os tratamentos médicos convencionais *não* foram comprovados por estudos DBPC. Contudo, a maioria dos médicos convencionais continua a insistir que as terapias da MAC são inúteis a não ser que sejam aprovadas por esses testes. Nitidamente esse é um padrão duplo. Se, na verdade, a medicina ocidental estivesse restrita apenas às terapias *comprovadamente* eficazes em estudos DBPC, nós médicos teríamos muito menos a oferecer aos nossos pacientes. A verdade é que algumas terapias são muito difíceis, quando não impossíveis, de ser estudadas de acordo com essa metodologia.

O fato de os acadêmicos enfrentarem esse desafio não invalida o valor prático das terapias em questão. Em outras palavras, *a ausência de pesquisas não significa uma ausência de resultados*. E é com isso que os pacientes se preocupam – resultados. Os pacientes tendem a aceitar aquilo que parece funcionar em vez de se preocupar com minúcias acadêmicas.

As terapias complementares que comprovaram a sua eficácia clínica durante centenas, até mesmo milhares de anos, podem não se encaixar nos protocolos convencionais de pesquisas, mas um número crescente de estudos realmente satisfaz os critérios científicos mais rigorosos e demonstra definitivamente os benefícios das intervenções alternativas ou complementares em situações bem definidas.

Por exemplo, um perfil de 1997, organizado pelo National Institutes of Health, após rever a literatura científica concluiu que a acupuntura pode diminuir a náusea e o vômito associados à cirurgia, quimioterapia e dor dentária pós-operatória. O perfil também identificou diversas condições relacionadas à dor para as quais a acupuntura pode funcionar em combinação com tratamentos-padrão ou como alternativa aceitável. Esses distúrbios incluem vícios, derrame, dor de cabeça, cólicas menstruais, cotovelo de tenista, dor na região lombar inferior, síndrome do túnel cárpico, asma e fibromialgia.

Em 1998, o *Journal of the American Medical Association* apresentou os resultados de seis estudos científicos em sua publicação especial sobre medicina alternativa. Entre as descobertas:

- A moxibustão (a queima de ervas para estimular pontos específicos de acupuntura) é uma maneira segura e eficaz para virar fetos que se encontram na posição sentada.
- A medicina chinesa à base de ervas pode ser útil no tratamento da síndrome do cólon irritável.
- A ioga pode ajudar a diminuir a dor da síndrome do túnel cárpico.

Em muitos desses estudos ainda falta uma teoria ou mecanismo para explicar o resultado em termos científicos, compreendidos pelos médicos convencionalmente treinados. É por isso que uma determinada porcentagem de médicos continua classificando todo esse setor como irrelevante, acreditando que o interesse público em outros sistemas de cura desaparecerá com o tempo.

Mas, com mais de 40% dos americanos atualmente utilizando métodos complementares, essa pode ser uma atitude sem visão, até mesmo perigosa. Se o seu médico convencional se encaixa nessa categoria, talvez você queira procurar um médico com a mente mais aberta.

Felizmente, o sistema de atendimento médico do futuro integrará as forças científicas e tecnológicas da medicina ocidental à secular orientação corpo-mente-espírito da prática complementar, oferecendo a todos nós, na doença e na saúde, o melhor dos dois mundos.

As seis ramificações da MAC

Nas práticas alternativas/complementares, você encontrará mais de 300 terapias ou modalidades e centenas de variantes. As abordagens da MAC à saúde são abrangentes. Para compreender esse vasto panorama, é útil agrupar terapias similares em categorias mais amplas. Há muitas maneiras para fazê-lo, e nenhum esquema de classificação é totalmente completo ou absoluto.

OBTENDO O MÁXIMO DA MEDICINA

Eu prefiro classificar as terapias da MAC baseado no(s) mecanismo(s) pelos quais elas atuam ou afirmam atuar. Descobri que esse sistema é útil tanto para o diagnóstico quanto para o tratamento. A desvantagem desse modelo de classificação é que alguns importantes sistemas de cura (por exemplo, a naturopatia, a ayurveda e a tradicional medicina chinesa) envolvem mecanismos múltiplos e complexos e portanto devem ser relacionados em diversas categorias.

Usando esse sistema, as modalidades alternativas/complementares podem ser agrupadas em seis amplas categorias:

Terapias bioquímicas – incluindo nutrição geral (dieta, vitaminas e minerais), fitoterapia, ayurveda, tradicional medicina chinesa (TMC), quelação e naturopatia. O efeito dessas terapias pode ser explicado com base no que elas provocam na bioquímica do corpo.

Terapias estruturais – incluindo manipulação osteopática, quiroprática, terapia craniossacral, cinesiologia, naprapatia, fisioterapia, massagem, Rolfing, reflexologia e naturopatia. O efeito dessas intervenções pode ser explicado com base no que elas provocam nas estruturas anatômicas do corpo.

Terapias funcionais de movimento – incluindo exercícios, técnica de Alexander, método Feldenkrais, Trager, tai chi e ioga. O efeito dessas terapias pode ser atribuído principalmente ao movimento dinâmico.

Terapias energéticas – incluindo TMC (acupuntura e acupressão), ayurveda, ioga, reiki, toque terapêutico, terapia da polaridade, terapia biomagnética, algumas formas de manipulação osteopática, algumas formas de manipulação quiroprática, terapia craniossacral, reflexologia, homeopatia e talvez aromaterapia. Acredita-se que a ação dessas terapias corrige os desequilíbrios de energia no corpo.

Terapias para a mente e para o corpo – incluindo aconselhamento psicológico, imagem mental dirigida, terapia com animais, biofeedback, hipnose, terapia do riso, orações, meditação, ayurveda, aromaterapia e naturopatia. O efeito dessas terapias em geral é atribuído às mudanças na fisiologia da mente e do corpo.

Abordagens ambientais – inclui evitar alérgenos, irritantes, substâncias tóxicas, aditivos alimentares, implantes e estruturas e a correção da disbiose (desequilíbrios microbiais). Essas terapias lidam com o delicado equilíbrio que existe entre o nosso corpo e o ambiente.

FIBROMIALGIA

Nos próximos cinco capítulos essas terapias serão descritas em detalhes e examinaremos o que cada uma delas pode oferecer para se lidar com os sintomas da fibromialgia e com os efeitos colaterais que você pode estar experimentando com medicamentos convencionais.

Como você sabe, a nutrição geral e as fitoterapias — basicamente abordagens bioquímicas que oferecem muitas estratégias de bem-estar e programas para ajudá-lo a lidar com sintomas comuns — foram abordadas no capítulo 5. Contudo, à medida que você continuar a leitura, verá que a nutrição e a fitoterapia também desempenham papéis importantes na naturopatia e em dois sistemas de cura alternativos: a ayurveda e a tradicional medicina chinesa. Essas abordagens serão consideradas no capítulo 9.

"MODELO CONCEITUAL"
(para organizar opções terapêuticas e de diagnóstico)

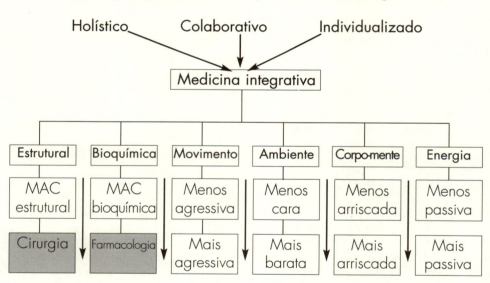

Há muitas maneiras possíveis para classificar as mais de 300 terapias alternativas e complementares. Para compreender as terapias à disposição e saber quando é adequado utilizar determinada terapia, acredito que o melhor método de classificação é aquele que se baseia no(s) suposto(s) mecanismo(s) de ação. Usando esse esquema, fica claro que as terapias estruturais são mais adequadas para problemas estruturais, as terapias bioquímicas para os problemas bioquímicos e assim por diante. Assim, o sistema também se torna uma forma de diagnosticar, a partir de uma perspectiva holística, quais desequilíbrios estão causando problemas para determinado paciente. O profissional da saúde pode perguntar, por exemplo, se existem problemas anatômicos/estruturais, desequilíbrios bioquímicos, problemas funcionais/de movimento, questões ambientais, preocupações relacionadas à mente e ao corpo ou desequilíbrios de energia.

A maioria dos esquemas de classificação utilizados para a medicina alternativa e complementar (MAC) exclui a medicina ocidental convencional considerando a medicina integrativa como a combinação da medicina ocidental e da MAC. O problema dessa abordagem é que ela ainda envolve uma distinção entre "nós" e "eles", uma separação e uma tensão entre "isso" e "aquilo".

Na realidade, a medicina ocidental se encaixa muito bem em um esquema de classificação baseado em mecanismos de ação. Quando classificamos todas as terapias de acordo com essa visão, torna-se óbvio que existe uma hierarquia de terapias mais agressivas e menos agressivas em cada categoria terapêutica (e de diagnóstico). Uma cirurgia é nitidamente uma intervenção anatômica/estrutural; acontece que ela é a terapia mais agressiva da categoria estrutural. A prescrição de um medicamento (farmacologia) é nitidamente uma intervenção bioquímica; acontece que ela é a terapia mais agressiva da categoria bioquímica. Em geral, as terapias da medicina ocidental tendem a ser mais agressivas, mais caras, mais arriscadas e mais passivas. Em geral, as terapias complementares tendem a ser menos agressivas, mais baratas, menos arriscadas e menos passivas (o que significa que o paciente está mais ativamente envolvido).

A beleza da medicina integrativa é que ela não submete os pacientes a terapias agressivas quando elas não são necessárias, nem recusa intervenções agressivas quando elas são necessárias. O primeiro passo mais importante é uma avaliação total e a triagem do paciente. Se houver uma situação de emergência, vá direto à medicina ocidental. Se a situação é mais crônica e não apresenta nenhuma ameaça imediata, então vale a pena primeiramente tentar intervenções menos agressivas da MAC e acompanhar atentamente os resultados. Se a terapia escolhida não apresentar os resultados desejados e a situação clínica piorar ou não melhorar, então é totalmente adequado recorrer a estratégias mais agressivas.

Advertências gerais

À medida que você se aprofunda no mundo da medicina alternativa e complementar tenha em mente que grande parte daquilo que conhecemos a respeito das "melhores práticas" da MAC baseia-se em evidências de observações e relatos. Isso significa que muitas intervenções ainda não foram investigadas ou comprovadas em rigorosos estudos científicos. Lembre também que em muitos casos os efeitos a longo prazo de diversas terapias complementares ainda não foram determinados.

Embora essas advertências possam impedir alguns médicos de recomendar abordagens não-tradicionais, cada vez mais pacientes de fibromialgia, menos interessados em discussões acadêmicas, estão encontrando o alívio que procuram por meio da exploração e da experiência direta daquilo que a MAC tem a oferecer.

Lembre-se que, como ocorre nos tratamentos da medicina ocidental, as terapias da MAC não são igualmente eficazes para todas as pessoas em todas as circunstâncias. Na verdade, algumas vezes os tratamentos podem piorar as coisas. Por exemplo, alguns tipos de massagem que são confortantes para alguns pacientes podem provocar o surgimento de dores e espasmos musculares em outros. Portanto, é particularmente importante procurar com calma os profissionais da MAC com bastante experiência no tratamento da fibromialgia em todas as suas manifestações.

No interesse da saúde, mantenha abertos os canais de comunicação

Discuta todos os potenciais tratamentos e terapias da MAC com o seu médico convencional. Igualmente, conte aos profissionais da medicina complementar tudo aquilo que você já está fazendo na área da medicina convencional.

Não é que você precise de permissão para tentar uma nova abordagem, mas porque você quer fazer o possível para criar *uma abordagem em equipe*. Cada membro da equipe que cuida da sua saúde deve ser capaz de avaliar a sua estratégia total e lhe dizer se qualquer uma das terapias que você está considerando é imprudente. Se algum profissional que cuida da sua saúde não for receptivo à colaboração, talvez você queira substituí-lo por alguém disposto a tratá-lo dentro de uma estrutura integrativa.

Escolhendo os melhores profissionais da medicina complementar

Os melhores profissionais são tecnicamente competentes, têm uma filosofia equilibrada e colaborativa e agem de maneira profissional. Você deve procurar:

Competência técnica

Certificado/Licença – O profissional foi aprovado por uma entidade nacional ou estadual para essa disciplina?
Aprovação institucional – O profissional formou-se entre os primeiros ou entre os últimos da classe?
Aprovação dos colegas – Esse profissional recebe críticas favoráveis dos outros profissionais da área de cuidados com a saúde?
Aprovação dos pacientes – Esse profissional é elogiado pelos pacientes? Os pacientes elogiam os profissionais que obtêm resultados. Para algumas das terapias não regulamentadas esse pode ser o melhor indicador de competência.
Experiência – Esse é o foco principal da prática clínica desse profissional ou um "bico"? Pergunte há quanto tempo ele trabalha nessa especialidade e discuta a sua experiência e resultados em condições específicas. Por exemplo, alguns acupunturistas são especializados no controle da dor enquanto outros se especializam na infertilidade ou na retirada de drogas.

Filosofia equilibrada, colaborativa

Abordagem em parceria/equipe – O médico sente-se à vontade trabalhando em parceria com o paciente e com a comunidade médica? Se um profissional afirma que toda a medicina ocidental é "venenosa" ou "nociva", não ande, e sim corra na direção oposta!
Comunicação – O profissional sente-se à vontade falando com outros médicos ou enviando relatórios do progresso e/ou anotações das consultas com relação a pacientes em comum?
Reconhecimento das limitações – Pergunte ao profissional que doenças ele trata com tranquilidade e quais ele encaminharia a outro profissional. Nenhum profissional trabalhando em uma disciplina pode tratar com sucesso todas as doenças ou pacientes. Se ele não lhe der uma resposta clara, esse é um sinal de alerta.
Profissionalismo – O profissional tem seguro de responsabilidade? Essa é uma parte necessária da prática responsável.
Número projetado de tratamentos e custos – O profissional pode lhe dar pelo menos uma estimativa aproximada antes de você iniciar o tratamento?
Estrutura temporal projetada – Em quanto tempo você pode esperar uma melhora? Para evitar a perda de tempo e de dinheiro você deve

saber quando determinar se o tratamento teve sucesso ou se é hora de buscar uma abordagem diferente.

Alívio dos sintomas passo-a-passo

Para ajudá-lo nos próximos cinco capítulos, o mapa a seguir indica alguns dos sintomas mais comuns da fibromialgia e os tratamentos alternativos/complementares correspondentes que podem proporcionar algum alívio.

FIBROMIALGIA	Músculos cronicamente doloridos	fadiga severa e distúrbios do sono	problemas circulatórios	dores de cabeça	síndrome pré-menstrual	infecção respiratória	problemas digestivos	depressão
Acupressão	✓	✓	✓	✓	✓		✓	✓
Acupuntura	✓	✓	✓	✓	✓	✓	✓	✓
Aromaterapia	✓	✓	✓	✓	✓	✓	✓	✓
Ayurveda	✓	✓	✓	✓				
Biofeedback	✓	✓	✓	✓				
Terapia biomagnética	✓	✓	✓	✓			✓	
Medicina chinesa à base de ervas		✓	✓	✓				
Dieta medicinal chinesa								
Quiroprática	✓			✓				
Terapia craniossacral	✓		✓	✓			✓	✓
Massagem eletrostática	✓		✓	✓				
Exercício	✓	✓	✓					
Terapias nutricionais/dietéticas/ com ervas	✓	✓		✓	✓	✓	✓	✓
Homeopatia	✓	✓	✓	✓	✓	✓	✓	✓
Hidroterapia	✓	✓	✓	✓		✓		
Terapia do riso	✓	✓		✓	✓			✓
Massagem	✓	✓	✓	✓			✓	✓
Meditação		✓	✓					
Terapias para a mente e para o corpo	✓	✓	✓	✓	✓			✓
Terapias do movimento	✓	✓	✓	✓	✓	✓	✓	✓
Naturopatia	✓	✓						
Osteopatia								
Reflexologia	✓	✓		✓			✓	
Reiki			✓					
Tai Chi/Qigong								
Toque terapêutico	✓			✓				
Mioterapia do ponto-gatilho								
Ultra-som			✓					
Ioga	✓		✓		✓		✓	✓

Capítulo 8

Terapias energéticas

Tradicional medicina chinesa

Acupuntura, acupressão, medicina chinesa à base de ervas, terapia dietética chinesa

Medicina ayurvédica, homeopatia, terapia biomagnética, massagem eletrostática, terapia da polaridade, reiki, toque terapêutico

Em minha opinião, as abordagens alternativas e complementares agrupadas sob o termo abrangente "terapias energéticas" apresentam o maior potencial para o futuro da medicina. Elas também desafiam diretamente o modelo bioquímico ocidental predominante. Para os médicos convencionais, as terapias energéticas são intelectual, academica e profissionalmente mais arriscadas porque não podem ser explicadas pelo dogma dominante.

Simplificando, a medicina ocidental convencional baseia-se em um modelo que consiste de estruturas e sistemas anatômicos sustentados por processos bioquímicos. A Tradicional Medicina Chinesa (TMC) e a medicina ayurvédica baseiam-se em um modelo totalmente diferente – um modelo que se baseia no fluxo de energia dentro do corpo (chamado *chi* na TMC e *prana* na Ayurveda). Nessas tradições curativas, a doença é atribuída a desequilíbrios energéticos e a cura é restaurada quando os desequilíbrios são corrigidos.

A partir de um ponto de vista convencional, tudo isso é absurdo. Os médicos convencionais apontam para a ausência de estruturas anatômicas consistentes correspondentes aos pontos e meridianos da acupuntura (vias de energia) da TMC. Por exemplo, eles também tendem a explicar os efeitos da acupuntura clinicamente demonstrados considerando a bioquímica da liberação de endorfina.

Entretanto, aqueles que investigaram as terapias energéticas sabem que diversos estudos documentaram o fato de que o nosso corpo possui áreas de baixa resistência elétrica e de alta condutividade elétrica – elas correspondem aos pontos e meridianos da acupuntura. Sendo assim, torna-se plausível o conceito de elétrons (uma corrente) seguindo as vias de menor resistência no corpo e o conceito de *chi* ou *prana* parece menos improvável.

O toque terapêutico, o qual muitas vezes não envolve nenhum toque, é um outro tipo de terapia energética deixada de lado pelos céticos. Na verdade, existem registros de estudos científicos bem planejados que documentam mudanças fisiológicas como resultado do toque terapêutico, inclusive a cura acelerada de feridas, o aumento dos níveis de hemoglobina e oxigênio e até mesmo atividade enzimática alterada *in vitro*. Infelizmente, até hoje esses estudos só foram publicados em revistas de enfermagem ou da MAC. Apesar do rigor científico impecável de alguns desses estudos, em geral não foram publicados nas principais revistas de medicina.

Isso ocorre porque o modelo biomédico é claramente questionado depois que reconhecemos que uma pessoa pode provocar mudanças fisiológicas em outras pessoas sem sequer tocá-las. Sem dúvida, essa controvérsia contribui para a indigestão intelectual e para os temores da perda de credibilidade nos conselhos editoriais normalmente conservadores que decidem o que vale a pena publicar nas revistas de medicina.

O modelo ocidental bioquímico é visivelmente inadequado para explicar muitas das respostas bem documentadas às intervenções energéticas. Contudo, essas são as terapias mais excitantes para muitos médicos integrativos porque têm o maior potencial para desafiar o nosso raciocínio e ampliar a nossa compreensão a respeito da maneira como funciona o corpo humano.

Neste capítulo examinaremos algumas das abordagens energéticas que podem oferecer um pouco de alívio para a pessoa com fibromialgia. Essas abordagens incluem a tradicional medicina chinesa (acupuntura, acupressão, medicina chinesa à base de ervas e a terapia dietética chinesa), a ayurveda, a homeopatia, a terapia biomagnética, a massagem eletrostática, a terapia da polaridade, o reiki e o toque terapêutico.

A TMC e a Ayurveda transpõem as categorias energética e bioquímica, uma vez que os médicos treinados na tradição ocidental com freqüência tentam explicar os seus efeitos em uma linguagem mais conhecida pela medicina convencional.

Igualmente, muitos práticos da reflexologia agrupariam essa modalidade com as terapias energéticas, afirmando que o objetivo geral do tratamento é facilitar um equilíbrio e um fluxo saudável de energia corporal. Você encontrará informações sobre a reflexologia no capítulo 10.

TERAPIAS ENERGÉTICAS

Tradicional medicina chinesa

A Tradicional Medicina Chinesa (TMC) é um dos mais antigos sistemas de cura do mundo e tem sido praticada na China e na Ásia Oriental há aproximadamente 5 mil anos. Na tradição oriental, a TMC é considerada uma terapia energética; no Ocidente, a comunidade médica convencional gosta de explicar os efeitos da TMC de acordo com o modelo bioquímico que eles já compreendem.

Dois conceitos são fundamentais para a TMC: equilíbrio e fluxo. O prático da TMC ajuda o indivíduo a alcançar um equilíbrio interno (*yin* e *yang*), bem como um equilíbrio com o ambiente externo. O segundo conceito, fluxo, relaciona-se à energia ou força vital (*chi*) circulando dentro de cada pessoa.

De acordo com a TMC, a natureza da doença depende do desequilíbrio particular entre o *yin* e o *yang*. O excesso de *yin*, por exemplo, resulta em sintomas "frios" como calafrios; o excesso de *yang* resulta em sintomas "quentes" como febre. Diferentes órgãos são definidos como *yin* ou *yang*. O fígado, por exemplo, é *yin*, enquanto o estômago é *yang*.

O *chi* movimenta-se pelo corpo ao longo de 12 vias de energia chamadas *meridianos*. Quer você o chame de *chi* (Oriente) ou de *elétrons* (Ocidente), a correção dos desequilíbrios de energia têm efeitos profundos na fisiologia. As pesquisas demonstraram repetidamente que os pontos e meridianos da acupuntura são na verdade vias elétricas de baixa resistência, semelhantes a uma grade elétrica para o corpo. A TMC afirma que quando o *chi* está bloqueado ou fora de equilíbrio, ocorre a doença. Estudos também demonstraram que a patologia (seja uma fratura, um tumor, um corte, um espasmo muscular etc.) é acompanhada por uma atividade elétrica anormal e que a correção da atividade elétrica anormal com freqüência pode provocar melhora.

O *chi* pode ficar fraco, estagnado ou mal direcionado. O *chi* enfraquecido pode causar perda de apetite e pulsação fraca. O *chi* estagnado ou bloqueado pode provocar aperto no peito, dor abdominal e períodos menstruais dolorosos e/ou irregulares. O *chi* mal direcionado, no qual a energia flui na direção errada, pode causar asma, tosses, vômito e desmaio. Acredita-se que o restabelecimento do fluxo normal do *chi* e o equilíbrio do *yin* e do *yang* recupera a saúde e previne doenças.

Na tradicional medicina chinesa, o tratamento pode incluir uma combinação da medicina chinesa à base de ervas, acupuntura, acupressão, massagem medicinal chinesa (*tui na*), exercício (como o *tai chi*) e terapia dietética. A TMC difere da medicina ocidental uma vez que focaliza o corpo inteiro, não apenas partes específicas afetadas pela doença ou por lesões. Quando finalmente a medicina ocidental compreender a inseparabilidade de energia e fisiologia, podemos esperar mudanças dramáticas nos cuidados com a saúde.

A tentativa de traduzir a terminologia da TMC para palavras usadas no Ocidente algumas vezes pode ser confusa. Contudo, há muitos estudos documentando a sua eficácia clínica em uma ampla variedade de doenças, incluindo artrite, asma, paralisia cerebral, colite, depressão, diabete, abstinência de drogas, febre do feno, herpes, impotência, infertilidade, insônia, menopausa, náusea (associada à quimioterapia, gravidez ou cirurgia), síndrome pré-menstrual, ciática, derrame e dor crônica.

Acupuntura

A acupuntura é uma antiga técnica originada na China há pelo menos 2.500 anos. A inserção indolor de agulhas muito finas em pontos ao longo dos meridianos do corpo pretende aliviar sintomas pela correção dos desequilíbrios de energia e pela restauração do fluxo normal e saudável de energia.

Muitos médicos e pesquisadores treinados no Ocidente preferem uma explicação mais científica (bioquímica) e afirmam que a acupuntura funciona liberando as endorfinas do corpo – peptídios secretados no cérebro que aliviam a dor e provocam sensações de bem-estar.

Os pontos e meridianos da acupuntura mostram repetidamente que são vias elétricas de baixa resistência e a utilização das agulhas da acupuntura ou da acupressão modificam o fluxo do elétron (corrente) ao longo dessas vias. Se a terminologia oriental (*chi, yin* e *yang*) é assustadora ou confusa, talvez seja mais fácil pensar nas palavras ocidentais cientificamente neutras como carga, elétrons, eletricidade e corrente que são desprovidas de interpretações culturais ou metafísicas.

Quer você acredite em mecanismos energéticos ou bioquímicos, a acupuntura mostrou ser útil no controle da dor, da náusea associada à quimioterapia ou gravidez, na abstinência de drogas (inclusive abstinência de nicotina), na redução do estresse e na administração de problemas gastrointestinais e distúrbios menstruais. Quando utilizada com o tratamento médico convencional, também pode proporcionar alívio para pacientes com osteoartrite, asma e dores de cabeça. Muitos pacientes obtiveram bons resultados utilizando a acupuntura para tratar a dor muscular, a fadiga e a depressão comuns na fibromialgia.

Em alguns pacientes, a acupuntura tem sido eficaz na diminuição da dor crônica associada à fibromialgia. Para tratar a dor nas costas, por exemplo, o profissional em geral inserirá agulhas ao longo da musculatura paravertebral que se estende ao longo da coluna vertebral, bem como em alguns pontos ao longo dos braços ou pernas. Ele também pode trabalhar com pontos sensíveis específicos ou pontos gatilho que talvez sejam responsáveis tanto pela dor localizada quanto pela dor irradiada.

Atualmente a maioria dos acupunturistas utiliza agulhas pré-esterilizadas que vêm embaladas em envelopes lacrados. A quantidade de agulhas utilizadas e a sua disposição varia de pessoa para pessoa, até mesmo de sessão para sessão, dependendo dos resultados desejados. Alguns profissionais desinfetam o ponto de acupuntura com álcool antes de inserir as agulhas. Outros podem usar um tratamento chamado *moxibustão* que consiste na aplicação de calor diretamente sobre os pontos de acupuntura por meio de pequenos feixes de ervas em lenta combustão, em geral as folhas de artemísia. Com freqüência a moxibustão acompanha a inserção de agulhas, mas ela pode ser utilizada sozinha.

Algumas vezes as agulhas são presas a minúsculos fios que liberam um corrente elétrica muito fraca para os pontos de acupuntura. Em um estudo publicado no *British Medical Journal*, um grupo de pacientes com fibromialgia foi tratado com eletroacupuntura e o outro foi tratado com agulhas de acupuntura inseridas mais superficialmente, longe dos locais tradicionais de acupuntura e com uma corrente elétrica mais fraca. Os pacientes que receberam a eletroacupuntura experimentaram menos rigidez matinal, menos dor generalizada e melhor qualidade de sono.

Depois da inserção das agulhas, normalmente você fica deitado de 30 a 60 minutos. Então, o acupunturista retirará as agulhas, descartando-as. Ocasionalmente é possível desenvolver uma leve equimose se a agulha tiver atingido um vaso sangüíneo, mas isso raramente acontece.

A quantidade de tratamentos depende da sua condição. Algumas vezes uma ou duas consultas podem solucionar o problema; outras vezes podem ser necessárias seis, oito ou dez tratamentos. Quando perceber que está se sentindo bem, talvez você queira programar um tratamento regular; muitas pessoas optam por sessões mensais ou quinzenais para manter o equilíbrio.

Atualmente, doutores de medicina (M.D.s) e quiropráticos podem aplicar a acupuntura em muitos estados; alguns práticos são excelentes, outros não. Para obter o máximo de benefícios, é importante procurar um prático qualificado. Além de um bom treinamento, são necessários muitos anos de prática constante para formar um acupunturista excelente. Você não pode esperar esse nível de habilidade de alguém que fez um curso de acupuntura de final de semana ou que simplesmente se dedica à prática como um "bico". Certifique-se de que o prático possui um treinamento sólido e dedica à acupuntura grande parte da sua prática clínica.

ADVERTÊNCIA – Se você tem uma infecção ou é propenso a sangrar com facilidade, converse com o seu médico antes de se submeter à acupuntura.

Acupressão

A acupressão, como a acupuntura, baseia-se no conceito de energia (*chi*) circulando pelas vias corporais (meridianos). Quando o *chi* está fluindo livremente, você permanece saudável e em harmonia; quando o *chi* está estagnado, hiperestimulado ou desequilibrado, você fica doente.

Uma das formas mais conhecidas de acupressão é denominada *shiatsu*, uma palavra japonesa que significa "pressão com os dedos". A acupressão utiliza muitos dos mesmos pontos da acupuntura mas o profissional usa uma pressão profunda com os dedos em lugar das agulhas. A técnica é particularmente útil para sintomas relacionados ao estresse como dores de cabeça, dores no pescoço e nas costas, depressão, ansiedade e insônia. Outras condições que reagem bem ao tratamento incluem náusea, constipação, alergias, problemas menstruais e dores musculares. Obviamente, se você sente dor em pontos sensíveis a acupressão não é uma boa escolha.

Se você está sofrendo com dor generalizada e rigidez, principalmente nos ombros e na área do pescoço, deite de bruços em uma superfície confortável e peça para alguém colocar a polpa dos polegares dos dois lados da coluna vertebral e aplicar uma pressão suave. Comece na vértebra superior e vá descendo pela coluna vertebral, trabalhando uma vértebra de cada vez.

A acupressão também pode ser auto-administrada. Consulte um prático ou escolha um guia de auto-ajuda para conhecer os diferentes pontos da acupuntura. Depois de identificar o ponto que coincide com o seu sintoma, pressione-o levemente com um dedo. Aumente a pressão gradativamente até pressionar o máximo que puder. Mantenha essa pressão constante até sentir uma pulsação fraca e regular no ponto; isso deve durar de três a dez minutos, talvez mais. (Você pode sentir um pouco de desconforto; se a pressão for realmente dolorosa, diminua.) Diminua a pressão lentamente.

Se as obstruções de pontos-gatilho são um problema para você, tente a acupressão com uma bola de tênis, uma outra técnica que você pode praticar sozinho. Simplesmente coloque uma bola de tênis entre um ponto-gatilho e um objeto fixo, como uma parede ou o chão. Ao apoiar-se na bola, você irá comprimir o ponto-gatilho, forçando a saída de fluidos que se acumularam nessa área.

Ao executar a acupressão, concentre-se na respiração; a respiração profunda ajuda os pontos pressionados a aliviar a dor ou a tensão e aumenta o fluxo de energia, sangue e fluidos linfáticos no corpo inteiro. Para obter melhores resultados, use roupas confortáveis.

Além dos seus benefícios curativos, a acupressão pode ajudá-lo a permanecer bem. O alívio da tensão muscular aumenta o fluxo de sangue e de nutrientes para os tecidos, promovendo o relaxamento físico e emocional.

Diferente dos acupunturistas, os terapeutas que utilizam a acupressão não são licenciados.

ADVERTÊNCIA – Se você tem uma condição ou uma doença crônica, converse com o seu médico antes de tentar a acupressão. Não tente a acupressão logo antes ou depois de fazer uma refeição pesada, durante o banho ou antes de quatro horas após a ingestão de quaisquer drogas ou medicamentos, inclusive álcool. Você pode usar esse método todos os dias, mas limite a duração das sessões a uma hora. O excesso de liberação de energia pode provocar náusea ou dor de cabeça.

Medicina chinesa à base de ervas

As ervas sempre desempenharam um papel importante na tradicional medicina chinesa. Na verdade, a TMC reconhece mais de 6 mil substâncias curativas, agrupadas de acordo com quatro propriedades básicas: quente, fria, morna e fresca. Os fitoterapeutas escolhem plantas que podem ajudar a equilibrar condições causadas pelo excesso de calor ou frio. Uma erva "quente", como a casca de canela, pode ser prescrita para uma condição de "frio interno", como diarréia crônica ou mãos e pés frios. Uma erva "fresca", como a flor de crisântemo, pode corrigir uma condição de "calor interno", como uma inflamação envolvendo dor de cabeça e febre.

As ervas também são classificadas de acordo com cinco sabores: picante, acre, doce, amargo ou salgado. Cada sabor influencia determinado órgão – picante para os pulmões, acre para o fígado, doce para o baço ou pâncreas, amargo para o coração e salgado para os rins. Na filosofia chinesa, o conceito de órgãos é muito mais amplo do que no Ocidente. O "coração" chinês, por exemplo, refere-se ao coração físico bem como à clareza mental.

Em geral, as ervas chinesas são prescritas em combinações de cinco a dez de cada vez. Normalmente são preparadas em uma sopa ou chá forte que devem ser tomados à temperatura ambiente (jamais quentes). Muitas ervas também estão disponíveis em forma de pó ou comprimido, como tinturas e pomadas que podem ser aplicadas sobre a pele. Prepare-se para ser paciente. Como os remédios à base de ervas do Ocidente, os tratamentos chineses à base de ervas levam algum tempo para funcionar.

Se você mora em uma cidade com uma grande população asiática, pode encontrar um prático da TMC treinado na China ou em Taiwan. Caso contrário, procure um médico, osteopata, quiroprático ou acupunturista licenciado que tenha recebido pelo menos 500 horas de treinamento e que utiliza rotineiramente esse conhecimento na prática clínica. Você deve evitar profissionais que fizeram um curso de final de semana ou que podem ter feito um bom treinamento mas que se dedicam apenas ocasionalmente a essa área. A minha recomendação é que você encontre um profissional que satisfaça os padrões da NCCAOM e que pratique essa especialidade em tempo integral.

ADVERTÊNCIA – Para evitar interações potencialmente sérias, certifique-se de contar *tudo* aos profissionais que cuidam da sua saúde a respeito de todas as prescrições e ervas que você está tomando. Algumas ervas chinesas podem ser venenosas em doses elevadas. Na medicina ocidental com freqüência somos lembrados de que a única diferença entre um medicamento e um veneno é a dose. Isso também é verdade no que se refere às terapias complementares.

Terapia dietética chinesa

A terapia dietética chinesa é considerada uma ferramenta poderosa e é utilizada juntamente com a acupuntura e as ervas. Na verdade, alimento e medicamento são considerados igualmente importantes. Os alimentos são utilizados para fortalecer a digestão, aumentar a vitalidade e equilibrar a energia corporal.

TERAPIAS ENERGÉTICAS

Para uma vida longa e saudável, a tradicional terapia dietética chinesa recomenda alimentos leves, não processados. Os alimentos naturais – plantados em casa e sem produtos químicos – são considerados as melhores escolhas. A carne em geral é limitada a 57-85 g por refeição e a carne vermelha é limitada a cerca de 170 g por semana.

Os alimentos são classificados como mornos, neutros ou frios. Uma pessoa diagnosticada com uma condição "morna" trabalha na direção do equilíbrio ingerindo alimentos "refrescantes".

Medicina ayurvédica

A ayurveda – uma palavra em sânscrito que significa "conhecimento da longevidade" – é um antigo sistema de cura da Índia. Os tratamentos ayurvédicos buscam criar harmonia e equilíbrio internos com dieta, exercício, meditação, fitoterapia e outras terapias. Recentemente, a medicina ayurvédica tornou-se cada vez mais popular nos Estados Unidos, graças aos *best-sellers* e às apresentações na televisão do médico Deepak Chopra. O Dr. Chopra nasceu e foi criado na Índia, estudou e praticou a medicina ocidental nos Estados Unidos e então conseguiu integrar as poderosas terapias ayurvédicas em sua prática da medicina convencional.

Na raiz da medicina ayurvédica encontra-se a filosofia holística de que cada pessoa possui uma energia vital, conhecida como *prana*, encontrada em diversos centros internos de energia, chamados *chacras*. Acredita-se que um desequilíbrio de *prana* provoca doenças. Esse equilíbrio pode ser recuperado por meio de diversas intervenções que incluem dieta, ioga, modificações no estilo de vida, suplementos nutricionais, ervas, técnicas de redução do estresse, meditação e terapias individualizadas.

O prático ayurvédico desenvolve um plano de tratamento personalizado para cada paciente analisando a sua constituição física. De acordo com a filosofia ayurvédica, cada pessoa contém uma proporção particular dos cinco elementos do universo – terra, ar, fogo, água e éter (ou espaço) – que se combinam para manifestar os três *doshas* ou tipos constitucionais básicos: *vata*, *pitta* e *kapha*.

O *Vata*, ou vento, combina ar e espaço. Dizem que influencia o movimento das células e de fluidos no corpo e dos pensamentos na mente. As pessoas que são fortemente influenciadas pelo *vata*, dizem os curadores ayurvédicos, são ativas e muitas vezes agitadas.

O *pitta*, ou bílis, é formado pelo fogo e regula as atividades metabólicas do corpo. Os influenciados pelo *pitta* podem ser competitivos e agressivos.

O terceiro *dosha*, o *kapha*, ou *flegma*, é formado pela terra e pela água e é responsável pela força física, estabilidade e poderes de recuperação do corpo. Uma pessoa cuja constituição física é predominantemente *kapha* em geral tem um corpo robusto e musculoso e uma personalidade tranqüila.

A constituição física natural de uma pessoa, chamada prakriti, é um equilíbrio dos três *doshas*. Todo *prakriti* contém elementos de todos os *doshas*, mas apenas um predomina. Os curadores ayurvédicos acreditam que se você vive a vida que o seu *prakriti* exige, permanecerá em equilíbrio, em harmonia e com boa saúde.

Um prático ayurvédico examinará o pulso, a língua, as unhas, os olhos, o rosto e a postura e fará perguntas detalhadas sobre a sua vida. Ele fará um plano de saúde individualizado baseado no exame físico e no seu histórico médico e recomendará uma combinação de ervas, nutrição, massagem, posturas de ioga, exercícios de respiração e meditação.

Ao considerar a singularidade de cada pessoa e os fatores mentais, corporais, espirituais e energéticos que afetam a saúde, a medicina ayurvédica visa tratar a pessoa como um todo. Essa abordagem pode ser muito útil para pessoas com doenças relacionadas ao estresse ou com distúrbios crônicos.

A dieta ayurvédica

As recomendações dietéticas baseiam-se nas estações e nos elementos particulares do seu *dosha*. Os alimentos aumentam (estimulam) ou diminuem (acalmam) cada *dosha* e são classificados de acordo com isso.

Para acalmar	Coma	Evite
Vata	condimentos; alimentos pesados, mornos, gordurosos, úmidos; faça refeições regularmente.	alimentos crus, secos, frios ou congelados; Verduras com folhas largas.

Pitta	saladas; ervas refrescantes e condimentos.	álcool; carne; alimentos amargos, salgados, apimentados e fritos.
Kapha	muitas verduras, saladas; alimentos doces e secos, leves; condimentos.	salgados; derivados do leite; alimentos fritos; alimentos congelados.

As qualidades de qualquer alimento mudam com diferentes técnicas de preparação; portanto, você deve incluir ou excluir determinados alimentos dependendo da maneira como eles são preparados. Por exemplo, se você está fazendo uma dieta calmante *vata*, deve evitar farinha de aveia seca (servida fria e seca como granola) mas pode comer farinha de aveia cozida, que é morna e úmida. Deve evitar suco de frutas gelado mas pode tomá-lo morno.

Outras regras dietéticas aplicam-se a todos os *doshas* e combinações dos alimentos envolvidos. Os alimentos cozidos e crus não são ingeridos na mesma refeição. As frutas são ingeridas separadamente. O leite não é tomado com iogurte. Leite e iogurte não se misturam com cítricos, peixe, carne ou ovos. Em geral, as dietas vegetarianas são estimuladas, normalmente uma dieta lacto-vegetariana (leite e queijo são permitidos mas carne, peixe, galinha ou ovos não).

Os *doshas* são influenciados pelo ambiente, e por isso a sua dieta mudará com as estações do ano. É importante consultar um prático qualificado para obter orientações.

ADVERTÊNCIA – Atualmente os curadores ayurvédicos não necessitam de licença ou certificado nos Estados Unidos. Se você está tomando medicamentos prescritos, converse com o seu médico antes de utilizar qualquer erva ou medicamento ayurvédico. Alguns podem conter substâncias perigosas como chumbo, mercúrio e arsênico; evite qualquer um que contenha até mesmo pequenas quantidades desses ingredientes.

Medicamentos ayurvédicos para alívio da dor e sono tranqüilo

Se você, como muitas pessoas com fibromialgia, tem dificuldade para dormir, uma variedade de medicamentos ayurvédicos pode proporcionar um pouco de alívio:

- Gengibre, capsaicina e curcumina podem ser úteis para controlar a dor e a inflamação. Consulte a seção no capítulo 5 para obter mais informações sobre esses tratamentos com ervas.
- Uma xícara de leite morno antes de dormir pode proporcionar um sono mais tranqüilo. Se você não gosta de leite puro, acrescente uma pitada de noz-moscada; algumas amêndoas sem casca e trituradas, uma pitada de noz-moscada e uma pitada de cardamomo (as amêndoas podem ser preparadas em um processador ou moedor de café); ou tente leite com alho, preparado com uma xícara de leite, uma de xícara de água e um dente de alho fresco picado, fervidos até restar uma xícara de líquido.
- Cerejas azedas podem ajudar a diminuir a dor e portanto aliviar o estresse e a fadiga mental passíveis de impedi-lo de descansar confortavelmente. Coma vinte cerejas por dia para ajudá-lo a dormir. Esse medicamento ayurvédico é confirmado por um estudo publicado no *Journal of Natural Products* (1999). Os pesquisadores da Michigan State University descobriram que vinte cerejas azedas continham 20-25 mg de um tipo especial de bioflavonóides chamados antocianinas que são dez vezes mais eficazes do que a aspirina para aliviar inflamações e diminuir a dor. As cerejas também são uma fonte de poderosos antioxidantes. Maçã e abacaxi têm propriedades antiinflamatórias poderosas.
- Uma xícara de suco de tomate, com duas colheres de sopa de açúcar natural e duas pitadas de noz-moscada, ingeridas entre 16 horas e 17 horas, seguidas pelo jantar entre 18 horas e 19 horas, também podem ajudar a estimular um sono profundo.
- Outro medicamento ayurvédico que pode ajudar é uma mistura de ervas com uma parte de tagar, uma parte de pó de raiz de valeriana e uma parte de camomila. Tome uma de colher de sopa dessa mistura em pó com um pouco de água morna antes de dormir.
- O chá de camomila, há muito utilizado como auxiliar do sono em medicamentos populares no mundo inteiro, também pode ajudá-lo a obter uma boa noite de sono.

- Uma massagem calmante com óleo antes de dormir pode ser muito relaxante e indutora. Utilize o óleo de gergelim, óleo de brahmi ou de jatamamsi, levemente aquecidos e massageie o couro cabeludo e as solas dos pés.
- Um banho de banheira ou de chuveiro na hora de dormir acalmará o *vata* e estimulará o sono.
- A meditação da ioga também é eficaz.

Homeopatia

A homeopatia, desenvolvida na Alemanha há mais de 250 anos, utiliza como medicamento substâncias derivadas de plantas, animais e minerais muito diluídas. Esse sistema de cura baseia-se no preceito de que "igual cura igual". Enquanto um médico convencional tende a recomendar um medicamento farmacêutico (como acetaminofenol) para diminuir a febre, um profissional homeopático recomendaria um medicamento muito diluído derivado de uma substância que provoca febre em uma pessoa saudável. O medicamento diluído estimula a resposta protetora de cura do corpo, mais ou menos como faz uma imunização.

Alguns medicamentos homeopáticos são tão diluídos que se você tentasse medir a concentração do ingrediente ativo, não encontraria nenhuma! Assim, muitos médicos rejeitam a homeopatia porque ela não pode ser convencionalmente explicada de acordo com uma base bioquímica. Os médicos céticos atribuem qualquer benefício à resposta placebo. Em outras palavras, eles dizem, "funciona porque você espera que funcione".

Contudo, diversos estudos duplo-cegos controlados por placebo documentaram respostas estatisticamente significativas a determinados medicamentos homeopáticos que não podiam ser explicadas pela resposta placebo. Ao serem confrontados com essa evidência, os médicos céticos dirão: "eu não acreditaria nisso mesmo se fosse verdade!".

Até o momento nós só podemos especular a respeito do mecanismo de ação da homeopatia, mas provavelmente ela pode ser classificada como uma das terapias que provocam mudanças energéticas no corpo. Uma indicação que confirma essa teoria é o fato de que o efeito dos medicamentos homeopáticos pode ser neutralizado por fortes campos magnéticos. Diante disso, é melhor não utilizar medicamentos homeopáticos junto com a acupuntura ou com a terapia magnética.

Outro princípio da homeopatia é o de que o paciente não é a sua doença. Em outras palavras, nem todo tratamento funciona para todos os pacientes e cada paciente deve ser considerado como um indivíduo, não como uma doença. Essa filosofia holística é um dos pilares da medicina alternativa.

Utilizando medicamentos homeopáticos

Os medicamentos homeopáticos não devem ser utilizados como único tratamento para doenças agudas ou emergências médicas. Eles são mais eficazes quando utilizados para tratar condições crônicas como alergias, síndrome da fadiga crônica, problemas de pele, dores de cabeça, síndrome pré-menstrual, resfriados e gripes e distúrbios relacionados ao estresse. Eles são seguros e podem ser utilizados com qualquer medicamento que você esteja tomando, também podendo ser utilizados por crianças, idosos e até mesmo animais.

Normalmente são utilizados cerca de 200 a 300 medicamentos homeopáticos, cada um deles para tratar um sintoma específico. As preparações apresentadas na forma de glóbulos, *wafer*, pó ou líquido podem ser receitadas por um médico homeopático ou adquiridas sem receita em lojas de alimentos naturais e farmácias. Determinados medicamentos que não precisam de receita médica tratam queixas comuns como insônia, resfriados, gripe, dor de garganta e dores de cabeça. Para problemas relativamente simples você pode usar essas preparações para tratar a si mesmo.

Se você está tomando medicamentos homeopáticos por conta própria, procure produtos com uma potência que varia de 6c a 12c. O número antes da letra "c" indica quantas centenas de vezes o medicamento foi diluído. Paradoxalmente, as formas mais diluídas são consideradas as mais potentes. Um profissional homeopata pode usar produtos com potências de 30c ou mais, mas se você está tomando o medicamento por conta própria é melhor começar com menos.

Se você está utilizando um medicamento homeopático na forma de glóbulos, tenha cuidado para não tocá-los. Despeje os glóbulos na tampa do frasco e então coloque-os diretamente sobre ou sob a língua. Se deixar cair algum, jogue-o fora. Não coloque nada na boca durante 15 minutos antes ou após ingerir os glóbulos, principalmente menta, pasta de dentes mentolada, café ou chá.

Mantenha os medicamentos homeopáticos no recipiente original, longe do calor, da luz do sol e de aromas fortes (como perfumes, cânfora e eucalipto) que podem provocar contaminação.

Para condições crônicas é melhor consultar um homeopata que fará um extenso histórico médico e discutirá os seus sintomas físicos e psicológicos antes de prescrever um medicamento adequado às suas necessidades individuais. O tempo de reação pode variar de minutos a meses, e os medicamentos podem atuar junto com a maioria das outras terapias convencionais e/ou complementares.

Em um estudo duplo-cego publicado no *British Medical Journal*, 24 pacientes com fibromialgia relataram uma melhora significativa após tomar uma entre três preparações homeopáticas adequadas aos seus sintomas específicos:

- **Arnica 30c** – Adequada nos casos em que a dor o deixa emocionalmente abatido ou cansado. Se esse medicamento for útil, o alívio será muito rápido, em geral dentro de 24 horas. Tome a cada quatro ou cinco horas, até quatro ou cinco doses por dia.
- **Bryonia 6c** – Pode ajudar pessoas cuja dor exige que elas permaneçam totalmente imóveis porque o movimento aumenta o desconforto. Tome três vezes ao dia durante dois dias e depois uma vez ao dia durante uma semana.
- **Rhus tox 30c** – Um medicamento útil para aqueles cuja dor é acompanhada de ansiedade e agitação e que sentem alívio da dor e da rigidez com compressas e banhos quentes. Tome três vezes ao dia durante dois dias e depois uma vez ao dia durante uma semana.

A necessidade de uma licença para práticos homeopáticos varia de estado para estado. Muitos homeopatas têm treinamento profissional, como diploma de medicina, osteopatia ou naturopatia.

ADVERTÊNCIA – A homeopatia é incompatível com outras terapias energéticas e, portanto, não devem ser utilizadas ao mesmo tempo. Consulte um prático homeopático antes de tomar qualquer um desses medicamentos para tratar um distúrbio crônico.

Terapia biomagnética

A utilização de ímãs para recuperar ou melhorar a saúde tem uma história longa e com muitos altos e baixos. Algumas pessoas afirmam que

FIBROMIALGIA

Cleópatra usava uma pedra magnética para manter a sua aparência jovem. No final da década de 1700, o mesmerismo (uma palavra antiga para hipnose) começou a ser associado ao termo "magnetismo animal", lançando uma atmosfera de charlatanismo na utilização de ímãs pela medicina. Na opinião de muitos médicos, essa ligação histórica com terapias questionáveis proporcionada por indivíduos desagradáveis ainda é um obstáculo para a sua aceitação.

Mas recentemente diversos pesquisadores respeitados publicaram estudos científicos a respeito do uso de biomagnetos e campos eletromagnéticos vibratórios (PEMF) no tratamento de uma variedade de condições, inclusive osteoartrite, distúrbios neurológicos, dor crônica e distúrbios psiquiátricos.

A terapia biomagnética parece ter dois efeitos principais no corpo: melhora do fluxo sangüíneo e do movimento de carga/elétrons provocadas pela indução de corrente. Quando um biomagneto (diferente do ímã da porta da geladeira e do ímã industrial) é colocado sobre uma parte específica do corpo, o fluxo sangüíneo aumenta naquela área, melhorando o fornecimento de oxigênio para as células, estimulando o metabolismo e incentivando a eliminação de resíduos da área.

A termografia – uma demonstração gráfica das mudanças de temperatura no corpo – mostra que os biomagnetos realmente podem melhorar o fluxo sangüíneo em *ambos* os lados do corpo, não apenas no local onde o ímã é colocado. Esses efeitos "não locais" desafiam uma explicação da medicina ocidental. É mais fácil explicar o efeito não local da terapia magnética de acordo com minúsculas correntes elétricas induzidas no corpo pelos campos magnéticos. As correntes induzidas seguem a via de menor resistência – que por acaso são os pontos e meridianos da acupuntura.

Portanto, de certo modo, a terapia magnética tem efeitos semelhantes aos da acupuntura porque ambas influenciam o fluxo de eletricidade no corpo. Na verdade, os ímãs têm sido utilizados eficazmente por alguns práticos da TMC sobre os pontos da acupuntura (em lugar das agulhas). Cada vez mais, as pesquisas estão documentando a capacidade da terapia magnética para aliviar sintomas em diversas condições associadas à dor crônica. Os biomagnetos têm sido utilizados extensivamente por atletas profissionais com diversos graus de êxito e pelo público em geral que ouviu falar nos bons resultados. A comunidade médica continua cética.

A terapia biomagnética muitas vezes é utilizada como um método de auto-ajuda para aliviar diversos sintomas, inclusive dor crônica e distúrbios do sono. Muitos pacientes com fibromialgia se beneficiam com a utilização de biomagnetos (um protetor de colchão, palmilhas de sapato e/ou ímãs localizados) sobre áreas problemáticas específicas. Esses ímãs podem ser encontrados em diversos locais. Na média, observei uma resposta favorável em 60% a 70% dos pacientes que utilizam os biomagnetos. Isso significa que eles notam uma melhora significativa nos sintomas – não que os sintomas sejam necessariamente eliminados. Peça para alguém lhe emprestar os biomagnetos por algumas semanas e faça uma experiência terapêutica ou compre-os de um vendedor respeitado que ofereça a possibilidade de devolução em 90 dias no caso de você estar entre o grupo dos 30% a 40% que não apresentam nenhuma resposta.

A propósito, os ímãs da porta da geladeira não vão funcionar! Além das diferenças de tamanho, forma e características externas, os biomagnetos têm uma força específica (medida em Gauss) que se encaixa em uma "janela terapêutica" biológica. A faixa de força habitual dos biomagnetos fica entre 400 a 4 mil Gauss. Os ímãs mais fracos não são eficazes; os mais fortes podem ser utilizados, mas de vez em quando causam problemas, como piora da memória ou da concentração, quando utilizados próximos à cabeça.

ADVERTÊNCIA – Não use ímãs se você estiver grávida ou se tem algum aparelho elétrico implantado no corpo, como um marca-passo (isso poderia causar um funcionamento inadequado potencialmente grave). Em geral, é melhor obter um diagnóstico e saber o que você está tratando antes de usar os biomagnetos. Algumas vezes é possível mascarar os sintomas de uma condição potencialmente séria com as propriedades dos biomagnetos para aliviar a dor. Se os sintomas piorarem com a utilização dos ímãs, procure ajuda médica imediatamente.

Massagem eletrostática

A massagem eletrostática (ME) é uma técnica simples, não-invasiva, que utiliza a eletricidade estática para aliviar determinados tipos de dor. Cientistas respeitados mostraram repetidamente que no processo normal de cura os elétrons fluem para a área anormal naquilo que foi chamada "corrente de lesão". A interferência ou a melhora da corrente de lesão prejudica ou ajuda o processo de cura.

Na massagem eletrostática, um pedaço de tubo de PVC comum Schedule 40 com 30 cm e diâmetro de 2,5 a 3,0 cm, recebe uma carga elétrica negativa ao ser friccionado vigorosamente com um tecido felpudo (por exemplo, uma luva de pintor, à venda em qualquer loja de ferragens). O tubo eletrostaticamente carregado é movimentado sobre a área de tratamento, a uma distância de aproximadamente 1,5-2,5 cm do corpo, em um movimento lento, amplo, de cima a baixo. Mantenha o tubo em movimento até os sintomas diminuírem ou durante 15 minutos, o que acontecer primeiro. (Como a carga eletrostática diminui com o tempo, o tubo precisa ser recarregado com a luva de pintor após ser movimentado de três a seis vezes.)

Esse processo empurra os elétrons para a área sintomática e corrige os desequilíbrios de carga associados à patologia. Como a água é extremamente reativa à carga eletrostática, a ME também pode diminuir o inchaço ou edema eliminando a água acumulada em uma área inflamada.

Embora o alívio não dure muito, utilizei a ME com considerável sucesso em pacientes com fibromialgia, dor muscular generalizada, artrite, sinusite, dores de cabeça provocadas por tensão e tendinite. Dos 422 pacientes tratados em meu consultório com a ME, 316 (75%) responderam de 5 a 15 minutos depois, demonstrando melhora na amplitude de movimento, menor sensibilidade ou diminuição da dor. Vinte e cinco desses indivíduos tinham fibromialgia e vinte apresentaram resultados positivos.

Depois de aprender a técnica, você pode utilizá-la sozinho, diminuindo a necessidade de intervenções médicas caras. Uma das desvantagens ou limitações dessa técnica é que o vigoroso movimento de fricção exigido para gerar a carga eletrostática pode irritar os músculos, articulações e tendões. Alguns pacientes com osteoartrite das mãos, síndrome do túnel cárpico ou tendinite das mãos/punhos/antebraços podem agravar a sua condição subjacente com essa atividade ou não ter força suficiente para gerar uma fricção e uma carga adequadas (o tubo de PVC ficará realmente quente com a fricção). Se você não conseguir fazer isso sozinho, peça a um amigo para lhe aplicar a ME.

Terapia da polaridade

A terapia da polaridade adota uma abordagem holística ao tratamento. O terapeuta equilibrará o seu campo energético colocando as mãos sobre pontos específicos eletricamente carregados ao longo do sistema craniossacral (crânio, coluna vertebral, sacro ou osso do cóccix) para liberar a corrente de energia. Ele também podem ensinar algumas técnicas de relaxamento possíveis de ser utilizadas para equilibrar o seu

TERAPIAS ENERGÉTICAS

fluxo de energia. O prático também pode recomendar uma série de tratamentos envolvendo massagem, exercícios respiratórios, alongamentos, reflexologia ou hidroterapia.

A ioga da polaridade, baseada nos movimentos naturais do corpo, é uma série de posturas que visam ajudar a manter o tônus muscular, liberar toxinas e fortalecer a coluna vertebral. Dois exercícios que podem proporcional algum alívio são a postura relaxante e o alongamento calmante.

Postura relaxante
Sente durante dois minutos com as solas dos pés unidas. Suavemente levante os joelhos e depois empurre-os para baixo com as mãos. Mantenha os ombros para trás evitando uma má postura.

Alongamento calmante
Sente no chão com as pernas esticadas. Flexione ligeiramente os joelhos, mantendo os calcanhares no chão. Incline para a frente a partir dos quadris e segure os dedos dos pés. Mantenha essa posição por três minutos e balance suavemente para trás e para a frente.

Reiki

O reiki é uma forma de energia curativa japonesa desenvolvida na metade do século XIX e que busca curar o corpo, a mente e o espírito. Ele se baseia na filosofia de que a energia flui das mãos do prático para o campo de energia do paciente.

O prático de reiki coloca as mãos sobre os centros de energia (também conhecidos como *chacras*) do seu corpo. Com freqüência o tratamento começa na cabeça e passa para uma parte específica do corpo onde você está com problemas. Acredita-se que o prático age como um conduto de energia do ambiente executando uma seqüência de movimentos com as mãos que direcionam a energia para o seu corpo.

Os práticos de reiki acreditam que o método faz as moléculas do corpo vibrar com mais intensidade, o que, por sua vez, dissolve os bloqueios de energia. Quando os bloqueios são eliminados, a harmonia e a saúde são facilitadas. Inicialmente as mudanças são sutis e podem incluir uma sensação de alívio e relaxamento, diminuição da ansiedade e da depressão e melhora da respiração. Você pode se sentir revigorado ou relaxado após um tratamento.

FIBROMIALGIA

O processo de treinamento para ser um mestre de reiki costumava durar anos. Agora muitos práticos tornam-se mestres comparecendo a um seminário de final de semana! Obviamente, em razão das disparidades no treinamento e na experiência, pode haver enormes diferenças nos níveis de habilidade de diferentes práticos. Devido à falta de padrões de licenciamento nessa disciplina, é importante conhecer o trabalho do profissional. Ele obtém resultados? (Peça ao profissional os nomes de alguns pacientes para obter uma avaliação mais imparcial.)

Toque terapêutico

Muitos pacientes com fibromialgia acham o toque terapêutico muito útil para lidar com músculos doloridos. Quando os músculos estão tensos, formam o ácido láctico que, por sua vez, os torna ainda mais tensos e doloridos.

Em 1960, a Dra. Dolores Krieger aprendeu com a curadora Dora Kunz a técnica de "imposição das mãos" (que ela aprendeu com Charles Leadbeater e Oskar Estebany). Durante a década de 1970, a Dra. Krieger ensinou o que ela chamou "toque terapêutico" para as estudantes de enfermagem na New York University em uma tentativa de personalizar a relação paciente-enfermeiro. Pelo menos 30 mil enfermeiras americanas utilizam essa técnica (ou "toque curativo", muito semelhante e derivado da mesma fonte) para harmonizar a sua energia curativa com a do paciente e equilibrar quaisquer distúrbios no seu fluxo de energia. Apesar de existirem pesquisas tanto confirmando quanto refutando os efeitos clínicos do toque terapêutico, muitos pacientes relatam benefícios nas seguintes áreas:

- Alívio de espasmos musculares e tensão.
- Alívio de dores de cabeça provocadas por tensão e dores de cabeça associadas à fibromialgia.
- Fortalecimento do sistema imunológico.
- Redução da pressão sangüínea.
- Melhora da digestão.
- Melhora na sensação de tranqüilidade.
- Relaxamento do sistema nervoso e redução da ansiedade.

Capítulo 9

Abordagens bioquímicas

Medicina à base de ervas, aromaterapia, naturopatia

A busca pelo alívio dos sintomas pode levá-lo a buscar diversas abordagens alternativas/complementares que podem ser explicadas, pelo menos em parte, em função dos efeitos que têm na bioquímica do corpo. Esse mesmo modelo bioquímico oferece as bases da medicina ocidental ou alopática. Na sua forma mais simples, o modelo bioquímico ocidental vê o corpo como estruturas anatômicas e sistemas sustentados por processos bioquímicos.

Nessa categoria, as principais terapias da MAC são as nutricionais e aquelas à base de ervas. As abordagens nutricionais desempenham um papel tão importante em nossa saúde e bem-estar geral que a dieta e os suplementos foram abordados em seus próprios capítulos. Neste capítulo, falaremos da medicina à base de ervas.

Você também aprenderá alguma coisa sobre aromaterapia e medicina naturopática. Os médicos naturopatas também atuam, pelo menos em parte, de acordo com o modelo bioquímico e adotam uma abordagem multidisciplinar ao diagnóstico e ao tratamento que pode ser muito eficaz para lidar com a fibromialgia.

Medicina à base de ervas

Desde a Antigüidade, as ervas são utilizadas em medicamentos populares no mundo todo. Elas eram empregadas nas primeiras civilizações gregas e romanas e foram introduzidas na Europa durante as cruzadas. Nos Estados Unidos, as ervas foram usadas durante muitos anos para prevenir doenças e tratar problemas mais brandos. Na verdade, até a década de 1930, as ervas eram a principal escolha de muitos médicos naquele país – por exemplo, hortelã-pimenta para acalmar uma indisposição estomacal, alho para prevenir gripes e resfriados.

Com o avanço da tecnologia e o desenvolvimento e a comercialização de novos produtos farmacêuticos, a utilização de medicamentos à base de ervas diminuiu. Contudo, recentemente houve um interesse renovado pelos produtos naturais à base de ervas, em parte graças ao preço crescente das drogas sintéticas e a alguns dos seus sérios efeitos colaterais. Atualmente, as ervas são um negócio bem sucedido nos Estados Unidos. Em 1999, foram gastos aproximadamente US$ 4,4 bilhões em medicamentos elaborados a partir de plantas naturais.

É interessante notar que muitas drogas comuns prescritas bem como as que podem ser adquiridas sem receita médica são derivadas de ervas. A aspirina, por exemplo, desenvolveu-se originalmente da casca do salgueiro. O quinino, usado para tratar a malária, vem da casca de uma árvore nativa da América do Sul e é cultivada em climas quentes. O Taxol, uma droga poderosa utilizada para combater o câncer de mama, vem da árvore do teixo, do Pacífico. O analgésico morfina deriva da papoula. O Digitalis, um medicamento para o coração, vem da erva digital.

Em geral é seguro tratar problemas mais brandos com ervas. Para resfriados, tente a echinacea; para problemas de má digestão, tome uma xícara de chá de hortelã-pimenta. Mas até as ervas normalmente seguras devem ser usadas com cautela. Ao estimular o sistema nervoso, a echinacea pode causar problemas para pessoas com doença auto-imune. O chá de hortelã-pimenta pode provocar desconforto em alguém que sofre de azia ou doenças do refluxo gastroesofágico. Doses elevadas de raiz de alcaçuz podem elevar a pressão sangüínea. A camomila pode provocar uma reação se você for alérgico à ambrosia-americana. E o excesso de gengibre pode provocar gases, náusea e vômito – embora em doses menores possa aliviar esses mesmos sintomas.

Por que alguns médicos são céticos com relação às ervas

Em geral os médicos treinados no Ocidente são céticos com relação às afirmações feitas a respeito das terapias à base de ervas. Muitos deles têm dúvidas arraigadas no que se refere à eficácia dos medicamentos botânicos em geral. Outros admitem que simplesmente não têm informações suficientes para arriscar uma opinião. Uma queixa comum dos médicos está relacionada às fórmulas com diversas ervas. Os médicos afirmam que, quando diversas ervas são combinadas em um único produto para tratar uma variedade de sintomas, é impossível avaliar de maneira científica quais ingredientes estão agindo em quais sintomas. Os médicos também afirmam que muitas pesquisas mencionadas pelos fabricantes de medicamentos à base de ervas ainda não estão sendo publicadas em revistas especializadas.

Os críticos da terapia à base de ervas também afirmam, com alguma razão, que uma vez que as preparações de ervas não são regulamentadas pela Food and Drug Administration (FDA) como os medicamentos farmacêuticos, a sua potência pode variar de uma marca para outra, e até mesmo de um frasco para outro, do mesmo fabricante. Com a falta de regulamentos e de uma padronização universal dessa indústria, as ervas podem estar contaminadas, adulteradas ou ser de qualidade desconhecida. É melhor escolher produtos bem conhecidos de empresas bem conceituadas.

Normas de segurança para a terapia à base de ervas

Se você está pensando em fazer uma terapia à base de ervas, primeiramente obtenha um diagnóstico do seu problema de saúde com um profissional qualificado. É importante saber exatamente o que você está tratando para eliminar um problema mais sério que poderia exigir a utilização de drogas convencionais. Além disso, com a utilização de medicamentos naturais é possível mascarar os sintomas de uma doença subjacente séria.

- Sempre é melhor utilizar ervas sob a supervisão de um profissional da saúde familiarizado com a medicina à base de ervas. Nos Estados Unidos esse profissional pode ser um naturopata, um especialista em medicina botânica, um acupunturista treinado em medicina chinesa à base de ervas, um curador ayurvédico ou um profissional médico ou clínico com prática na utilização de ervas.
- A medicina à base de ervas não é uma terapia do tipo "tamanho único". O profissional irá elaborar um plano de tratamento baseado em suas condições e no seu histórico médico e familiar. O tipo de preparações e a dosagem dependerão da potência da erva, da sua idade e dos resultados desejados.
- Informe aos profissionais que cuidam da sua saúde *tudo* sobre todos os medicamentos e preparações de ervas que você está tomando. Algumas ervas podem provocar reações alérgicas ou não combinam bem com drogas convencionais.

- Aprenda tudo o que puder sobre uma erva antes de tomá-la. Há efeitos colaterais ou precauções? Qual a quantidade e a freqüência para tomá-la? Ela funciona melhor como tablete ou cápsula, tintura ou chá?
- Evite tomar ervas potencialmente tóxicas, incluindo chaparral, comfrey (ingerido oralmente), efedra (ma huang), carvalhinha, gengibre selvagem da Índia, lobélia, poejo, absinto e ioimbe.
- Compre de fabricantes bem conceituados. No passado, as ervas européias eram de alta qualidade. Contudo, recentemente diversas empresas dos Estados Unidos introduziram padrões mais rígidos e agora vendem produtos de excelente qualidade.
- Atualmente a FDA exige que as preparações de ervas sejam rotuladas com o nome científico da erva, a quantidade de ingrediente(s) ativo(s) e as partes da planta utilizadas. Os rótulos do produto também devem incluir o endereço da empresa, os números da remessa e do lote, o prazo de validade e instruções para a dosagem.
- Comece com a dose mínima e não ultrapasse a dose recomendada. A toxicidade dos produtos feitos à base de ervas não foi totalmente testada.
- Não colha ervas de gramados ou jardins tratados com produtos químicos.
- Mulheres grávidas devem evitar as ervas.
- Se você tem alergias, é sensível a drogas ou está tomando medicamentos prescritos para doenças crônicas, consulte um médico antes de tomar ervas.
- Pare de tomar medicamentos à base de ervas durante duas a três semanas antes de qualquer cirurgia. Algumas ervas podem ter interações perigosas com os medicamentos utilizados durante a anestesia ou podem aumentar o risco de complicações por sangramento.
- Consulte um médico antes de dar ervas para crianças com menos de 12 anos ou adultos com mais de 65 anos.
- Seja paciente; as ervas demoram mais do que as drogas sintéticas para apresentar resultados. Podem ser necessárias de seis a oito semanas para se começar a notar quaisquer benefícios. Contudo, a boa notícia é que as ervas mantêm a sua força terapêutica durante alguns anos; portanto, você não precisará aumentar a dosagem.
- Se você experimentar quaisquer efeitos colaterais, como diarréia ou dor de cabeça, pare imediatamente de tomar a erva e fale com seu médico.

ABORDAGENS BIOQUÍMICAS

Fazendo preparações de ervas em casa

Após enfatizar a necessidade de produtos padronizados, pode parecer contraditório sugerir que você faça as suas próprias preparações de ervas. Mas, as preparações feitas em casa são perfeitamente seguras para tratar problemas mais brandos. O processo pode ser divertido e você poderia economizar algum dinheiro. Na pior das hipóteses, as suas preparações de ervas feitas em casa serão ineficazes e você terá de utilizar um produto padronizado ou até mesmo uma prescrição. Em alguns casos, fazer uma pausa na sua agenda agitada para executar um ritual de cura fazendo preparações de ervas pode ser ainda mais terapêutico do que a utilização da própria erva.

O que procurar no rótulo

A frase *caveat emptor* é particularmente adequada no que se refere à busca de suplementos nutricionais e à base de ervas. Em um recente estudo publicado no *New England Journal of Medicine* (1998), até 25% dos suplementos de ervas chineses continham uma quantidade significativa de contaminantes (algumas vezes níveis tóxicos de chumbo ou arsênico) ou adulterantes não rotulados (como cortisona) acrescentados para aumentar o efeito dos ingredientes rotulados. Estudos realizados por grupos de consumidores, utilizando experiências laboratoriais independentes, encontraram enormes variações na quantidade ou na porcentagem de ingredientes ativos em produtos nutricionais fabricados por empresas diferentes.

A total falta de regulamento na indústria de suplementos nutricionais força os consumidores mais espertos a procurar empresas com regulamentos próprios para o controle de qualidade e que satisfazem padrões de segurança elevados. Para verificar se um produto é fabricado por uma empresa responsável, procure essas informações importantes na embalagem:

Endereço e telefone – Devem ser fornecidos o e-mail, o site na internet ou um número de telefone com ligação gratuita para contatar a empresa com perguntas ou problemas.

Prazo de validade – Muitos suplementos têm uma vida útil limitada, e é difícil saber quanto tempo eles ficaram em uma loja, armazém ou prateleira antes do consumo. Rejeite suplementos com o prazo de validade vencido.

Experiências laboratoriais independentes – Qualquer pessoa pode fazer afirmações favoráveis sobre uma marca, mas ela deve ser capaz de comprovar essas afirmações com dados objetivos e imparciais. A verificação laboratorial independente tanto da quantidade de ingredientes ativos quanto da ausência de contaminantes ou adulterantes é importante, mas pode não estar documentada na embalagem. Quando solicitado, os fabricantes responsáveis podem oferecer essas informações.

Número da remessa/lote – É importante saber os números da remessa e do lote para o controle de qualidade.

Miligramas de cada ingrediente por dose – Evite produtos que contêm uma longa lista de ingredientes mas que só apresentam a dosagem total em miligramas. Deve ficar claro quantas miligramas ou unidades de cada ingrediente estão em cada dose (cápsula, tablete, conta-gotas ou colher de chá).

Porcentagem de ingrediente ativo – Em muitos casos as pesquisas demonstraram ser necessária uma determinada porcentagem de um ingrediente ativo específico com o propósito de obter eficácia clínica. Se esse tipo de pesquisa estiver disponível, o fabricante deve satisfazer esse padrão.

Dose diária recomendada – Você corre o risco tanto de uma superdosagem quanto de uma dosagem insuficiente sem instruções explícitas no frasco.

Política de devolução – As empresas bem conceituadas devolverão o seu dinheiro caso você não fique satisfeito com o seu produto.

Efeitos colaterais/precauções – Os fabricantes responsáveis advertem os consumidores a respeito de contra-indicações à utilização do seu produto, bem como sobre interações e efeitos colaterais potenciais.

Pesquisa específica sobre o produto – Procure evidências de pesquisas realizadas com o produto específico dessa empresa e não algo similar realizado por outro fabricante.

É relativamente fácil fazer uma variedade de preparações de ervas, inclusive decocções, tinturas, infusões, infusão de óleos, cremes e ungüentos. Use as infusões e decocções até um dia após a preparação. A infusão de óleos, os cremes e os ungüentos duram alguns meses e as tinturas até dois anos.

Faça uma *decocção* fervendo partes duras de plantas – como casca, raiz e bagas – para extrair os seus ingredientes ativos. Você pode utilizar ervas frescas ou secas, sozinhas ou combinadas. Para a preparação, coloque as ervas em uma panela, cubra com água fria e ferva até o líquido ficar reduzido em cerca de um terço. Coe o líquido em uma jarra, cubra e guarde em local fresco. Beba as decocções quentes ou frias.

Prepare uma *tintura* embebendo uma ou mais ervas em álcool e água por duas semanas e depois coe a mistura em uma jarra. Jogue fora as ervas que restaram após ser coadas. Guarde em garrafas escuras por até dois anos.

As *infusões* são semelhantes aos chás e podem ser tomadas quentes ou frias. Coloque as ervas – sozinhas ou combinadas – em um bule e cubra com água fervente. Cubra o bule e deixe a mistura em infusão por dez minutos. Coe a infusão em uma xícara e acrescente mel se preferir uma bebida doce. Coe o restante da infusão em uma jarra. Cubra e guarde em local fresco.

A *infusão de óleos* é utilizada em massagens ou em cremes e ungüentos. Prepare as infusões colocando ervas picadas e óleo em uma tigela de vidro. Coloque a tigela em um recipiente com água fervente e deixe fervendo em fogo brando por duas ou três horas. Desligue o fogo, deixe esfriar e coe. Despeje o óleo em garrafas escuras de vidro, feche e guarde por até um ano. Use a luz do sol para preparar infusões frias de óleo.

Os *cremes para a pele* são preparados derretendo-se cera emulsificante em uma tigela de vidro colocada dentro de um recipiente com água fervente. Acrescente ervas, glicerina e água, agite e ferva durante cerca de três horas. Coe a mistura usando um pedaço de gaze e depois agite até ela esfriar e endurecer. Coloque em uma jarra de vidro escuro, feche com tampa hermética e guarde na geladeira.

Os *ungüentos* para proteger a pele são feitos colocando-se óleo de oliva e cera de abelha em uma tigela de vidro posta em uma recipiente de água fervente. Acrescente ervas e ferva durante algumas horas. Coe o líquido com um pedaço de gaze em um recipiente de vidro escuro. Feche o recipiente depois que o ungüento esfriar e endurecer.

Como as ervas são agrupadas com os suplementos nutricionais por muitas pessoas que usam, vendem e recomendam terapias à base de ervas (uma tendência estimulada pela indústria de suplementos nutricionais). Você encontrará informações específicas sobre terapias à base de ervas para tratar a dor e a fadiga da fibromialgia no capítulo 5.

Aromaterapia

Os óleos aromáticos, ervas, flores e outras substâncias naturais têm sido utilizadas pelos egípcios desde a Antigüidade com propósitos medicinais, cosméticos e religiosos. A utilização científica moderna de óleos essenciais foi descoberta pelo químico francês Rene-Maurice Gattefosse, que trabalhava em uma fábrica de perfumes na década de 1920 e criou a palavra "aromaterapia".

A modalidade envolve o uso terapêutico de óleos essenciais que são aplicados na pele ou inalados. Como esses óleos são absorvidos pelo corpo, a maior parte das pessoas experimenta um efeito fisiológico ou bioquímico. Em geral, também há um efeito no corpo e na mente que é mediado pelo nervo olfatório, desencadeando uma forte resposta emocional por meio do sistema límbico – aquela parte do sistema nervoso central que lida com emoções fortes como medo, alegria, raiva e desejo sexual. O sistema límbico, por sua vez, afeta outras partes do cérebro que regulam funções importantes como respiração, freqüência cardíaca e temperatura corporal. Especula-se de que pode haver um efeito energético relacionado às freqüências de vibração dos óleos essenciais, embora até hoje não existam pesquisas para confirmar esse conceito.

Os óleos essenciais usados na aromaterapia podem ser úteis para problemas como irregularidades menstruais, ansiedade, artrite, dores musculares, dores de cabeça, insônia, psoríase, picadas de insetos, problemas digestivos, congestão nasal, infecções por leveduras, cistite e cura de feridas. Atualmente não há um processo para licenciamento de profissionais da aromaterapia nos Estados Unidos.

Os óleos são vendidos em garrafas escuras e minúsculas em lojas de alimentos naturais, farmácias holísticas e pelo correio. Compre de uma fonte respeitada e certifique-se de que a garrafa está bem fechada e com o rótulo "óleo essencial". Guarde em local fresco, longe da luz.

Os óleos podem ser utilizados sozinhos ou combinados e inalados de uma bola de algodão ou lenço; vaporizados no ar com um difusor, umidificador ou vaporizador; diluídos em um óleo catalisador e massageados sobre a pele; acrescentados à água do banho ou em sachê para perfumar uma gaveta ou armário.

Os óleos essenciais são muito concentrados e extremamente potentes. Para inalações, pingue quatro ou cinco gotas em um lenço, um pedaço de pano ou uma bola de algodão, leve ao nariz e inspire profundamente algumas vezes. Você também pode acrescentar algumas gotas a uma tigela com água quente, cobrir a cabeça com uma toalha, inclinar sobre a tigela com os olhos fechados e inalar por até dez minutos. Não inale os óleos diretamente da garrafa.

Para usar os óleos em um vaporizador, pingue duas ou três gotas em uma tigela com um pouco de água e coloque sobre uma vela acesa. Você também pode vaporizar o local com um difusor (vendido no local onde você compra os óleos) ou com um umidificador no qual foram acrescentadas algumas gotas de óleo.

Para um banho de aromaterapia, acrescente seis ou oito gotas de óleo essencial à água morna da banheira e permaneça durante pelo menos dez minutos.

ADVERTÊNCIA – Jamais utilize óleos essenciais como substitutos de tratamentos médicos necessários. Nunca utilize óleos essenciais internamente, próximo aos olhos ou inalados diretamente da garrafa. Os óleos essenciais não devem ser aplicados puros diretamente sobre a pele ou membranas mucosas, mas diluídos em um óleo catalisador como óleo de semente de damasco, óleo de girassol ou óleo de amêndoa doce. A fórmula habitual é de dez gotas de óleo essencial por 20 mililitros (ml) de óleo catalisador. Para peles sensíveis, ou em caso de gestante, use cinco gotas por 20 ml. Antes de utilizar o óleo, certifique-se de não ser alérgico. Faça um teste aplicando uma gota de óleo diluído na parte interna do cotovelo e espere 24 horas. Se surgir uma brotoeja, pare de usar. Mantenha todos os óleos essenciais fora do alcance de crianças. Se você tem asma, converse com o seu médico antes de usar óleos essenciais.

O alívio nunca cheirou tão bem!

Para aliviar articulações e músculos doloridos e rígidos, tente um banho morno perfumado (não quente). Acrescente 6-8 gotas de óleos essenciais de junípero, lavanda ou alecrim (ou duas gotas de cada) à água enquanto a banheira está enchendo e relaxe no banho morno durante pelo menos 15 minutos. Se não estiver com vontade de ficar imerso na banheira, você pode misturar 4-10 gotas de óleo essencial por grama de óleo catalisador e massagear suavemente a solução diluída nas áreas doloridas.

Os óleos de rosa e artemísia podem melhorar o seu humor. Use-os no banho ou inale em um lenço ou bola de algodão. Você também pode borrifá-los no ar com um umidificador, vaporizado ou difusor.

Os óleos de lavanda e hortelã-pimenta, sozinhos ou combinados, funcionam bem para dores de cabeça. Inale, use uma compressa fria ou misture algumas gotas do óleo de lavanda com um óleo catalisador e esfregue algumas gotas nas têmporas, na testa ou na parte posterior do pescoço.

Para ajudá-lo a dormir melhor, acrescente óleo de nérole, lavanda e camomila à água do banho; todos eles possuem qualidades sedativas e podem estimular o sono. A manjerona, o sândalo, o junípero e o ylang ylang também são bons para o relaxamento.

Naturopatia

Amplamente treinados em muitas modalidades, os naturopatas adotam uma abordagem eclética à cura natural, escolhendo as modalidades que melhor estimulam as respostas inatas do corpo para a cura. As terapias naturopáticas podem incluir intervenções nutricionais, técnicas para a mente e para o corpo, homeopatia, manipulações musculoesqueléticas, modificação do estilo de vida, acupuntura, medicina ambiental ou medicina à base de ervas.

Os práticos da naturopatia dão ênfase ao tratamento holístico e muitas vezes tratam doenças provocadas principalmente pelo estilo de vida e pelo ambiente. Como Hipócrates, o pai da medicina moderna, eles se esforçam para não causar danos escolhendo tratamentos não-invasivos e com poucos efeitos colaterais. Toda doença, dizem, tem uma causa subjacente. Trate a causa, e a doença não retornará. Para pessoas com pressão sangüínea elevada, o tratamento pode incluir uma combinação de dieta, vitaminas e minerais, ervas e mudanças no estilo de vida. Para aqueles que sofrem de artrite, o tratamento pode envolver dieta, medicamentos homeopáticos, acupuntura, hidroterapia e massagem.

Uma consulta a um naturopata incluirá um exame físico-padrão. O prático anotará o histórico médico e fará perguntas sobre o seu estilo de vida – incluindo dieta, exercício, estresse e problemas emocionais. Então, paciente e prático trabalham juntos para elaborar um programa de tratamento que enfatize mudanças no estilo de vida que possam levar a uma saúde melhor. A naturopatia acredita que prevenção é a melhor estratégia, e ao mudar hábitos pouco saudáveis você pode evitar problemas mais sérios no futuro. Para uma queixa específica, o profissional pode prescrever uma ou mais terapias complementares.

Capítulo 10

Terapias estruturais

Quiroprática, osteopatia, terapia craniossacral, terapia do ponto-gatilho, massagem, terapia de Bowen, reflexologia, hidroterapia

Se você tem fibromialgia, mais cedo ou mais tarde procurará um ou mais profissionais da medicina alternativa/complementar especializados em tratamentos musculoesqueléticos – as chamadas terapias estruturais. O efeito dessas intervenções pode ser compreendido principalmente em função daquilo que provocam nas estruturas anatômicas do corpo – ossos, músculos, ligamentos, órgãos e articulações.

Os profissionais da MAC atuando nessa categoria incluem quiropráticos, osteopatas, naturopatas, massagistas e hidroterapeutas. Esses dois últimos, juntamente com os fisioterapeutas, também se encaixam muito confortavelmente na estrutura da medicina convencional, embora com muita freqüência os práticos adotem uma abordagem mais holística ao tratamento.

Com freqüência, os reflexologistas são agrupados nessa categoria porque, aos olhos pouco treinados do Ocidente, a reflexologia parece não ser nada mais do que uma massagem nos pés ou nas mãos. Os profissionais dessa arte não concordariam, afirmando que o objetivo do tratamento é aumentar o fluxo de energia e restaurar o equilíbrio energético.

Quiroprática

A quiroprática é uma forma de arte curativa centenária que enfatiza a prevenção da doença crônica pela manutenção de um sistema musculoesquelético saudável. A especialidade data de 1895, quando o Dr. Daniel David Pamer, ao que tudo indica, foi capaz de curar a surdez de um paciente alinhando adequadamente uma vértebra nas suas costas. Palmer considerou isso como uma prova de que o realinhamento da coluna vertebral poderia restaurar o fluxo dos impulsos nervosos do corpo.

FIBROMIALGIA

Os quiropráticos podem utilizar métodos de diagnóstico da medicina, incluindo raios X da coluna vertebral para avaliar disfunções. Então, utilizam uma combinação de manipulação da coluna vertebral e exercícios para ajustá-la, corrigir desequilíbrios estruturais e restaurar a amplitude de movimento. Alguns quiropráticos também incorporam a terapia nutricional, a acupuntura e outras técnicas à sua prática.

O tratamento quiroprático pode aliviar a dor sem o uso de drogas ou cirurgia. Muitos pacientes o consideram uma maneira eficaz para lidar com a dor na região inferior das costas, tensão e enxaquecas e problemas no pescoço. A quiroprática também pode complementar o tratamento médico tradicional para distúrbios como asma, zumbido nos ouvidos, tontura e síndrome da fadiga crônica.

Durante uma consulta, um quiroprático fará o seu histórico médico, perguntará sobre o seu estilo de vida e sintomas e avaliará a sua postura e o seu modo de caminhar. Durante o exame, sentirá as suas vértebras e articulações e poderá realizar um teste de reflexos para verificar a função nervosa. Ele lhe pedirá para inclinar para a frente, para trás e para os lados a fim de verificar a amplitude dos seus movimentos. Ele pode solicitar raios X para determinar a presença de quaisquer problemas articulares subjacentes que poderiam piorar com o tratamento.

Depois de obter o diagnóstico, o quiroprático ajustará as suas articulações com um empurrão controlado que movimenta a junta para além da sua amplitude limitada de movimento. Os tratamentos são indolores, e muitas pessoas notam os resultados em 9 até 12 sessões.

Atualmente existem mais de 50 mil quiropráticos nos Estados Unidos. Mais de 20 milhões de pessoas por ano consultam um quiroprático, tornando essa terapia a forma mais popular de terapia não-tradicional (depois da utilização de suplementos nutricionais e de ervas).

Entretanto, muitos médicos continuam céticos com relação ao tratamento quiroprático para qualquer condição que não seja dor nas costas e dor muscular e articular brandas, afirmando que os quiropráticos não têm o treinamento para diagnosticar ou tratar quaisquer outras condições, podendo fazer um diagnóstico errado ou evitar que um paciente obtenha o tratamento médico necessário tão rapidamente quanto possível. Mas, dependendo dos sintomas, um quiroprático competente encaminhará o paciente ao médico.

ADVERTÊNCIA – A manipulação quiroprática pode provocar danos sérios em casos envolvendo uma fratura ou tumor não identificados, subjacentes. Se você tem aterosclerose das artérias carótidas, deve evitar a manipulação vigorosa do pescoço, pois há uma probabilidade pequena, porém inegável, de deslocar alguma placa e provocar um derrame.

Osteopatia

A osteopatia ou medicina osteopática data de 1870, época em que o Dr. Andrew Taylor Still acreditava que os ossos, músculos, ligamentos e tecidos conectivos de uma pessoa – o sistema musculoesquelético – eram a base para a boa saúde. A partir dessa crença, o Dr. Still criou um sistema de cura que utilizava o toque e a manipulação suave dos músculos e articulações visando estimular a atividade do corpo para curar a si mesmo, muitas vezes sem o uso de drogas ou cirurgia.

Os tratamentos osteopáticos têm três objetivos: aliviar a tensão para que músculos, ligamentos e articulações fiquem adequadamente alinhados; melhorar a circulação sangüínea e estimular o sistema nervoso e corrigir a postura e outras mecânicas corporais a fim de evitar problemas de saúde.

Além de realizar um exame físico completo com os habituais testes laboratoriais, um osteopata fará um exame estrutural com o intuito de avaliar a postura, a coluna vertebral e o equilíbrio. Ele pressionará os músculos, tendões e ligamentos para verificar se há sensibilidade, tensão ou fraqueza e examinará as articulações para avaliar a amplitude de movimento.

Se for encontrado um problema estrutural, o osteopata utilizará a terapia manipuladora osteopática (TMO) que pode incluir massagem, alongamento, pressão nos músculos e alinhamento articular. A TMO é realizada para aliviar a tensão em músculos e ligamentos afetados, melhorar a postura, o movimento e a circulação, estimulando as próprias habilidades curativas naturais do corpo. Ela demonstrou funcionar bem para pessoas com dor crônica (inclusive dor na região inferior das costas, dores de cabeça e enxaquecas), dor menstrual e problemas no joelho e no pescoço.

Embora normalmente os quiropráticos limitem o seu tratamento à região da coluna vertebral, eles também podem trabalhar nos braços, pernas e crânio na tentativa de melhorar a circulação sangüínea, essencial para a cura. Alguns osteopatas também podem recomendar um programa de tratamento possível de incluir acupuntura, massagem ou homeopatia, com base nos seus sintomas individuais. Para doenças agudas e para aquelas provocadas por anormalidade estrutural, os osteopatas com freqüência recomendam técnicas da medicina convencional, e isso inclui drogas e cirurgia.

Terapia craniossacral

Desenvolvida pelo osteopata John Upledger na Michigan State University no final da década de 1970, a terapia craniossacral (algumas vezes chamada liberação craniossacral) é um método suave e não invasivo para avaliar e melhorar a função do sistema craniossacral. Acredita-se que os desequilíbrios nesse sistema – formado de membranas e fluidos que percorrem a medula espinhal a partir do crânio em direção ao sacro (osso do cóccix) – podem impedir o fluxo normal de fluido cerebroespinhal que transporta nutrientes para o sistema nervoso central. Os osteopatas, quiropráticos e massagistas que utilizam essa técnica palpam levemente essas estruturas, detectam os desequilíbrios e sutilmente ajustam os ossos. Ao fazê-lo, tentam eliminar bloqueios de energia e restabelecer o fluxo saudável, dessa forma diminuindo os efeitos negativos do estresse e estimulando os mecanismos naturais de cura do corpo. Acredita-se que nos pacientes com fibromialgia o fluxo esteja fora de sincronia.

A terapia craniossacral tem sido utilizada com êxito para tratar diversas condições, entre elas dor crônica, infecções auriculares recorrentes, lesões na cabeça e no pescoço, dificuldades oculares, má coordenação motora, dores de cabeça, hiperatividade e trauma emocional.

Terapia do ponto-gatilho

A terapia do ponto-gatilho (também conhecida como mioterapia do ponto-gatilho) foi desenvolvida pelo preparador físico Bonnie Prudden. Ela focaliza os pontos-gatilho, que são locais sensíveis, congestionados dos músculos, tendões e fascia que irradiam a dor para outras partes do corpo. O terapeuta localiza os pontos-gatilho pressionando um músculo e então aplica uma pressão nesses locais para aliviar a tensão, relaxar espasmos musculares, melhorar a circulação e diminuir a dor. O processo em si pode ser desconfortável, e por isso é importante comunicar o terapeuta para manter a dor em um nível mínimo.

Usando os nós dos dedos, os dedos ou cotovelos, esses terapeutas pressionam diretamente um ponto-gatilho durante alguns segundos. A pressão interrompe o padrão de sinalização da dor entre o cérebro e o músculo. Depois que o padrão é interrompido, o músculo relaxa. Então o terapeuta emprega uma série de exercícios para manter o músculo livre da dor pelo desenvolvimento de uma função saudável. Os clientes aprendem a evitar posturas que provocam dor e a alongar e fortalecer os seus músculos.

Massagem

Todos sabem como é bom receber uma massagem. Mas você conhece os seus benefícios? A massagem, a manipulação dos tecidos moles, pode não curar o que está incomodando, mas ajuda muito no alívio de determinados sintomas, particularmente os causados pelo estresse. Uma boa massagem irá ajudá-lo a relaxar. Ela também pode ser eficaz no tratamento de lesões relacionadas a esportes, problemas musculares e articulares, dores de cabeça e dor crônica — até mesmo problemas digestivos e sinusite. Uma massagem terapêutica modifica a sua fisiologia, facilitando o processo normal de cura.

A massagem pode alongar os tecidos, aumentar a amplitude de movimento, ajudar a diminuir a pressão sangüínea e a freqüência cardíaca e melhorar a respiração. Ela também pode ser útil para melhorar a circulação, relaxar os músculos e eliminar a formação de ácido láctico nos músculos. Os pesquisadores acreditam que a massagem ajuda o cérebro a produzir endorfinas, as substâncias químicas que agem como analgésicos naturais.

Um estudo publicado no *Scandinavian Journal of Rheumatology* relatou que 21 dentre 26 pacientes com fibromialgia experimentaram uma diminuição da dor e uma melhora geral após receber uma massagem. De acordo com os pesquisadores, há uma relação entre o grau de dor que um paciente de fibromialgia sente e um aumento nos níveis de mioglobina no sangue (a proteína transportadora de oxigênio do tecido muscular). A dor pode resultar do vazamento de mioglobina dos músculos. O estudo mostrou que, além de experimentar menos dor após a massagem, os pacientes apresentaram um nível menor de mioglobina no sangue.

FIBROMIALGIA

Certamente a massagem pode ser útil para aliviar a dor, melhorar a circulação, relaxar os músculos e eliminar a formação de ácido láctico nos músculos. Mas para pessoas com fibromialgia, inicialmente a massagem deve ser suave, pois uma massagem vigorosa pode desencadear *flares* de dor muscular e piorar sua condição. Em geral, o massagista deve aplicar uma massagem mais leve e superficial. O terapeuta tentará mobilizar o fluido e dissolver pontos-gatilho nodosos nos tecidos. Essas são áreas estagnadas: os resíduos não saem e os nutrientes não entram. Mas a massagem não deve ser tão agressiva a ponto de desencadear mais espasmos, porque essas são áreas muito sensíveis. Algumas vezes, depois de os músculos estarem relaxados, pode ser aplicada uma massagem mais profunda.

Um tipo específico de massagem, conhecida como *liberação miofascial*, pode ser particularmente útil no tratamento de dor crônica ou na recuperação da amplitude de movimento. Nessa técnica, o terapeuta aplica uma pressão suave e constante para amaciar o tecido conectivo – conhecido como fascia – que envolve ossos, músculos, nervos e órgãos e tecidos internos. A fascia vai da cabeça aos pés em uma bainha contínua; por isso, a dor que se sente em uma parte do corpo pode ser provocada pela tensão em um ponto muito distante do local do seu desconforto.

As primeiras sessões de massagem podem deixá-lo exausto, pois as toxinas e bloqueios em seu corpo são liberadas na corrente sangüínea. Como os rins e o fígado estarão fazendo hora extra para livrar o seu corpo desses resíduos, ajude-os tomando muita água pura, evitando o álcool e os cigarros – mesmo o fumo passivo – e fazendo refeições leves e nutritivas.

O seu corpo pode ficar dolorido no dia seguinte ao da massagem, mas o desconforto deve desaparecer rapidamente, em geral no outro dia. Se isso não acontecer, peça ao terapeuta para ser mais gentil na próxima vez.

ADVERTÊNCIA – Apesar de a massagem ser normalmente segura para a maioria das pessoas, consulte o profissional que cuida da sua saúde caso você tenha doença cardíaca, problemas circulatórios, câncer, doença infecciosa ou um problema de pele. A massagem aumenta o fluxo linfático e sangüíneo, e, embora não haja pesquisa documentando problemas, há uma preocupação teórica de que por esse motivo possa facilitar o sangramento e disseminar uma infecção ou células tumorais localizadas. Se houver uma área problemática localizada, é melhor evitar a massagem nessa parte do corpo.

TERAPIAS ESTRUTURAIS

Terapia de Bowen

Os praticantes da terapia de Bowen atuam em locais de pontos-gatilho e de acupressão girando os dedos e polegares levemente sobre um músculo desalinhado. O toque faz os nervos informarem o cérebro de que ele deve mover o músculo para a sua localização natural. Acredita-se que os tratamentos melhoram a circulação, aumentam a mobilidade e favorecem a liberação de resíduos dos tecidos.

Os tratamentos podem durar de uma semana até um mês fazendo-se então passíveis de ser programados mensalmente durante seis meses. Os músculos podem demorar de cinco a dez dias para reagir após o tratamento.

Também vale a pena investigar

Existem muitas outras intervenções e técnicas estruturais que não foram mencionadas no espaço limitado deste livro. Algumas delas são o Rolfing (também conhecido como integração estrutural), a liberação do tecido mole, a técnica neuromuscular e a *tui na* (massagem medicinal chinesa).

Reflexologia

Há séculos, a reflexologia tem sido praticada de uma forma ou de outra. Ela baseia-se na idéia de que pontos reflexos nos pés, mãos e ouvidos correspondem à atividade em outro local do corpo. A manipulação de pontos reflexos específicos estimula a resposta natural de cura nas partes correspondentes do corpo.

Os dedos dos pés, por exemplo, correspondem à cabeça e ao pescoço. O calcanhar corresponde à área pélvica e assim por diante. A pressão em pontos correspondentes pode provocar dor ou sensibilidade. Quando maior a sensibilidade, dizem os reflexologistas, maior a necessidade de equilibrar a sua energia nessa área. Embora a maior parte dos ocidentais considere essa modalidade como uma forma de massagem, os reflexologistas a consideram uma intervenção que se baseia na energia e promove a saúde geral ajudando a corrigir desequilíbrios energéticos.

FIBROMIALGIA

Os práticos afirmam que o tratamento melhora a circulação sangüínea, equilibra glândulas hiperativas ou hipoativas e alivia a tensão. Acredita-se que o tratamento diário equilibra a energia do corpo, aumenta o relaxamento e nos ajuda a permanecer saudáveis. A técnica também é utilizada para tratar diversas queixas, inclusive insônia, dores de cabeça, síndrome pré-menstrual, sinusite e constipação.

Um reflexologista habilidoso pode ajudá-lo a lidar com problemas de sono concentrando-se nos pontos das suas mãos e pés relacionados às glândulas supra-renais, diafragma, paratiróide, pituitária, sistema reprodutor e coluna vertebral. Uma sessão de reflexologia realizada por um profissional qualificado pode ser uma das experiências mais relaxantes que você já teve.

A reflexologia pode ser aplicada por um profissional ou você pode tentar aplicá-la em si mesmo ou com um parceiro. Conheça os pontos a ser trabalhados consultando um reflexologista treinado ou lendo livros de auto-ajuda.

A técnica básica é chamada "polegar caminhante" e envolve a utilização da borda interna da polpa do polegar ou do dedo indicador em um movimento para a frente, lento, inclinando levemente a primeira articulação do polegar ou do dedo enquanto ele se move para a frente. Segure o pé com uma das mãos – com a sola do pé reta e os dedos esticados – e trabalhe nele com a outra mão. Para trabalhar nas mãos, use o polegar de uma das mãos sobre a palma da outra, ou o dedo indicador sobre as áreas entre os dedos. Procure pontos de tensão ou arenosos sob a pele, conhecidos como "cristais". Acredita-se que sejam sinais de bloqueio que provocam os sintomas.

- Para dores de cabeça, trabalhe sobre os pontos que correspondem à cabeça, olhos e ouvidos. Esses pontos encontram-se nos dedos e nas pontas dos dedos.
- Para estresse, concentre-se nas mãos aplicando uma pressão para cima e para baixo da borda externa do polegar, desde a parte sob a unha até o punho.
- Para dor nos ombros e no pescoço, massageie a área que corresponde ao pescoço, localizada na articulação do dedão. Você também pode massagear a área da coluna cervical, localizada ao longo do lado de dentro dos pés, ao longo da articulação do dedão. Ou tente girar o dedão.

TERAPIAS ESTRUTURAIS

Hidroterapia

A hidroterapia – o uso da água para aliviar sintomas de problemas de saúde – pode ser atribuída a muitas culturas antigas, entre elas, os romanos, os egípcios e os hebreus. Os nativos americanos usavam cabanas de suor para limpeza e cerimônias. Durante muitos séculos, os escandinavos utilizaram as saunas para destoxificar o sangue após longos invernos sem alimentos frescos.

A água tem sido utilizada interna e externamente em diversos tratamentos, inclusive banheiras de hidromassagem, sacos de gelo, saunas, duchas, irrigação colônica, banhos de assento, compressas e águas minerais potáveis.

Os tratamentos com água quente podem relaxar músculos e aumentar a mobilidade de articulações. Os tratamentos com água fria podem ser eficazes para aliviar a dor e diminuir a inflamação. Alterar tratamentos quentes e frios a (chamada "terapia de contraste") pode aumentar a circulação sangüínea nos órgãos de eliminação (rins, fígado e pele), dessa forma destoxificando o sistema e melhorando a qualidade do sangue.

Para algumas pessoas com fibromialgia, a água quente pode diminuir a dor acalmando articulações doloridas e relaxando os músculos. Para outras, particularmente aquelas com dor muscular miofascial, o calor pode levar mais fluidos para a área dolorida e agravar a condição. Você precisa experimentar um pouco e verificar o que funciona melhor. Se um banho de banheira ou banheira de hidromassagem com água quente, ou um banho quente de chuveiro proporcionar alívio, a água não deve ultrapassar 110 graus Fahrenheit (40 graus Celsius), e não permaneça mais do que 15 minutos. Se os banhos quentes parecem ajudar, as bolsas de água quente também podem proporcionar alívio.

A terapia fria (gelo) também pode ser útil para diminuir a dor, especialmente para pessoas com dor referida em pontos-gatilho. Envolva o gelo com um plástico e aplique na área afetada seguindo um padrão de 20 minutos sim, 20 minutos não. As aplicações não devem ultrapassar 20 minutos, pois a exposição prolongada ao frio extremo pode prejudicar a pele.

As terapias de contraste, que alternam água quente e fria, podem diminuir a dor e aumentar a circulação em uma área afetada. O calor relaxa, o frio estimula. O contraste entre os dois melhora a circulação, transportando mais nutrientes para as células e livrando-as mais rapidamente dos resíduos. A aplicação de calor em uma parte do corpo ao mesmo tempo com a aplicação de frio em outra parte move o sangue da área fria para a área quente e com freqüência ajuda a diminuir a dor na região fria.

Ao alternar frio e quente, não use água quente durante mais do que cinco ou dez minutos de cada vez; mantenha a água fria apenas durante alguns minutos. Termine sempre com a água fria.

Capítulo 11

Terapias de movimento

Ioga, tai chi, qigong, técnica de Alexander, método Feldenkrais, abordagem de Trager

Um programa de exercícios regular, suave – elaborado de acordo com as suas capacidades e limitações – pode ajudá-lo a se sentir bem, mesmo nos dias em que os seus músculos estão fracos e doloridos. Neste capítulo você encontrará informações sobre diversos exercícios obtidos do lado alternativo e complementar do cardápio.

A vantagem das abordagens da MAC é que são particularmente suaves e tratam a pessoa como um todo – corpo e mente – em um programa de forma física e mental relaxante e revigorante.

Ioga

A ioga, uma palavra em sânscrito que significa "união", originou-se na Índia há mais de 5 mil anos. A prática da ioga acalma a mente, ensinando como prestar atenção à respiração e ao movimento – ou imobilidade – do corpo.

A forma mais popular da ioga na cultura ocidental é a hata-ioga, que focaliza o equilíbrio da mente e do corpo e utiliza posturas físicas conhecidas como *asanas*, técnicas de respiração e meditação. A ioga, ajudando a estabelecer o alinhamento adequado da energia do corpo, promove a boa saúde nas pessoas que a praticam.

A prática da ioga tem obtido uma enorme popularidade entre a geração nascida após a Segunda Guerra Mundial, que está buscando formas mais suaves de exercício após anos de exercícios aeróbicos e *jogging*.

Os especialistas recomendam a prática das posturas da ioga pelo menos durante 30 minutos todos os dias, de preferência pela manhã ou tarde da noite, de estômago vazio. Use roupas largas e confortáveis. Comece com alguns minutos de respiração profunda para acalmar a mente e aumentar o fluxo de oxigênio no corpo, faça alguns exercícios de aquecimento e depois passe para as posturas que você escolheu nesse dia. Cada postura deve ser realizada lenta e suavemente; as *asanas* não devem provocar dor.

Termine cada sessão com a pose do cadáver e mantenha por 5 a 10 minutos de relaxamento. Para essa postura, deite-se de costas com os pés afastados mais ou menos 45 cm e ligeiramente voltados para fora, braços ao longo do corpo, sem tocá-lo, palmas das mãos viradas para cima. Feche os olhos e respire profundamente.

As posturas da ioga restabelecem a integridade estrutural alongando e fortalecendo os músculos para expandir a amplitude natural de movimento, massagear os órgãos internos, relaxar os nervos e aumentar a circulação sangüínea. Dependendo da postura escolhida, a ioga pode atuar sobre cada músculo, nervo e glândula do seu corpo. E como concentra e acalma a mente, pode ajudar a diminuir a ansiedade, a fadiga e a depressão, prevenindo ou aliviando muitas condições relacionadas ao estresse.

A ioga é útil não só para reduzir o estresse, mas também para aliviar problemas nas costas e no pescoço e aliviar sintomas associados a doença cardíaca, pressão sangüínea elevada, artrite, asma, síndrome da fadiga crônica, alergias, diabete e problemas digestivos. Integrada a um programa de caminhada e natação, a ioga pode proporcionar todo o exercício que você precisa para ter flexibilidade, um coração saudável e ossos fortes.

Muitas pessoas com fibromialgia consideram benéficos os movimentos suaves e os exercícios respiratórios relaxantes da ioga para lidar com a dor e a rigidez e para aliviar a fadiga. Músculos tensos doem e, por sua vez, fazem articulações doloridas doer ainda mais. As posturas da ioga podem ajudar a alongar e fortalecer os músculos das costas, ombros, abdômen, quadris e pernas. Os exercícios respiratórios e a meditação que acompanham os movimentos da ioga favorecem o relaxamento, o que diminui ainda mais a dor. A ioga também é revigorante; se você praticar os exercícios da ioga pela manhã, sentirá mais energia para enfrentar o seu dia.

Embora muitas vezes seja praticada por seguidores da religião hindu, não é uma religião e pode ser praticada por pessoas de todas as religiões e filosofias. A ioga foi desenvolvida por alunos espiritualizados que desejavam fortalecer e energizar o corpo para suportar melhor os rigores das longas meditações. As aulas são realizadas em academias, faculdades, hospitais e centros comunitários, e existem muitos livros de auto-ajuda e vídeos que podem ensinar os fundamentos básicos.

> ### Duas posturas de ioga para você tentar
>
> Essas duas *asanas* são apenas uma amostra de algumas das posturas que podem ser incorporadas aos exercícios de ioga:
>
> #### Postura da Montanha
> A Postura da Montanha ensina que a postura correta é a base para todas as outras posturas praticadas em pé. Fique em pé com os pés juntos, dedões se tocando e calcanhares ligeiramente afastados. Deixe os braços penderem livremente ao lado do corpo. Alongue e separe os dedos dos pés. Erga as patelas, virando os joelhos para a frente. Mantenha a pélvis equilibrada sobre as duas pernas. Alongue a parte interior das pernas, dos calcanhares até a virilha, alongando a coluna vertebral. Continue alongando para cima, abrindo o tórax. Relaxe os ombros e alongue a parte posterior do pescoço. Relaxe o rosto, a garganta e os olhos. Mantenha essa postura por até um minuto.
>
> #### Inclinação para a frente
> A inclinação para a frente revigora e restaura a energia. Fique de pé na Postura da Montanha afastado 30 cm da parede, joelhos ligeiramente flexionados, pés alinhados com o quadril e costas para a parede. Coloque as mãos na parede e apoie as nádegas contra a parede. Agora, coloque as mãos nos quadris e inspire. Expire lentamente e incline-se para a frente a partir dos quadris. Flexione os braços e segure os cotovelos. Deixe a parte superior do corpo pender, enquanto relaxa o pescoço e a cabeça, bem como a garganta e os olhos. Mantenha essa postura por 20 segundos; aos poucos, aumente esse período para um minuto. Solte os braços lentamente, inspire e retorne à Postura da Montanha.

Os instrutores de ioga não são licenciados. Algumas organizações oferecem certificado, mas as exigências diferem de grupo para grupo.

Tai chi

Durante milhares de anos, pessoas na China têm praticado o *tai chi*, que combina exercícios físicos e mentais no esforço de restaurar a energia e a vitalidade do corpo e da mente. Os exercícios consistem de uma série de movimentos lentos, fluentes, rítmicos acompanhados pela respiração profunda e podem ser executados por quase todas as pessoas, independentemente da idade ou condição física. Milhões de pessoas na China e em Taiwan começam o dia com uma sessão em grupo de *tai chi* realizada em parques.

Ao praticar o *tai chi*, você movimenta os braços em uma série de círculos lentos, controlados e contínuos enquanto transfere o seu peso de um pé para o outro. Os movimentos e as posições são conhecidos como "formas" e têm nomes como Saudação ao Buda, Agarre a Cauda do Pássaro, A Garça Branca Abre as suas Asas e Abraçando o Tigre.

O *tai chi* reduz o estresse e melhora a respiração, a postura e o equilíbrio, enfatizando o relaxamento total. Um estudo de 1998 na John Hopkins School of Medicine relatou que os exercícios do *tai chi* diminuíram a pressão sangüínea em idosos exatamente como os exercícios aeróbicos moderados.

O *tai chi* é recomendado pela Arthritis Foundation para pessoas com artrite porque enfatiza o relaxamento total e a concentração passiva sem riscos de lesões. Aqueles que consideram os exercícios dolorosos podem descobrir que o *tai chi* permite que eles movimentem o corpo lentamente com uma amplitude total de movimento.

Embora você possa praticar o *tai chi* sozinho após ter dominado a técnica, para começar é preciso procurar um bom professor.

Qigong

Os exercícios do *qigong* envolvem posturas suaves e um balanço ritmado, movimentos de alongamento, meditação e respiração profunda com o propósito de aumentar a energia vital do corpo e acalmar as emoções e a mente. Os exercícios lentos alongam ligamentos e tendões e flexionam os músculos. O *qigong* é uma técnica que envolve uma postura imóvel por um longo período – de alguns minutos a uma hora – e ensina a concentração, aumentando a sensibilidade ao fluxo da energia. A prática regular do *qigong* pode melhorar a circulação, o equilíbrio, a flexibilidade e aumentar a amplitude de movimento. Os exercícios também melhoram o relaxamento geral.

Técnica de Alexander

Com freqüência as pessoas com fibromialgia sentem dor nos ombros e no pescoço e muitas vezes essa dor piora porque inconscientemente elas adaptam a sua postura no esforço para lidar com o seu desconforto. Durante as "aulas" de Alexander, o aluno deita em uma mesa para massagem enquanto o professor suavemente ajusta a posição do seu corpo, por exemplo, movimentando os ombros até a sua posição natural. A técnica de Alexander ensina como diminuir a tensão nos músculos e articulações. Os práticos acreditam que ela melhora a amplitude de movimento, a postura, o equilíbrio e a coordenação. Os professores dessa técnica mostram como você deve se mover sem esforço, baseados na filosofia do seu criador F. M. Alexander: "Solte o pescoço; deixe-o ir para a frente e para cima; alongue e expanda as costas". O professor irá ajudá-lo a repensar os movimentos do seu corpo e ensinará como evitar movimentos que podem provocar tensão muscular.

Primeiramente, o professor dessa técnica irá observá-lo deitado sobre uma mesa, totalmente vestido. Então, observará a maneira como você fica de pé, caminha e executa tarefas rotineiras. Em geral, as aulas são individuais e duram de 30 minutos a uma hora, uma vez por semana, no mínimo durante 15 semanas.

Método Feldenkrais

O método Feldenkrais foi desenvolvido pelo físico nuclear Dr. Moshe Feldenkrais, um ávido jogador de futebol e um judoca que ganhou a primeira faixa preta concedida no hemisfério ocidental. Ele também desenvolveu um sistema de educação somática que aumenta a percepção do aluno sobre hábitos de movimentos inconscientes, arraigados.

O sistema é ensinado em duas partes. A *Consciência pelo Movimento* envolve aulas em grupo, com movimentos leves, fáceis, que focalizam principalmente a maneira como você se movimenta. A *Integração Funcional* envolve aulas individuais que habitualmente incluem o toque suave e orientado para sugerir um repertório maior de possibilidades de movimento que se transfere para o sistema nervoso central.

Feldenkrais foi o autor de milhares de aulas criativas que visavam melhorar a qualidade de movimento, pensamento e comportamento para pessoas com determinadas lesões crônicas e agudas, derrame e restrições devidas à idade. As pessoas relatam uma melhora na postura, na respiração, na coordenação e na sensibilidade com a utilização desse método suave e não invasivo. Muitas relataram experimentar uma redução ou eliminação de dor neuromuscular crônica, melhora das habilidades físicas e mentais, bem como do bem-estar geral.

O método Feldenkrais também pode ser utilizado para ajudar pessoas com distúrbios como paralisia cerebral e esclerose múltipla.

Abordagem de Trager

A abordagem de Trager é uma forma de reeducação do movimento formada por uma série de movimentos suaves e passivos e pela rotação e tração dos membros. Os movimentos são adaptados à condição de cada pessoa para que a rigidez e a contração possam ser liberadas sem dor. Esse sistema foi desenvolvido pelo médico Milton Trager na década de 1920 para ajudar vítimas de pólio e outras pessoas com doenças neuromusculares.

O prático de Trager moverá os seus membros com movimentos articulares suaves. Então, balançará suave e ritmadamente cada parte do corpo para lhe mostrar como o movimento pode ser livre e fácil. Enquanto você experimenta essas sensações, os nervos que controlam o movimento dos músculos registrarão essa informação para reorganizar e aliviar padrões de tensão, dor e restrição muscular. O balanço também proporciona um relaxamento profundo. Não é utilizada nenhuma força ou pressão. O prático também ensinará movimentos simples – chamadas mentásticas – para serem executados em casa. Esses movimentos ajudarão a recriar as sensações experimentadas durante a sessão e são elaborados para aumentar os níveis de energia e melhorar a mobilidade. Os participantes afirmam que, com a prática, a abordagem de Trager pode ajudar a aliviar a dor crônica, promover a mobilidade articular, proporcionar estados mais profundos de relaxamento, níveis mais elevados de energia e vitalidade e uma postura mais fácil.

Capítulo 12

Terapias para a mente e o corpo

Biofeedback, respiração abdominal profunda, imagem mental dirigida, hipnoterapia, oração, amor e riso, terapia com animais de estimação

A medicina para a mente e para o corpo é uma área ampla que abrange muitas diferentes técnicas ou terapias mentais que demonstraram alterar a fisiologia. Para o paciente de fibromialgia, diversas dessas técnicas ou terapias são importantes estratégias de tratamento. Os exemplos de algumas terapias para a mente e para o corpo incluem o biofeedback, a EMDR (reprogramação da desensibilização do movimento ocular), imagem mental dirigida, meditação, hipnoterapia, terapia do riso, terapia musical, terapia com animais e terapia comportamental (aconselhamento).

A redução do estresse é o principal objetivo dessas intervenções. As respostas físicas habituais associadas às terapias para a mente e para o corpo incluem redução da pressão sangüínea e de coágulos sangüíneos, aumento das endorfinas (o que alivia a dor e proporciona uma sensação de bem-estar), redução dos níveis de cortisol e adrenalina (hormônios do estresse que diminuem a imunidade e alteram a circulação), redução da tensão muscular e melhora da circulação.

Algumas das condições que responderam favoravelmente às intervenções para a mente e para o corpo incluem alergias, angina, ansiedade, asma, dor nas costas, depressão, dores de cabeça, hipertensão, síndrome do cólon irritável, distúrbio do estresse pós-traumático e doença de Raynaud. Como você sabe, alguns desses distúrbios também estão presentes em casos de fibromialgia.

O estresse é um problema sério para qualquer pessoa com fibromialgia, porque a ansiedade e a tensão podem provocar um *flare* dos sintomas. Naturalmente, ninguém vive uma existência livre de estresse mas todos podemos aprender a controlá-lo melhor. Além das mudanças no estilo de vida sugeridas no capítulo 6, você talvez queira explorar uma ou mais das abordagens para a mente e para o corpo. Nós estamos apenas começando a compreender como essas terapias são poderosas para qualquer pessoa que enfrente o estresse quase constante de uma longa enfermidade.

Biofeedback

O biofeedback utiliza uma variedade de aparelhos para medir mudanças físicas que indicam o estado de estresse ou de relaxamento do corpo. Normalmente, esses processos internos – inclusive freqüência cardíaca, temperatura da pele, resposta galvânica cutânea (uma medida da condutividade elétrica), pressão sangüínea e até mesmo ondas cerebrais – passam despercebidos, mas quando nos tornamos conscientes deles com a ajuda de equipamento especializado, podemos aprender diversas técnicas para controlá-los conscientemente.

Essas técnicas incluem a utilização de imagens mentais, respiração e relaxamento muscular progressivo. Após alguma prática com o biofeedback, você pode se tornar consciente dos diversos processos corporais sem a ajuda de equipamentos. Pode então utilizar as técnicas de relaxamento que aprendeu para diminuir a ansiedade e manter o seu corpo em um estado mais relaxado enquanto lida com as exigências e estresses da vida cotidiana.

Desde a década de 1960, os pesquisadores têm acumulado uma quantidade impressionante de pesquisas que confirmam o valor terapêutico do biofeedback. Ele tem sido utilizado com sucesso no tratamento de diversas condições relacionadas ao estresse, como pressão sangüínea elevada, ansiedade, insônia, dores de cabeça por tensão, enxaquecas, síndrome do cólon irritável, dor crônica nas costas e doença de Raynaud. À medida que o biofeedback se torna mais conhecido, está provando ser uma ferramenta terapêutica bastante útil.

O biofeedback também demonstrou ser uma abordagem eficaz para a mente e para o corpo em pessoas com fibromialgia. Nos pacientes com fibromialgia, não raro a circulação sangüínea para os músculos das costas, braços, pernas, mãos e pés está comprometida. Usando o biofeedback, pode-se literalmente treinar novamente os vasos sangüíneos a dilatar quando necessário, aumentando a circulação em determinada parte do corpo.

O biofeedback também pode ser utilizado para recuperar a função normal do diafragma, o que irá melhorar a respiração e reduzir o estresse nos músculos do pescoço e da parte superior do tórax.

Com o feedback, você também pode conhecer as atividades que o fazem "exceder os limites" permitindo mudanças de comportamento. Depois de conhecer os padrões naturais do seu corpo, você pode trabalhar para ajustá-los e obter um relaxamento melhor e um sono mais profundo.

Em um estudo, 15 pacientes com fibromialgia que não haviam respondido bem a um medicamento, foram treinados com o biofeedback. Após 15 sessões, experimentaram menor quantidade de pontos sensíveis, menos dor e algum alívio da rigidez matinal.

O tipo mais comum de biofeedback usado pela medicina é o biofeedback eletromiográfico (EMG) que mede a atividade elétrica nos músculos. O procedimento é indolor, e as pessoas rapidamente compreendem como ele funciona. Eletrodos podem ser ligados a diversos locais do seu corpo para monitorar a pressão sangüínea, a temperatura da pele e outras funções biológicas e/ou atividade neuromuscular. Então as respostas são interpretadas, e o profissional ensina como você pode alterar os seus estados emocionais e mentais para adquirir um funcionamento mais saudável e menos estressante. Depois de aprender as técnicas básicas, você pode utilizá-las para modificar as suas respostas a qualquer hora e em qualquer lugar.

Respiração abdominal profunda

A respiração abdominal profunda é uma das técnicas para redução do estresse que podem ajudá-lo a aprender a relaxar e assim diminuir a ansiedade e estimular um sono mais tranqüilo.

Quando aprender a controlar a respiração, você poderá diminuir a liberação dos hormônios do estresse no corpo e a freqüência cardíaca. Com freqüência as pessoas que se encontram sob estresse hiperventilam, respirando de maneira rápida e superficial e movendo mais a parte superior do tórax do que o abdômen. Esse tipo de respiração não só é ineficiente como também contraproducente, e provoca ainda mais estresse físico e mental. A respiração abdominal profunda pode levar o corpo a liberar endorfinas, aquelas substâncias químicas naturais do corpo que proporcionam uma sensação de bem-estar.

Para praticar a respiração profunda, deite de costas em um local tranqüilo sem distrações. Coloque as mãos sobre o abdômen e inspire lenta e profundamente pelo nariz. Se estiver respirando corretamente, as suas mãos subirão enquanto o abdômen expande. Inspire contando até cinco, prenda a respiração por três segundos e então expire contando até cinco.

FIBROMIALGIA

Note o frescor do ar enquanto ele entra pelas narinas e o calor do ar quando você expira. Inicialmente faça esse exercício dez vezes, aumentando para 25 vezes, duas vezes por dia.

Quando aprender a respiração profunda, pode combiná-la com o relaxamento muscular progressivo. Essa técnica envolve a contração e o relaxamento de todos os grupos musculares do corpo, um de cada vez.

Encontre um local tranqüilo onde você não será perturbado. Sente-se confortavelmente em uma cadeira com os pés totalmente apoiados no chão, as costas retas e as mãos descansando sobre as coxas. Não cruze os pés, as pernas, os braços ou as mãos. Feche os olhos e quando estiver confortável, comece a se concentrar na respiração. Inspire profundamente algumas vezes, expandindo o tórax e o abdômen a cada respiração.

Agora comece a focalizar o relaxamento de cada parte do seu corpo, começando com os pés, subindo pelas panturrilhas, as coxas, até os dedos, mãos, punhos, antebraços e braços. Deixe cada parte do corpo solta e pesada, como a se fundir com a cadeira e o chão. A seguir, relaxe os músculos do estômago e depois o tórax. Passe para a região dorsal superior, região superior das costas e ombros. Finalmente, relaxe a parte posterior do pescoço, o rosto, a garganta e os músculos da mandíbula. Depois de ficar totalmente relaxado, você está pronto para meditar.

Meditação

A meditação pode ajudar a relaxar o corpo e a mente. Embora a prática seja utilizada nas culturas orientais como um caminho para o esclarecimento espiritual, no Ocidente a meditação é praticada em um contexto não religioso para promover a tranqüilidade da mente e aliviar sintomas relacionados ao estresse como dor crônica, pressão sangüínea elevada, distúrbios do pânico, dores de cabeça, problemas respiratórios, insônia e síndrome pré-menstrual.

A prática diária da meditação pode ajudá-lo a focalizar a cura e diminuir o estresse de conviver com a fibromialgia. A meditação pode proporcionar um estado mais tranqüilo e relaxado diminuindo a freqüência cardíaca e respiratória, a pressão sangüínea, relaxando os músculos e clareando a mente. A respiração lenta e profunda acompanha cada técnica.

Muitas técnicas de meditação praticadas atualmente vêm das antigas tradições orientais. Uma das suas formas mais amplamente reconhecida no Ocidente é a Meditação Transcendental (MT), introduzida nos Estados Unidos pelo iogue Maharishi Mahesh na década de 1960.

As pessoas que praticam a MT sentam-se tranqüilamente, focalizando a respiração e repetindo uma palavra ou um som (algumas vezes chamados *mantras*). Com freqüência, o mantra é escolhido para você pelo instrutor de meditação, ou guru. A palavra tradicional em sânscrito utilizada na meditação é "om", mas você pode escolher qualquer palavra ou frase que desejar. Com a prática, você aprenderá a focalizar a palavra ou o som em si e não quaisquer pensamentos conscientes. Se outros pensamentos surgirem em sua mente, não fique perturbado, frustrado ou aborrecido. Simplesmente os reconheça e volte a se concentrar na palavra, som ou frase escolhidos.

Os cientistas do Medical College of Georgia que estudaram a Meditação Transcendental descobriram que a técnica diminui a pressão sangüínea reduzindo a constrição dos vasos sangüíneos e, com isso, diminuindo o risco de doença cardíaca.

Algumas pessoas com fibromialgia praticam uma técnica de meditação muito simples para acalmar o corpo e a mente. É tão fácil que pode ser praticada em qualquer lugar. Apenas respire profunda e lentamente e concentre-se em uma imagem mental de um objeto tranqüilo, como uma vela ou uma flor. Olhe fixo o objeto durante dois minutos e depois feche os olhos enquanto continua respirando profundamente e vendo a imagem em sua mente. Quando se estiver pronto para abrir os olhos, estará se sentindo revigorado e relaxado.

Você pode aprender a meditar sozinho recorrendo a livros de auto-ajuda, fitas de áudio, fitas de vídeo, mas um instrutor treinado pode ajudá-lo a desenvolver mais rapidamente as suas habilidades. Cada sessão de meditação deve durar cerca de 20 minutos, e o ideal é fazer duas sessões diárias.

Imagem mental dirigida

A imagem mental dirigida, também chamada visualização, pode ajudá-lo a controlar as suas sensações com a utilização de imagens mentais vívidas de situações relaxantes, como uma praia, uma cachoeira ou um pôr-do-sol. A imagem mental dirigida, quando praticada junto com a respiração lenta e profunda, pode diminuir os níveis de ansiedade, a freqüência cardíaca e a pressão sangüínea.

FIBROMIALGIA

A técnica demonstrou melhorar o sistema imunológico em pacientes com câncer, a circulação nas pessoas com doença de Raynaud, a rapidez de recuperação pós-operatória, as dores de cabeça por tensão e assim por diante. Alguns pacientes com câncer, por exemplo, sentem-se fortalecidos utilizando a imagem mental dirigida durante a quimioterapia, imaginando as células brancas do sangue engolindo as células tumorais como o *Pac-man*.

A técnica é fácil, e você pode praticá-la em qualquer lugar. Para começar, fique em posição confortável, feche os olhos, inspire lenta e profundamente algumas vezes e imagine um cenário tranqüilo. Leve o tempo que precisar para criar uma imagem elaborada do local, repleta de detalhes físicos e sensoriais. Agora coloque-se dentro da imagem e sinta o local com todos os seus sentidos. Quanto mais real for a sua imagem, mais o seu corpo poderá se convencer de que está realmente "lá". O que você vê? Qual a sensação do ar sobre a sua pele? Que sons e aromas tornam o local diferenciado?

A seguir crie uma metáfora visual para simbolizar a liberação da tensão. Se você está imaginando uma praia, por exemplo, imagine-se sentado na beira da água ou com as ondas batendo na margem e envolvendo suavemente os seus ombros. Quando as ondas recuarem, sinta-as tirando a tensão do seu corpo e levando-a para o mar. Ou imagine-se como uma folha flutuando suavemente, a tensão deixando o seu corpo enquanto você flutua sobre o chão. Quando finalmente atingir o solo, visualize-se relaxado.

Para aliviar a dor, primeiramente imagine que toda a sua dor está dentro de uma bola de mercúrio. Agora visualize essa bola de líquido prateado rolando pelo seu braço ou pela sua perna. Observe-a rolar para o chão e para fora da sala, deixando-o livre da dor. Ou veja a si mesmo chutando-a para bem longe. Você também pode visualizar a dor como algo físico, como o fogo. Ao extinguir mentalmente o fogo, você pode sentir uma diminuição imediata da dor.

Você notará que, enquanto se transporta para outro local, as áreas de dor e de tensão começam a desaparecer. Continue respirando profundamente. Quando estiver pronto para voltar ao momento presente, alongue os dedos das mãos e dos pés, o corpo inteiro e então abra os olhos.

Um terapeuta profissional ou fitas de áudio podem dirigir as suas visualizações e ajudar a abrir a sua mente para o poder da cura subconsciente. Com freqüência a imagem mental dirigida é utilizada com outras terapias para a mente e para o corpo, como a hipnoterapia ou o biofeedback.

Hipnoterapia

A hipnoterapia, ou hipnose, foi reconhecida em 1957 pela American Medical Association como terapia válida e eficaz. Sob hipnose, você atinge um estado semelhante ao transe no qual você fica suscetível ao poder da sugestão. Algumas pessoas utilizam a hipnose como forma para lidar com medos e fobias, administrar o estresse e diminuir a dor. A hipnose demonstrou ser útil para pacientes com fibromialgia, síndrome do cólon irritável, enxaquecas ou outros distúrbios dolorosos, verrugas ou outros problemas de pele, asma e náusea.

A hipnose pode ser utilizada para controlar a dor e o estresse que andam de mãos dadas com a fibromialgia. Os pacientes que tentaram a hipnoterapia junto com a fisioterapia relataram sentir menos dor, menos fadiga e padrões melhores de sono do que aqueles que só receberam a fisioterapia.

Se a sua intenção for aliviar a dor, o hipnoterapeuta primeiramente pedirá que você se concentre em outra coisa que não seja a sua dor e então irá guiá-lo em exercícios de relaxamento. Depois que você estiver totalmente relaxado, o hipnoterapeuta pode sugerir imagens para ajudá-lo a sentir a dor como alguma coisa distintamente separada de você – um processo conhecido como dissociação. O hipnoterapeuta também pode sugerir que você pense na dor de maneira diferente, talvez como uma sensação de calor ou de formigamento. Essa técnica é conhecida como *substituição do sintoma*. Esses métodos podem lhe mostrar que é possível controlar a dor e adotar uma atitude mais positiva.

Não há motivo para desconfiar da hipnose realizada por um profissional ético. A técnica é cada vez mais utilizada em tratamentos de saúde, principalmente para superar hábitos negativos como fumar ou comer demais. Quando você está em um estado hipnótico, pode ter tanto controle quanto desejar, o tempo todo, e um terapeuta ético não tentará induzi-lo a fazer nada que você não queira. A técnica simplesmente ajuda a banir pensamentos negativos e concentrar a sua energia mental na saúde e na cura. Se, por qualquer motivo, você não conseguir encontrar um hipnoterapeuta com quem se sinta à vontade, ainda pode experimentar os benefícios da hipnose utilizando técnicas de auto-hipnose.

A maior parte das pessoas pode ser hipnotizada, e algumas podem aprender a se hipnotizar, embora em geral demore semanas ou até meses para aprender a fazê-lo com eficiência. Muitos médicos convencionais são treinados em hipnoterapia, o mesmo valendo para muitos dentistas, psicoterapeutas e enfermeiros.

O poder da oração

As pessoas interessadas na ciência preferem explicar os efeitos curativos da oração pela fisiologia da mente e do corpo, em vez de considerar a possibilidade de um poder mais elevado. Seja qual for o mecanismo em ação nas orações, a maior parte do profissionais da saúde não questiona mais o seu potencial para ajudar pessoas a lidar com doenças crônicas. Estudos demonstraram que quando pacientes com distúrbios crônicos complementam o tratamento médico com algum grau de "espiritualidade", eles têm menor probabilidade de ficar deprimidos.

Em um estudo publicado no *American Journal of Psychiatry*, pesquisadores estudaram 85 pacientes hospitalizados com doenças graves que também haviam ficado deprimidos. Esses pacientes foram submetidos a uma bateria de exames, inclusive a Escala de Religiosidade Intrínseca Hoge, que mede quão profundamente uma pessoa internalizou os seus valores religiosos e a sua fé. Quanto mais elevado o escore nessa escala, mais rapidamente a pessoa se recuperava da depressão.

Se devido aos sintomas da sua fibromialgia você tem um ponto de vista amargo e a depressão branda é um estado de humor constante, pense nas descobertas de um estudo de longo prazo realizado pelo National Institute on Aging. Essa pesquisa descobriu que as pessoas que freqüentavam um ou mais cultos religiosos por semana tinham apenas metade da probabilidade de sentir depressão do que aquelas que não freqüentavam nenhum culto ou que compareciam com menos freqüência. Se você se sente bem fazendo orações, tente aceitar o fato de que existem algumas coisas que jamais entenderemos e faça as orações trabalharem para você diariamente, talvez as incorporando ao seu programa de exercícios de relaxamento e/ou imagem mental dirigida.

TERAPIAS PARA A MENTE E O CORPO

Amor e riso como medicamento

Você já ouviu alguém dizer que "o riso é o melhor remédio?" Talvez você tenha notado que a dor parece desaparecer quando a sua mente e o seu corpo estão totalmente envolvidos em uma boa gargalhada.

Pense no caso de Norman Cousins, o famoso escritor e editor que em meados da década de 1960 recebeu o diagnóstico de um tipo de artrite "incurável", conhecida como espondilite anquilosante, uma doença grave caracterizada por dor ininterrupta, articulações e coluna vertebral rígidas e uma série de distúrbios relacionados. Cousins estava determinado a lutar contra a doença. Ele seguiu as ordens dos médicos e se submeteu a tratamentos convencionais – principalmente exercícios respiratórios e medicamentos – mas também tentou uma terapia não ortodoxa: o humor. Ele assistia comédias, contava piadas e ouvia piadas. E descobriu que quanto mais ria, melhor se sentia.

Na verdade, Cousins afirmava que a sua "terapia do riso" finalmente o curou, e em 1976 descreveu a sua experiência no *New England Journal of Medicine*.

Nos anos seguintes, cientistas, investigando esse fenômeno, concluíram que assim como o estresse e a ansiedade podem elevar a pressão sangüínea, causar problemas estomacais e sobrecarregar o sistema imunológico e o coração, o riso alegre pode acalmar os nervos, melhorar o sistema imunológico e o funcionamento geral do corpo e – como a música suave – ajudar a pessoa a lidar com a dor crônica.

O riso pode fazer maravilhas para o paciente de fibromialgia, favorecendo a cura por meio da redução do estresse, melhorando a circulação e diminuindo a freqüência cardíaca. Também proporciona importantes benefícios psicológicos: o humor o afastará de padrões de pensamento improdutivos e autodestrutivos.

Portanto, alugue algumas fitas de vídeo de clássicos e de comédias ou escute fitas de grandes comediantes. Elas podem ser exatamente o que o seu médico receitou. Pense nelas como parte da sua receita para adquirir uma saúde melhor e transforme o riso em uma prioridade todos os dias.

Assim como o riso, o amor também cura. Bernie Siegel, médico e professor de cirurgia na Universidade Yale, escreveu diversos livros sobre o poder do amor para melhorar o bem-estar e ajudar as pessoas a lidar com distúrbios de saúde graves. Vejo isso todos os dias em meu consultório: o paciente que pode dar e receber amor livremente está mais bem equipado para enfrentar os altos e baixos da doença crônica.

Terapia com animais de estimação

O companheirismo, o amor incondicional e a lealdade de um animal de estimação podem ser algo muito positivo na vida de qualquer pessoa com uma doença grave. Mesmo quando você está sentindo desconfortável e com dor, é difícil se sentir totalmente infeliz ao ser recebido na porta de casa pelo seu gato, com uma expressão doce no olhar ou pelo seu cão, abanando o rabo, todo feliz.

Um animal de estimação pode trazer muitos benefícios para a saúde das pessoas com fibromialgia. Estudos revelaram que acariciar um cão ou um gato realmente pode diminuir os níveis de estresse. Além disso, a responsabilidade de levar o cão para passear (também conhecido como "aparelho de exercício com quatro patas") pode tirá-lo de casa para praticar um pouco de exercício. O simples fato de você se concentrar nas necessidades de outra criatura durante algum tempo ajuda a eliminar qualquer sentimento que você possa estar experimentando naquele momento e isso por si só já é revigorante.

Capítulo 13

Juntando tudo: histórias dos fronts *da medicina*

Para cada paciente de fibromialgia, o tratamento deve começar com um histórico e um exame físico completos. Em minha prática "completo" significa investigar as seis amplas categorias de diagnóstico/tratamento que descrevi neste livro. Em outras palavras, procuro sinais de desequilíbrio – estrutural, bioquimicamente, no movimento, no ambiente, na área relacionada à mente e ao corpo e energeticamente. Com base nas descobertas do histórico e no exame físico, solicito os testes laboratoriais adequados.

Felizmente, a maior parte dos pacientes com fibromialgia não têm desequilíbrios em todas as categorias. Em muitos casos uma avaliação total revela apenas uma ou duas áreas importantes que precisam ser tratadas. Em outros pacientes existem múltiplos problemas inter-relacionados. O importante é compreender que muitas doenças diferentes podem provocar o mesmo conjunto de sintomas que chamamos de fibromialgia.

Com essas informações posso começar a compreender como cada paciente de fibromialgia é único. E é essa avaliação que permite aos médicos elaborar planos de tratamento individualizados. Adotar uma abordagem do tipo "tamanho único" é uma receita para o fracasso.

Dê uma olhada nos relatos de casos a seguir.

Michelle

Michelle é uma jovem de 22 anos de idade que, 18 meses antes de ser examinada por mim, teve uma doença semelhante a uma gripe, acompanhada de dores musculares e fadiga. De início, foi medicada com antibióticos, e isso pareceu ajudar durante algum tempo. Infecções subseqüentes provocaram um *flare* dos sintomas, mas dessa vez os antibióticos não proporcionaram nenhuma melhora. O seu sono não era reparador, ela se queixava de raciocínio confuso e tinha alguns problemas digestivos brandos. Antes da doença Michelle era campeã corridas como ciclista competitiva. Agora mal conseguia se arrastar durante as atividades diárias. Ela consultara diversos especialistas que realizaram os testes habituais e todos os resultados dos exames davam normais. Os antidepressivos, antiinflamatórios, relaxantes musculares e medicamentos para dormir não estavam proporcionando algum alívio.

Quando examinei Michelle, descobri que ela tinha múltiplos pontos musculares sensíveis e os seus olhos estavam sem brilho; a não ser por isso, era a própria imagem da saúde. Todos os exames que realizei apresentaram resultados na faixa da normalidade a não ser por um nível elevado de IgA e anticorpos contra cândida coerentes com uma proliferação de cândida nas membranas mucosas do intestino. Tratei esse problema com mudanças na dieta, suplementos e um medicamento antifúngico, mas não houve qualquer melhora em seus sintomas. A seguir, recomendei a tradicional medicina chinesa (uma combinação de acupuntura e ervas), juntamente com massagem e uma série de suplementos nutricionais: sem resultados.

Por fim, tentamos uma série de infusões intravenosas do coquetel de Meyer uma vez por semana durante quatro semanas. Essas infusões contêm cálcio, magnésio, vitamina C e vitaminas B. (Na verdade, os níveis de vitamina nas infusões eram mais baixos do que aqueles dos medicamentos que Michelle tomava por via oral.) Com essa infusões, a sua urina mudou de cor e também sua vida mudou. (Normalmente, com doses pesadas de vitaminas B a urina adquire uma coloração amarela ou laranja brilhante.) Com suplementos orais não houve nenhuma mudança significativa na cor da urina de Michelle. Contudo, após o primeiro coquetel de Meyer, a urina apresentou as mudanças características de cor.

No final de semana após o segundo coquetel de Meyer, a fadiga e as dores musculares de Michelle diminuíram significativamente. Ela ficou em terceiro lugar em uma prova de ciclismo. Após a série inicial de quatro infusões, tentamos manter essa melhora com a utilização de enzimas digestivas e ácido clorídrico por via oral para melhorar a absorção de nutrientes. Ela continuou bem durante algumas semanas, quando então começou a retroceder. Nesse ponto, fizemos uma série de seis infusões que novamente provocaram melhoras significativas. Durante alguns meses ela se sentiu muito bem com apenas uma visita ocasional ao consultório para receber um reforço intravenoso, geralmente antes de uma grande corrida.

Posteriormente, perdi contato com Michelle, mas posso me lembrar que o brilho voltou aos seus olhos depois que os coquetéis de Meyer permitiram a retomada de uma vida prazerosa.

O que podemos aprender com o caso de Michelle

O caso de Michelle ilustra dois "pontos cegos" comuns no diagnóstico da medicina convencional – ou seja, ignorar a possibilidade da proliferação da cândida e não verificar a malabsorção subclínica ou a perda de nutrientes.

A proliferação da cândida não é incomum em pacientes com níveis elevados de açúcar ou naqueles que tomam antibióticos ou esteróides repetidamente. Contudo, esse é um diagnóstico controverso que gera muita hostilidade por parte de médicos céticos. Alguns o consideram um pseudodiagnóstico não comprovado. A princípio, também eu não acreditava, porque normalmente a proliferação de cândida é diagnosticada com base em sintomas totalmente vagos, subjetivos e que poderiam ser causados por diversas condições diferentes. Entretanto, depois de perceber que a única maneira para dissuadir os pacientes a acreditar em um pseudodiagnóstico era apresentando dados objetivos, comecei a solicitar testes de anticorpos contra a cândida. Para minha surpresa, alguns desses pacientes *tinham* realmente níveis muito elevados de anticorpos contra a cândida. Depois de serem tratados com antifúngicos, os níveis baixaram e os sintomas melhoraram.

No caso de Michelle, o tratamento da proliferação de leveduras em si não apresentou nenhum benefício clínico visível. Seria uma pista falsa? Será que de algum modo a proliferação de leveduras prejudicava a digestão e a absorção, será que a doença teria regredido gradativamente depois da correção do desequilíbrio e será que o trato digestivo foi curado? Seria fácil especular, mas devo admitir que não tenho respostas definitivas para essas perguntas.

Alan

Alan, um professor universitário de 44 anos de idade, sentia dores musculares havia seis anos e isso interferia em sua atividade física. O tratamento e os exames solicitados por um clínico geral, um neurologista, um psiquiatra e um reumatologista não deram resultado.

Quando recebi Alan em meu consultório, o seu nível de energia não era muito baixo, mas ele se queixava de problemas de sono ocasionais e dificuldade de concentração. Sugeri diversas mudanças na sua dieta, bem como suplementos para diminuir as dores musculares. Após um êxito limitado com essas abordagens, verificamos o seu nível de sulfato de DHEA e descobrimos que estava muito baixo. Após iniciar um tratamento com 25 mg de DHEA todas as manhãs, o sulfato de DHEA atingiu o índice normal, e ele conseguiu iniciar e manter confortavelmente um programa regular de exercícios pela primeira vez em anos. Alan tentou parar com o DHEA algumas vezes, mas os sintomas pioravam. Quando recomeçava a tomar o DHEA, os sintomas tornavam a ceder.

FIBROMIALGIA

Apesar de apreciar a melhora, Alan não sentia a sua saúde como totalmente recuperada. Um ano depois, desenvolveu um coágulo sangüíneo superficial em uma veia da perna direita. A perna não sofrera trauma, e não havia um histórico de fatores de risco óbvios para a formação de coágulos. Uma vez que a condição não oferecia perigo, limitamo-nos a tratar os sintomas e ela desapareceu. Logo depois, desenvolveu outro coágulo superficial, dessa vez em uma veia do antebraço direito. Nesse ponto realizamos exames extensivos para verificar a hipercoagulabilidade do sangue. Todos os exames apontavam índices "normais", mas ele começou a tomar Coumadin para dissolver os coágulos e evitar a formação de outros. Durante os quatro meses que tomou Coumadin, Alan sentiu-se ótimo, de volta ao seu eu normal. Após parar com o Coumadin, algumas das dores musculares retornaram, porém não com a mesma intensidade que tinham antes da suplementação com DHEA.

Enquanto isso, ao tratar outro paciente de fibromialgia, aprendi que alguns pacientes com sintomas de fibromialgia parecem formar coágulos com muita facilidade. Examinei novamente os exames de sangue de Alan e descobri que o PT (tempo de protrombina) e o PTT (tempo parcial de tromboplastina) eram baixíssimos (atingindo o mínimo do índice normal) e que o fibrinogênio era "altíssimo" (atingindo o topo do índice normal). Esses eram exatamente os tipos de mudanças que se poderia esperar em alguém com hipercoagulabilidade subclínica. Atualmente Alan toma uma dose mínima de manutenção de Coumadin que o mantém na extremidade mais elevada do índice normal para PT, e está se sentindo ótimo outra vez.

O que podemos aprender com o caso de Alan

Os dois "pontos cegos" da medicina ilustrados pelo caso de Alan são a fadiga da supra-renal e a hipercoagulabilidade subclínica. O fato de os sintomas de Alan terem diminuído com a suplementação de DHEA e retornado quando o DHEA foi interrompido indicava nitidamente que uma função adrenal insignificante desempenhava um papel nesse quadro. Em geral, a maior parte dos médicos pensa em termos de "tudo ou nada" no que se refere à função adrenal. Em outras palavras, reconhecem a doença de Addison (o não-funcionamento total das glândulas supra-renais) e reconhecem a hiperatividade adrenal, mas não consideram uma função adrenal hipoativa clinicamente significativa. Com um número cada vez maior de pesquisas documentando o papel crítico do DHEA, a comunidade médica deveria prestar mais atenção a esse importante hormônio e às glândulas que o produzem.

A hipercoagulabilidade subclínica (o tipo que não provoca coágulos graves nas veias profundas, pulmões ou artérias do coração e do cérebro) em sua maior parte não é considerada na lista de causas potenciais (também conhecidas como "diagnóstico diferencial" nos círculos médicos) dos sintomas da fibromialgia. O fato de podermos ver padrões discerníveis que sugerem a hipercoagulabilidade mesmo quando os testes para coagulação do sangue são "normais" mostra que pode ser um erro confiar sempre nos chamados índices normais quando se está buscando explicações. O índice normal – que inclui 95% da população – é determinado pela média em determinada população, com dois padrões de desvios para mais ou para menos. Entretanto, uma leitura que se encaixa no índice normal para uma população não é necessariamente normal para um único indivíduo. Essa é uma diferenciação muito importante.

A lição que aprendi com o caso de Alan foi a de atentar nos exames de laboratório "normais" para verificar se existem padrões anormais compatíveis com o histórico do paciente.

Os resultados "normais" dos exames de laboratório podem ser uma ilusão estatística, uma ilusão que estimula a preguiça mental. Também aprendi que a hipercoagulabilidade subclínica pode contribuir para os sintomas da fibromialgia em alguns pacientes. Pense nela como uma "angina dos músculos" em razão reduzida circulação nos tecidos provocada por um mecanismo de coagulação hiperativo. Desde a minha experiência com Alan, identifiquei diversos outros pacientes de fibromialgia com esse padrão, e a maioria reagiu bem a doses baixas de Coumadin.

Debbie

Debbie era uma mulher de 43 anos que desenvolveu severas dores musculares e fadiga um ano após o seu casamento, que já contava 17 anos. Durante alguns anos ela se esforçou para continuar trabalhando como contadora, até que, a sua condição a forçou a desistir de trabalhar fora de casa. Debbie também tinha dificuldade para executar as tarefas domésticas, porque faziam aumentar muito os seus sintomas. Fora tratada por um alergista para suas alergias, um clínico geral para o hipotiroidismo, um psiquiatra para a sua depressão e um reumatologista para a fibromialgia. Nenhum desses tratamentos suscitou melhoras em sua dor e em sua fadiga.

Quando testei Debbie, descobri que tinha um nível baixo de sulfato de DHEA e IgE, IgG e anticorpos elevados contra alimentos derivados do leite, trigo e ovos. Ela começou a tomar 10 mg de DHEA diariamente e mudou a sua dieta para evitar alimentos altamente reativos. Com essas medidas, sentiu uma melhora branda nos sintomas. Nesse ponto, acrescentamos suplementos incluindo cálcio e magnésio, MSM (metilsulfonil metano) e extrato de semente de uva. Ela também começou a usar um protetor biomagnético sobre o colchão. Essas intervenções secundárias provocaram melhoras modestas na qualidade do sono e diminuíram a dor, mas a fadiga arrasadora ainda estava presente. Por sugestão minha, tentou a acupuntura e a massagem, que proporcionaram uma melhora temporária.

Finalmente Debbie marcou uma consulta com um prático do toque terapêutico em nosso consultório. Após uma única sessão ela sentiu um aumento sugestivo de energia. Debbie está novamente fazendo caminhadas em montanhas e cuidando da família. A não ser por alguns retrocessos ocasionais nos dois últimos anos, continua se sentindo bem. O seu caso ilustra um modelo de recuperação: pequenas mudanças em resposta a diversas intervenções e então uma resposta súbita, inesperada e dramática — nesse caso, ao toque terapêutico.

O que podemos aprender com o caso de Debbie

O papel das alergias a alimentos na doença crônica é controverso, assim como a metodologia dos testes. Normalmente, os alergistas e imunologistas não gostam de testes de anticorpos contra alimentos para verificação de alergias. A importância de níveis elevados de anticorpos contra alimentos é questionada, uma vez que a eliminação desses alimentos nem sempre resulta em benefícios clínicos. Contudo, o mesmo se pode dizer dos testes convencionais para alergias de pele e desensibilização.

Debbie parecia ter diversos desequilíbrios bioquímicos/hormonais que, ao serem corrigidos, provocaram melhoras modestas em sua condição. Mas a melhora mais significativa veio com a técnica energética do toque terapêutico. Portanto, parece que algumas vezes os desequilíbrios energéticos podem ser mais importantes do que os habituais marcadores bioquímicos nos quais confiamos tanto na medicina ocidental. Acredita-se que o toque terapêutico corrige os sutis desequilíbrios de energia no corpo. Ele continua sendo uma terapia controversa que críticos e céticos adoram atacar por não conseguir explicar o seu mecanismo de ação. Há pesquisas científicas tanto apoiando quanto depreciando essa prática. Embora não sejamos capazes de explicar como funciona, os efeitos curativos experimentados em alguns pacientes de fibromialgia deveriam fazer os médicos parar e pensar.

Frank

Aos 35, Frank estava exausto. Durante os últimos cinco anos, o bem-sucedido corretor de imóveis se esforçou para viver cada dia, apesar do surgimento gradativo de fadiga, dores musculares generalizadas, dificuldade de concentração, má qualidade do sono, temperatura corporal baixa e diminuição da libido. Nos últimos três anos, lutou para manter o alto desempenho exigido pela sua profissão com consultas regulares a reumatologistas e neurologistas. Mas os exames de sangue convencionais para verificar a existência de anemia, doença auto-imune, infecção e função da tiróide repetidamente apresentavam resultados normais. E nenhum dos tratamentos médicos parecia ajudar.

Quando a fadiga e a dor se tornaram difusas a ponto de impedi-lo de ter um desempenho que ele achava necessário em sua profissão, Frank vendeu o seu negócio e buscou abordagens alternativas à saúde, entre elas, uma dieta melhor, técnicas de redução do estresse, massagem e acupuntura. Após dois anos praticando essas novas estratégias de estilo de vida, juntamente com a utilização de diversas terapias complementares, sua condição melhorou um pouco. Mas a dor muscular e a fadiga continuavam limitando as suas atividades e impedindo-o de retomar a sua vida de muita energia.

Quando Frank finalmente chegou ao meu consultório, parecia bastante saudável, sem nenhuma anormalidade óbvia ao exame físico a não ser os esperados múltiplos pontos sensíveis nos músculos. Os exames revelaram que ele tinha um nível baixo de T3 livre (o mais ativo dos hormônios da tiróide e quase nunca examinado), um nível baixo de sulfato de DHEA (um hormônio da supra-renal que é utilizado como componente de diversos outros hormônios, inclusive a testosterona) e um nível "baixíssimo" (quase na extremidade inferior do que é considerado normal).

Frank começou a tomar uma dose baixa de Cytomel (T3), 5 microgramas (mcg) duas vezes ao dia de estômago vazio, mais uma dose de 25 mg de DHEA vendido sem receita médica, diariamente pela manhã. Dois meses depois os exames de sangue indicaram um nível normal de T3 livre, e outras funções da tiróide haviam estabilizado. O seu nível de sulfato de DHEA também melhorara, mas ainda estava baixíssimo; portanto, aumentamos a dose de DHEA para 50 mg diariamente. Após dois meses os níveis de sulfato de DHEA e de testosterona estavam na média.

Apenas quatro meses após ser corretamente diagnosticado e adequadamente tratado para a fibromialgia, Frank voltou à vida ativa, sem as dores musculares e a fadiga que o haviam limitado durante anos.

O que podemos aprender com o caso de Frank

A história de Frank ilustra dois "pontos cegos" da medicina ocidental – a saber, o diagnóstico e o tratamento de irregularidades da tiróide e das glândulas supra-renais.

Os pacientes cujos exames de sangue revelam um nível normal de TSH e T4, mas um nível baixo de T3 livre, com freqüência sofrem da síndrome de Wilson, uma doença na qual as pessoas produzem muito T4 mas não o convertem muito bem em T3, biologicamente muito mais ativo. (Essa doença não deve ser confundida com outra, mais conhecida – um distúrbio genético que provoca um acúmulo excessivo de cobre no corpo.)

Não é possível diagnosticar conclusivamente a síndrome de Wilson sem verificar o nível de T3 livre. Uma vez que poucos médicos solicitam esse teste, não admira que com freqüência a doença não seja diagnosticada. Mesmo entre os médicos que buscam ativamente essa doença, há alguns que insistem em afirmar que os exames de sangue são inúteis e que a única maneira precisa para diagnosticar a síndrome de Wilson é verificando as temperaturas axilares. De acordo com essa opinião, se a sua temperatura estiver baixa, o diagnóstico está confirmado. Essa visão não considera o fato de que muitas outras variáveis podem provocar uma temperatura corporal baixa, não somente hormônios da tiróide ineficientes. Os médicos que aderem rigidamente ao protocolo da temperatura sem verificar os níveis sangüíneos invariavelmente acabam receitando uma superdosagem aos pacientes, o que é potencialmente prejudicial. Dados laboratoriais objetivos, comprováveis são a chave para um bom tratamento dessa síndrome.

O nível baixo de sulfato de DHEA de Frank ilustra a síndrome da fadiga da supra-renal freqüentemente presente em pessoas sob estresse crônico. Como o papel do DHEA é mais ou menos atenuado na faculdade de medicina, poucos médicos pensam em testar o seu nível. Os níveis de DHEA (sulfato de DHEA) conjugado são mais estáveis e mais úteis como um teste de avaliação uma vez que não estão sujeitos a variações diárias. Se o seu médico deseja verificar as razões DHEA/cortisol, a medição do sulfato de DHEA já não é tão útil.

Embora o DHEA seja vendido sem receita médica, ele só deve ser usado sob supervisão médica e apenas quando o histórico do paciente e os testes de laboratório indicarem ser ele adequado. A FDA provavelmente tirará do mercado esse e outros hormônios, uma vez que não há motivos válidos para permitir que o público em geral tenha um acesso ilimitado a hormônios que podem ser mal utilizados com muita facilidade. Até lá, os efeitos da suplementação com DHEA devem ser monitorados como acontece com o hormônio da tiróide ou qualquer outro hormônio. Os pacientes que o utilizam devem ser avaliados para verificar a existência de tumores sensíveis a hormônios que poderiam ser estimulados pelo DHEA.

Alguns práticos defendem o uso de *extratos glandulares* da adrenal, pituitária e hipotalâmica para essa condição. O uso de extratos glandulares inquieta-me sobremaneira, por dois motivos. Primeiro, os extratos glandulares à venda sem receita médica não seguem nenhum padrão e podem variar muito de dose para dose. O segundo motivo é a crescente preocupação com a "doença da vaca louca" (BSE ou encefalopatia espongiforme bovina). Não conheço nenhum fabricante de extrato glandular que esteja tomando precauções específicas contra a transmissão da BSE, a não ser afirmar que as glândulas são retiradas de gado sadio.

Sarah

Sarah é uma mulher de 42 anos de idade que há quatro anos recebeu o diagnóstico de fibromialgia, apesar de os seus sintomas existirem há aproximadamente oito anos. No caso de Sarah, as dores no corpo, o sono pouco reparador e a má concentração pareciam oscilar com o seu ciclo menstrual, piorando antes da menstruação. Na época em que me consultou, ela não menstruava havia dois anos. Ela experimentara efeitos colaterais inaceitáveis (dores de cabeça, veias doloridas nas pernas e pressão sangüínea elevada) com a terapia de reposição hormonal tradicional (TRH), e por isso após alguns meses ela a interrompeu.

Quando examinei Sarah, não encontrei nada de extraordinário a não ser múltiplos pontos sensíveis nos músculos. O exame de sangue parecia normal a não ser pelos baixos níveis de hormônio feminino, o que não foi nenhuma surpresa, uma vez que ela era claramente menopáusica. Como Sarah apresentara uma reação ruim à TRH convencional, comecei a lhe dar um composto de estrogênio natural chamado Triest (composto de 80% de estriol – o mais fraco dos três estrogênios – 10% de estradiol e 10% de estrona), junto com progesterona natural. Ela tolerou sem problemas essa forma de TRH. A qualidade do seu sono está muito melhor, ela está mentalmente alerta, e as dores no corpo desapareceram quase que completamente.

O que podemos aprender com o caso de Sarah

O caso de Sarah ilustra o papel dos níveis hormonais na pré-menopausa e na menopausa como fatores de contribuição para pacientes com sintomas de fibromialgia. Para os pacientes que não toleram intervenções-padrão, obviamente é melhor ter mais opções terapêuticas, o que permitirá a individualização da terapia de reposição hormonal (e, por falar nisso, de qualquer terapia).

Embora Sarah satisfaça os critérios para a fibromialgia, nitidamente um problema hormonal subjacente estava provocando os seus sintomas. Isso reforça a noção de que a fibromialgia é mais uma palavra ou rótulo descritivo do que um diagnóstico no verdadeiro sentido da palavra.

Bill

Bill é um homem de 42 anos que durante os últimos oito meses desenvolveu extrema dor muscular, sono interrompido, fadiga e depressão. Ele consultou um reumatologista e um neurologista, e ambos concordaram que tinha fibromialgia e deveria aprender a conviver com a doença. Ele começou a tomar antiinflamatórios, antidepressivos, relaxantes musculares e medicamentos para a dor, mas não foram particularmente úteis.

Quando Bill foi ao meu consultório, observei as contrações involuntárias dos seus músculos (chamadas fasciculações) e uma hipotrofia dos músculos igualmente óbvia. Depois de algumas perguntas, descobri que ele perdera quase 18 kg desde o surgimento dos seus sintomas. O exame de sangue revelou um CPK elevado (uma enzima muscular). Uma biópsia posterior do músculo e EMG/NCV (eletromiografia) apontou anormalidades.

Os especialistas neuromusculares aqui em Denver estão tentando compreender o que Bill realmente tinha. Está claro que o problema é sério, mas também está claro que não é fibromialgia.

O que podemos aprender com o caso de Bill

Muitas doenças diferentes podem provocar sintomas semelhantes aos da fibromialgia. Embora a fibromialgia seja uma doença crônica, em geral não é considerada particularmente perigosa. Entretanto, há ocasiões em que o problema subjacente pode ser muito grave. Os médicos precisam ser extremamente cuidadosos ao avaliar pacientes de fibromialgia para a fim de que distúrbios subjacentes graves passem despercebidos.

Sharon

Sharon é uma mulher obesa de 39 anos que aos poucos notou dores generalizadas e fadiga cada vez mais intensas com o passar dos anos, a ponto de os sintomas começarem a interferir no seu trabalho e nas atividades diárias. Os exames de sangue estavam normais, e os medicamentos receitados pelo reumatologista que diagnosticou a sua fibromialgia só provocaram efeitos colaterais sem benefícios visíveis.

Quando anotei o histórico de Sharon, ela mencionou que algumas vezes acordava com o próprio ronco. Fizemos um teste de oximetria do pulso noturno (ela simplesmente colocou um sensor de oxigênio transdérmico no dedo indicador durante a noite) em sua própria casa. Esse teste mostrou que tinha apnéia do sono (obstrução das passagens respiratórias durante o sono), o que provocava quedas impressionantes no seu nível de oxigênio enquanto dormia. Atualmente Sharon está usando uma máquina CPAP (pressão positiva contínua da respiração, que mantém abertas as vias aéreas) e tem se sentido melhor. Ainda estamos tentando diminuir o seu peso.

O que podemos aprender com o caso de Sharon
Novamente, verificamos que é muito fácil fazer um diagnóstico de fibromialgia quando condições subjacentes importantes não são diagnosticadas ou tratadas.

Cuidando e avançando

Ao formular um plano de tratamento para uma doença crônica como a fibromialgia, em geral é melhor começar com intervenções menos agressivas, aquelas que se pode controlar ativamente com dieta, suplementos, exercício, técnicas de relaxamento e modificação do meio ambiente.

Envolver-se ativamente no tratamento proporciona muitas vantagens. Se você é passivo, os médicos talvez precisem recorrer a terapias mais agressivas. Mais agressivas em geral significa mais perigosas (pelo aumento do risco de efeitos colaterais) e mais caras. Se você rejeitar a oportunidade de assumir um papel mais ativo, será muito mais difícil tratar e corrigir condições subjacentes que contribuem para o seu distúrbio. O objetivo que buscamos alcançar – melhorar a sua qualidade de vida – é muito mais viável se você trabalhar com a equipe que cuida da sua saúde para fazer as mudanças necessárias nas áreas ambientais, dietéticas e de estilo de vida.

Criando a sua rede de saúde integrada

Geralmente os métodos de auto-ajuda são úteis, mas só podem ajudá-lo até certo ponto. Há ocasiões em que são necessárias terapias adicionais (intervenções da medicina ocidental ou da MAC). Novamente, as terapias que escolher dependerão da sua avaliação particular.

Considere-se afortunado se puder encontrar todos os práticos e médicos em um mesmo local e trabalhando juntos em seu benefício. Na ausência desse tipo de abordagem colaborativa em equipe, você precisará tomar a iniciativa para identificar profissionais de confiança (ver capítulo 3) estabelecendo e promovendo uma comunicação contínua entre os diversos profissionais da saúde.

A lista a seguir resume algumas das terapias alternativas e complementares que podem ser úteis.

Terapias alternativas/complementares

Terapias energéticas como o toque terapêutico, toque curativo, terapia da polaridade, reflexologia, terapia craniossacral, reiki, TMC (tradicional medicina chinesa, particularmente a acupuntura e as ervas) e homeopatia. A homeopatia é incompatível com a maior parte das outras terapias energéticas, e portanto elas não devem ser utilizadas simultaneamente.

Terapias estruturais/musculoesqueléticas como massagem, quiroprática e osteopatia. Essas terapias podem ser muito úteis se realizadas de maneira suave por um prático experiente em fibromialgia; do contrário, tais abordagens podem agravar os sintomas e provocar retrocessos.

Terapias cinéticas/de movimento como a técnica de Alexander, ioga e *tai chi*.

Terapias nutricionais/metabólicas como modificação da dieta e a utilização de ervas e suplementos. Nutricionistas, fitoterapeutas, naturopatas e práticos ayurvédicos podem oferecer recomendações individualizadas nessa área.

Terapias para a mente e para o corpo incluindo biofeedback, imagem mental dirigida e técnicas de redução do estresse.

Intervenções da medicina ocidental

Em geral, as terapias ocidentais são mais agressivas, mais invasivas e têm um potencial maior para provocar efeitos colaterais. Contudo, muitas apresentam uma boa razão risco-benefício e podem ser úteis. Veja o capítulo 2 para obter mais informações sobre essas estratégias.

Coumadin ou *heparina* – se houver evidência de hipercoabulabilidade.
Florinef (acetato de fludrocortisona) – pela manhã ou DDAVP (acetato de desmopressina) à noite, se a pressão sangüínea tende a ser baixa.
Sinequan (doxepina) – na hora de dormir para distúrbios do sono
Elavil (amitriptilina) ou *Flexeril (ciclobenzaprina)* – na hora de dormir para distúrbios do sono.
Neurontin (gabapentina) – para dor crônica.
Guaifenesin e *dextrometorfano* – para dor crônica.
Lamisil (terbinafina) ou *Diflucan (fluconazol)* – para proliferação de cândida.
Nystatin – para proliferação da cândida da mucosa.
Doxiciclina, tetraciclina ou *Biaxin (claritromicina)* – para infecção crônica com micoplasma.
Hormônios naturais – para corrigir desequilíbrios hormonais detectados por exames.
Medicamento para a tiróide – com monitoramento dos exames de sangue para evitar superdosagem.
DHEA e/ou *pregnenolona* – com monitoramento dos exames de sangue para evitar superdosagem.
Cortisol – titulado por exame de sangue para evitar superdosagem
Injeções no ponto-gatilho usando lidocaína ou Marcaine – para alívio temporário da dor.
Injeções intramusculares – B_{12}, magnésio, B_6, Kutapressin, e outros.
Infusões intravenosas de um coquetel de Meyer – que contêm magnésio, cálcio, vitamina C e vitaminas B.
Injeções de hormônio do crescimento – se os níveis estiverem baixos.

Encontrando o seu caminho no labirinto da medicina

Graças à ampla variedade de opções apresentadas aqui, é do seu interesse encontrar um médico com uma perspectiva integrativa – alguém que possa orientá-lo em suas escolhas, ajudá-lo a priorizar terapias e monitorar a eficácia de cada intervenção. Se os passos iniciais não proporcionarem o alívio que você procura, sempre há intervenções mais agressivas à sua disposição.

Cem maneiras para se sentir melhor agora

Com um distúrbio crônico como a fibromialgia, você terá dias bons e dias ruins. Mas, mesmo quando as coisas começam a parecer um tanto tristes, é bom lembrar que a vida está cheia de possibilidades. Eis algumas maneiras simples para modificar uma atitude negativa, improdutiva:

- Faça alguma coisa que você adora fazer.
- Escreva um bilhete de agradecimento para alguém que tenha tornado a sua vida um pouco mais fácil.
- Expresse a sua raiva.
- Tire uma soneca.
- Peça ajuda.
- Faça uma lista de todas as coisas pelas quais você se sente grato.
- Mantenha um diário. Anote qualquer coisa e todas as coisas que surgirem na sua mente.
- Compre algumas flores para si mesmo.
- Tome um banho quente de banheira. Coloque nele alguns óleos essenciais ou ervas.
- Leia uma revista.
- Vá almoçar com alguém especial.
- Escute a sua música preferida.
- Olhe os álbuns de fotos.
- Leia um livro para uma criança.
- Seja um voluntário.
- Aprenda alguma coisa nova.
- Compre para você ou para alguém alguma coisa especial.
- Telefone para um amigo ou familiar com quem você não conversa há muito tempo.

- Reserve algum tempo para aquele seu *hobby*.
- Coma alguma coisa maravilhosa ou exótica no jantar.
- Vista a sua roupa favorita.
- Receba uma massagem.
- Abrace alguém.
- Faça uma caminhada.
- Chore.
- Pense em um objetivo realista para o dia e vá atrás dele.
- Coma a sobremesa antes do jantar.
- Encontre o seu santuário e visite-o.
- Deite-se no jardim e observe a formação das nuvens.
- Olhe as estrelas com um telescópio.
- Escute música relaxante enquanto executa exercícios suaves de alongamento.
- Compre uma nova caixa de giz de cera e passe a colorir um livro de pintar.
- Melhor ainda: faça os seus *próprios* desenhos!
- Vá ao parque e alimente os patos.
- Leia novamente um clássico favorito.
- Vá a um concerto de música erudita.
- Perdoe os seus pais.
- Arrume o seu guarda-roupa.
- Doe coisas para instituições de caridade.
- Visite um museu.
- Vá ao cinema.
- Diga aos seus filhos que você os ama.
- Cante.
- Leia revistas em quadrinhos.
- Vá ao cabeleireiro.
- Seja voluntário na área da maternidade de um hospital.
- Experimente um picolé.
- Escreva um poema.
- Sente-se próximo a um lago ou lagoa.
- Vá ao *shopping center* ou ao aeroporto e observe as pessoas.
- Monte um aquário e encha-o de peixes.
- Caminhe descalço na areia.
- Compre um chapéu.
- Planeje as suas férias.
- Vista suas melhores roupas.

FIBROMIALGIA

- Envie um cartão para um amigo, sem nenhum motivo especial.
- Assista velhos filmes da família.
- Não faça nada!
- Vá a algum lugar onde você nunca esteve.
- Pense em três ótimas características físicas e sinta-se abençoado.
- Comece e termine um jogo – palavras cruzadas, labirinto, figuras ocultas, caça-palavras.
- Tome chuva.
- Marque um "encontro" com seu parceiro ou com seu filho.
- Compre um diário novo.
- Tente uma nova receita.
- Faça e coma biscoitos.
- Desenhe na calçada com giz.
- Faça uma lista com dez coisas que o deixam feliz.
- Replante aquelas plantas.
- Pendure um comedouro para pássaros no quintal.
- Jogue o seu jogo de tabuleiro preferido com a família ou com amigos.
- Faça pipoca da maneira tradicional – no fogão!
- Invente uma receita.
- Olhe os álbuns da turma do ensino médio e imagine o que será que aconteceu com...
- Contrate alguém para limpar a casa ou pelo menos para passar o aspirador.
- Visite um vizinho que você não conhece muito bem.
- Plante flores em uma jardineira na janela.
- Escreva uma canção.
- Ensine seus filhos a jogar cartas.
- Faça uma pausa não planejada para tomar um café ou chá.
- Vá ao parque e olhe as crianças brincando.
- Diga "sinto muito" para alguém que precisa ouvir isso.
- Deixe uma gorjeta para o entregador de jornais.
- Faça uma lista de todas as pessoas em sua vida às quais você se sente grato. Diga isso a pelo menos cinco delas.
- Use meias de cores diferentes.
- Compre lençóis novos.
- Abra as cortinas e elimine as sombras em sua casa, deixando entrar a luz do sol.
- Compre e escute a trilha sonora do seu filme favorito.

- Diga ao seu parceiro o que você mais gosta nele.
- Grite realmente alto.
- Tire fotos da sua família.
- Compartilhe um segredo com alguém em quem você confia.
- Ajude o seu filho com a lição de casa.
- Medite.
- Comemore o seu não-aniversário.
- Olhe no espelho e sorria; você tem muitas coisas para agradecer!

No horizonte: o futuro da fibromialgia

Há 20 anos, o Fibromyalgia Study Club of the American College of Rheumatology tinha um comparecimento médio de dez pessoas em suas reuniões anuais. Em 1997, mais de 5 mil reumatologistas compareceram. No início da década de 1980, menos de US$ 100 mil estavam sendo gastos anualmente em pesquisas sobre a fibromialgia. Hoje, estamos gastando US$ 4,1 milhões e temos todos os motivos para acreditar que essa quantia vai aumentar.

Nas próximas duas décadas, com uma quantidade maior de pesquisas melhores, os especialistas prevêem que os caminhos da dor serão mais bem compreendidos, ajudando-nos a responder perguntas como:

- Por que alguns padrões de comportamento estão associados ao aumento da dor e outros não?
- O que o sono tem que ver com o hormônio do crescimento?
- O espasmo muscular resulta de um reflexo localizado ou vem de sinais internos à coluna vertebral?
- O que realmente ocorre dentro de um ponto sensível localizado?

Talvez tenhamos customizado os exercícios e programas de condicionamento para pessoas com fibromialgia que serão reembolsadas por companhias de seguro. Informações a respeito de como melhorar a auto-estima, diminuir a percepção da dor e lidar com a depressão relacionada à fibromialgia provavelmente serão incorporadas ao treinamento e educação geral dos profissionais da saúde mental.

Com sorte, teremos novos tipos de medicamentos para bloquear a Substância P e aumentar a serotonina. Agentes para estabilizar o sistema nervoso autônomo serão desenvolvidos. E talvez tenhamos até mesmo vacinas contra infecções que induzem à fibromialgia.

O futuro parece definitivamente brilhante e já está começando. Recentemente, médicos da State University of New York's Health Science Center, em Siracusa, começaram a usar a tomografia por emissão de pósitrons (PET) como uma ferramenta de diagnóstico para medir a severidade da dor de um paciente. Estudos semelhantes estão sendo conduzidos em pontos dos Estados Unidos e no Canadá. Os médicos estão usando imagens para observar as mudanças das células do cérebro resultantes de derrame ou lesão na medula espinhal. E esperam encontrar uma explicação para o fenômeno conhecido como "dor-fantasma", muitas vezes experimentada por pessoas que tiveram um membro amputado.

Cada passo, grande ou pequeno, nos aproxima mais do dia em que os pesquisadores solucionarão o mistério da fibromialgia e finalmente poderemos começar a tratar não apenas os sintomas, mas a causa subjacente desse misterioso distúrbio. Melhor ainda será o dia em que a fibromialgia for conhecida apenas em livros.

Até lá, fazemos o melhor que podemos. Lembre-se, *você não é a sua doença*. Você é um explorador em uma aventura, o capitão da sua própria jornada. Trabalhe com os melhores profissionais da saúde que puder encontrar, aprenda tudo o que puder, seja receptivo a novos caminhos e encontre o seu. Eu sei que você pode!

Índice

ÍNDICE

A

Abordagem de Trager 171, 217, 222
Abordagens ambientais 171
Abordagens bioquímicas 172, 197-205
Abordagens nutricionais 18, 123, 197
Absinto 200
Ácidos graxos essenciais 104-105
Açúcar 77, 93-94, 101-103, 116, 118, 122, 132, 134, 148, 188, 235
Acupressão 84, 171, 177-180, 182-183, 213
Acupuntura 11, 16, 82, 150, 165, 167-171, 177-182, 184, 189, 192, 206, 208-209, 234, 238-239, 244
Agentes hepatotóxicos 91
Agentes nefrotóxicos 91
Água 114-115
Ajuda profissional 62-63
Alecrim 205
Alergias 11, 25, 33, 56, 75, 78, 122, 129-131, 149, 182, 190, 200, 218, 223, 237-238
Alergias a alimentos 78, 130, 238
Ambien (zolpidem) 89
Ambiente repousante 60
American College of Rheumatology 23, 25-26, 74, 249
Amor 21, 54, 65, 155, 157, 223, 231-232
Análise capilar 78-79

Angina 223, 237
Ansiedade 25, 29-30, 40, 43-44, 52, 75, 84, 89, 108, 125-126, 141, 157, 182, 191, 195-196, 204, 218, 223-225, 227, 231
Anti-hipertensivos 91
Antiarrítmicos 90
Antiasmáticos 90
Anticoagulantes 88, 91
Antidepressivos 61, 86, 91, 136, 233, 242
Antidiabéticos 91
Antocianinas 96, 188
Apoio emocional 154
Apoio pessoal 62-63
Arginina 128
Arnica 30
Aromaterapia 171, 197, 204-205
Artemísia 181, 205
Artrite 26, 34, 37, 45, 75, 77, 104-105, 120-122, 136, 166, 180, 194, 204, 206, 218, 220, 231
Artrite reumatóide 34, 37, 45, 75, 77, 105, 121-122
Asma 11, 30, 110, 170, 179-180, 205, 208, 218, 223, 229
Aspirina 56, 125, 188, 198
Assistentes sociais 84
Atitude positiva 48, 62
Azia 30, 198

B

Betacaroteno 113
Biaxin (claritromicina) 88, 245
Biofeedback 53, 171, 223-225, 229, 244
Biofeedback eletromiográfico 225
Bioflavonóides 96, 109, 111, 188
Biotina 109
Bryonia 191

C

Cafeína 56, 60, 115-116, 118, 122-125
Cálcio 16, 89, 98-99, 119, 125, 132, 234, 238, 245
Calor úmido 54
Calorias 94, 99, 101-103, 116
Camomila 188, 198, 206
Campos eletromagnéticos 148-149, 192
Campos eletromagnéticos vibratórios (PEMF) 192
Capsaicina 91-92, 120, 188
Carboidratos 94-95, 98-102, 107, 109, 125, 130, 133
Carotenóides 96, 109, 112-113
Carvalhinha 200
Casamento 139, 156, 237
Celebrex (celecoxib) 89
Cerejas azedas 188
Chá de hortelã-pimenta 198

Chacras 185, 195
Chaparral 200
Chi 16, 94, 115, 150, 165, 168, 170-172, 177-180, 182-185, 199, 201, 213, 217, 219-220, 234, 244
Citocininas 44
Cobalamina 109
Coenzima Q10 (CoQ10) 127
Colite 30, 105, 180
Colostro 134-135
Comfrey 200
Computador 61, 148-149, 160-161
Comunicação muscular aberrante 39
Consumo de álcool 139, 150
Consumo Diário de Referência 97
Coquetel de Meyer 16, 89, 234, 245
Corpo 14, 16, 18, 21-28, 31, 36, 39-41, 44, 47, 49, 52-53, 55-56, 74, 76-77, 82, 93, 96, 100-101, 104-105, 107, 110-111, 113-115, 119-120, 123-125, 127-130, 134-137, 140-148, 150-153, 159-160, 163-164, 170-171, 173, 177-180, 182-186, 189, 192-195, 197, 204, 206-207, 209-210, 212-215, 217-231, 233, 238
Cortisol 41, 44, 77, 88, 223, 240, 245
Craniossacral 55, 171, 194, 207, 210, 244
Creme EMLA 89

Cremes para a pele 203
Crianças 23, 37-38, 49, 63-65, 67, 83, 94, 156, 190, 200, 205, 248
Cuidado centrado no paciente 14
Curcumina 120-121, 188
Cytomel 239

D

Declaração de Copenhague 42-43
Dextrometorfano 87, 245
Diagnóstico correto 21, 37, 73, 163
Diário alimentar 122, 131
Dieta 72, 82, 93-95, 97, 99-106, 112, 115-117, 121-123, 129, 131-134, 136, 147, 171, 185-187, 197, 206, 234-235, 238-239, 243-244
Dietas vegetarianas 95, 187
Diflucan (fluconazol) 88, 245
Digital 198
Dihidrofolato reductase 122
Dinucleotídio de nicotinamida-adenina (NAD) 127
Disfunção imunológica 41
Distúrbio do estresse pós-traumático 223
Doença de Crohn 30
Doença de Lyme 34-35, 37, 78
Doença de Raynaud 31, 34, 223-224, 228
Doença do refluxo gastroesofágico (GERD) 30

Dor 12, 16, 21-22, 24-32, 34-45, 47-49, 51-57, 59-60, 62-63, 68-69, 71, 73-74, 76, 80-82, 85, 87-93, 105, 107-108, 110, 114-115, 117-118
    administração da 254
    articular 121-123, 137
    crônica 22, 26, 37, 43, 47, 51-52, 62-63, 73, 87, 92, 107-108, 118, 152, 156, 165, 169, 180-181, 192, 209-212, 222, 224, 226, 231, 245
    muscular 24, 28, 38, 52, 54, 117-120, 124, 140-141, 163, 181, 194, 208, 212, 215, 239, 242
    na fibromialgia 25
    nas costas 28, 164, 181, 208, 223
    no pescoço 27-28, 53, 74
    pélvica 32
Dores de cabeça 21, 25-26, 28-29, 33, 37, 56, 62, 73, 90, 102, 108, 124, 126, 133, 152, 163, 180, 182, 190, 194, 196, 204, 206, 209-211, 214, 223-224, 226, 228, 241
Doshas 185-187
Doxiciclina 88, 245

E

Echinacea 135, 164, 198
Educação médica 18
Efedra 200

Eletromiografia 242
Emplastos frios 54
Encefalopatia espongiforme bovina 241
Enfermeiras 83, 112, 196
Epinefrina 40
Equilíbrio 83, 110-111, 134, 144, 147, 155, 171, 178-179, 181, 185-186, 207, 209, 217, 220-221
Escola 45, 63-64, 139, 148, 160
Escorbuto de rebote 111
Estratégias de estilo de vida 239
Estresse 11, 26, 28, 37, 39-40, 50, 52-53, 56-58, 64, 76-77, 97, 103, 106, 108, 115, 124, 128-129, 134-135, 139, 143, 150-153, 157, 159, 162, 180, 182, 185-186, 188, 190, 206, 210-211, 214, 218, 220, 223-226, 229, 231-232, 239-240, 244
Estudo duplo-cego controlado por placebo 169
Eventos desencadeadores 39
Exame de fezes 78
Exame de sangue 88, 128, 241-242, 245
Exercícios 54, 57, 60, 67, 82, 84, 103, 139-145, 151, 171, 186, 195, 208, 211, 217-220, 229-231, 235, 247, 249
Exercícios aeróbicos 84, 141, 143, 217, 220
Exercícios de flexibilidade 143-144

Exercícios de fortalecimento 144
Exercícios isométricos 144
Exercícios isotônicos 144
Extrato de semente de uva 113, 238
Extratos de cartilagem 123
Extratos glandulares 241

F

Fadiga 11, 21-22, 25, 29, 33-35, 37-38, 42-43, 45, 47, 49, 60, 62-63, 77, 83, 88-89, 94, 107-109, 117-118, 124, 126-128, 130, 133, 135, 147, 152, 159, 163, 181, 188, 190, 203, 208, 218, 229, 233-234, 236-240, 242
Fadiga da supra-renal 77, 124, 128, 236, 240
Fadiga devastadora 29
Família 15, 18, 39, 50, 58, 64, 83, 95-96, 112-113, 139, 154-155, 238, 248-249
Farmacêuticos 9, 83, 128, 198-199
Fasciculações 57, 242
Fenilalanina 119-120
Fenômeno de Raynaud 31
Fibra 95, 97, 101, 105
Fibra insolúvel 97
Fibra solúvel 97, 105
Fibromialgia 11-14, 16, 18-19, 21-45, 47-52, 55-57, 59-63, 65, 67-70
fibromialgia em adultos 21-22

ÍNDICE

Fibromialgia em crianças 37
Fibrosite 42
Fitoestrogênio 105
Fitonutrientes 95-97, 100, 109, 112
Fitoquímicos 96
Flares 57-58, 148, 156, 163, 212
Flexeril (ciclobenzaprina) 87, 245
Fluxo 54-55, 150, 177-180, 183, 192, 195-196, 207, 210, 212, 218, 220
Folacina 108
Folato 108, 115, 122
Fumo 147, 212

G

Genética 38, 56, 94
Gengibre selvagem da Índia 200
Genisteína 96
Ginseng 134-135, 164
Glicosamina para dor articular 122
Glicose 102, 122, 134
Gorduras 94-95, 98-99, 103-105, 107, 109, 116, 122-123, 130, 136
Gorduras poliinsaturadas 104
Grupo de apoio 62, 73, 155-156
Guaifenesin 87, 245

H

Hidroterapia 195, 206-207, 215
Hipercoagulabilidade do sangue 236
Hipercoagulabilidade subclínica 236-237

Hipertensão 104, 223
Hipnose 171, 192, 229-230
Hipnoterapia 223, 229-230
Hormônio que libera tirotropina 41
Hormônios naturais 88, 245

I

Ibuprofeno 56, 118, 125
Imagem mental 171, 223, 227-228, 230, 244
Imagem mental dirigida 171, 223, 227-228, 230, 244
Imitrex 89
Imunidade 77, 119, 134-135, 223
Imunossupressores 91
Inclinação para a frente 219
Informação 11, 14, 47-48, 62, 69, 73, 86, 124, 163, 222
Infusão de óleos 202-203
Infusões intravenosas do Coquetel de Meyer 234
Injeções intramusculares 89, 119, 245
Injeções no ponto-gatilho 245
Integração estrutural 213
Integração funcional 221
interações anormais do 44
Interações entre suplementos e drogas 90
Ioga 142, 166-167, 170-171, 185-186, 189, 195, 217-219, 244
Ioimbe 200

J

Junípero 205-206

K

Kapha 185-187
Klonopin 89
Kutapressin 89, 245

L

Labirinto da medicina 246
Lactobacillus acidophilus 132
Lamisil (terbinafina) 88
Lavanda 205-206
Leite 93, 95, 98, 107-109, 121-122, 131-132, 135, 148, 164, 187-188, 237
Leucotrienos 104, 121
Liberação do tecido mole 213
Liberação miofascial 84, 212
Licopeno 96, 113
Lidocaína 89, 245
Linhaça 104-106, 123
Lobélia 200

M

Macronutrientes 99
Magnésio 16, 89, 118-119, 127, 132, 234, 238, 245
Manjerona 206
Marcaine 89, 245
Massagem 11, 16, 22, 53-55, 84, 158, 165, 167, 171, 174, 177-179, 186, 189, 193, 195, 206-207, 209, 211-213, 215, 221, 234, 238-239, 244, 247
Massagem eletrostática 16, 177-178, 193
Medicamento para a tiróide 88, 245
Medicamentos 12, 28, 42, 44, 53, 56, 59, 61, 71-73, 81-84, 86-91, 117-118, 121, 123-125, 133, 140, 147, 154, 157-158, 164-165, 167, 172, 183, 187-191, 197-200, 206, 231, 234, 242-243, 249
Medicamentos narcóticos 90
Medicina à base de ervas 197, 199, 206
Medicina alopática 165
Medicina alternativa/complementar (MAC) 164-176
Medicina chinesa à base de ervas 170, 177-179, 183, 199
Medicina integrativa 14, 18, 22, 68, 167-168, 172-173
Medicina ocidental 12-17, 22, 61, 72, 140, 164-170, 173-175, 177, 180, 184-185, 192, 197, 238, 240, 244-245
Médicos 9, 11-15, 17-19, 21-23, 27, 34-35, 37, 42-43, 59, 61, 63, 67-91, 114, 124, 128, 130, 133, 136, 150, 160, 164-170, 174-175, 177-178, 180, 189, 192, 197-199, 205, 208, 230-231, 233, 235-240, 242-244, 250

ÍNDICE

Médicos assistentes 84
Médicos generalistas 83
Meditação 103, 165, 171, 185-186, 189, 217-218, 220, 223, 226-227
Melancolia do inverno 125
Melatonina 124-125
Menopausa 108, 180, 241
Meridianos 177-180, 182, 192
Mesmerismo 192
Metilsulfonil metano 120, 238
Metotrexato para dor articular 122
Micronutrientes 99, 106-107
Morfina 87, 90, 198
Moxibustão 170, 181

N

National Institute of Nursing 43
Naturopatia 171-172, 191, 197, 206
Nérole 206
Neurontin (gabapentina) 87, 245
Neurotransmissores disfuncionais 40
Niacina 108
Nicotina 127, 150, 180
Nível de T3 240
Norepinefrina 40, 119
Nutrientes antioxidantes 109
Nystatin 88, 133, 245

O

Oração 223, 230

Ornitina 128
Osteopatia 191, 207, 209, 244

P

Parestesia 31
Paxil (paroxetina Hcl) 89
Pesquisa 9, 16-18, 23, 26, 29, 38, 40-41, 43-45, 52, 60, 62, 136, 159, 162, 166-168, 180, 188, 192, 202, 211-212, 224, 230
Pirâmide alimentar 101
Piridoxina 108
Pitta 185-187
Podiatras 84
Poejo 200
Polegar caminhante 214
Ponto-gatilho 89, 183, 207, 210-211, 245
Pontos sensíveis 24-27, 36, 42, 51, 74, 143, 181-182, 225, 239, 241
Postura 53, 56, 75, 84, 139, 145-146, 186, 195, 208-209, 218-222
Postura da montanha 219
Prakriti 186
Prana 177-178, 185
Pré-menopausa 241
Prebiótico 132
Pregnenolona 88, 245
Preparações de ervas em casa 201
Privação crônica do sono 29
Proantocianidinas 109, 113-114

259

Probiótico 132
Problemas circulatórios 25, 31, 212
Problemas de sono 79, 123, 214, 235
Problemas digestivos 21, 25, 33, 36, 109, 117, 129, 132, 204, 211, 218, 233
Prostaglandinas 104-105, 121
Proteínas 40-41, 76, 95, 98-100, 107, 109, 114, 116, 129-130
Pseudodiagnóstico 235
Psicólogos 84
Psiquiatras 84

Q
Qigong 217, 220
Quinino 198
Quiroprática 168, 171, 207-208, 244

R
Raiz de alcaçuz 198
Raiz de gengibre 121
Reflexologia 171, 178, 195, 207, 213-214, 244
Reiki 171, 177-178, 195-196, 244
Relaxamento muscular progressivo 224, 226
Respiração 44, 79, 114, 143, 145, 151, 153, 183, 186, 195, 204, 211, 217, 220, 222-227, 243
Respostas crônicas de estresse 152
Resveratrol 96
Rhus tox 30c 191

Riboflavina 107
Rigidez matinal 30-31, 43, 87, 123, 181, 225
Riso 53, 171, 223, 231
Ritmos biológicos 124
Rolfing 171, 213

S
S-adenosilmetionina (SAMe) 135
Sândalo 206
Secura 32
Sensibilidades 56, 75, 78, 122, 130-131, 147
Ser autônomo 161
Serotonina 40, 44-45, 56, 87, 89, 107, 124-125, 129, 136, 148-149, 249
Sexo 23, 154, 157-158
Shiatsu 182
Síndrome da dor miofascial 27, 34, 36, 45
Síndrome da fadiga crônica 11, 33-35, 45, 127, 135, 190, 208, 218
Síndrome da proliferação da cândida 102, 133
Síndrome das pernas inquietas 32, 89
Síndrome de Wilson 76, 240
Síndrome do cólon irritável 30, 34, 170, 223-224, 229
Síndrome do leaky gut 78, 129-130
Síndrome do túnel cárpico 33, 109, 170, 194

ÍNDICE

Sinequan (doxepina) 87, 245
Sistema nervoso 23, 39-40, 44, 87, 90, 104, 107-109, 112, 119-120, 148, 150, 196, 198, 204, 209-210, 221, 249
Soja 96, 100, 104-105, 107, 118, 131, 137, 164
Sono 26, 29, 32, 34, 37, 40-41, 43, 45, 47, 57, 59-61, 72-73, 75, 79-81, 87-90, 115, 117, 119, 123-126, 129, 135, 143, 147, 181, 188-189, 192, 206, 214, 225, 229, 233, 235, 238-239, 241-243, 245, 248-249
Substância P 40, 44, 52, 56, 92, 120, 150, 249
Substituição do sintoma 229
Sulfurofano 96
Suplementos nutricionais 93-94, 140, 185, 201, 203, 208, 234

T

Tai chi 171, 179, 217, 219-220, 244
Taxol 198
Técnica de Alexander 53, 146, 171, 217, 221, 244
Técnica neuromuscular 213
Temperaturas frias 31, 53-54
Tendinite 27, 37, 194
Terapeutas ocupacionais (TO) 83
Terapia biomagnética 171, 177-178, 191-192
Terapia com animais de estimação 232
Terapia da polaridade 171, 177-178, 194, 244
Terapia de Bowen 207, 213
Terapia de ultra-som 91-92
Terapia dietética chinesa 177-178, 184-185
Terapia do ponto-gatilho 207, 210
Terapias cinéticas/de movimento 244
Terapias de movimento 8, 217-222
Terapias energéticas 171, 177-196, 244
Terapias estruturais 171-172, 207-216, 244
Terapias para a mente e para o corpo 171, 223-232, 244
Termografia 192
Teste de oximetria do pulso noturno 243
Teste do nível de T7 76
Testes auto-imunes 77
Testes da tiróide 76
Testes das supra-renais 76
Testes de anticorpos 235, 238
Testes de hipercoagulabilidade 79
Testes para doenças infecciosas 78
Testes para hormônios sexuais 78
Tetraciclina 88, 245
Tiamina 107
Tintura 120, 135, 200, 203
Tomografia por emissão de pósitrons (PET) 250

Toque terapêutico 171, 177-178, 196, 238, 244

Toxinas ambientais 139, 147

Trabalhando 69-70, 144, 159, 175, 182, 237, 244

Tradicional medicina chinesa 16, 165, 171-172, 177-179, 183, 234, 244

Tratamento colaborativo, abordagem em equipe para o 70

Tratamentos médicos sem drogas 91

tratando 118, 121, 123, 129, 193, 199

Triest 241

Trifosfato de adenosina 118, 127

U

Ultram (tramadol Hcl) 90

Ungüentos 120, 202-203

V

Vata 185-187, 189

Vegetarianos 100

Vioxx rufecoxib 89

Visualização 153, 227

Vitamina C 16, 89, 95, 97, 109-111, 113, 119, 234, 245

Vitamina E 109, 112-113

Vitaminas B 16, 89, 98, 101, 107, 109, 119, 234, 245

Y

Yang 179-180

Ylang ylang 206

Z

Zeaxanthin 96

Zostrix 120

Impresso nas oficinas da
Gráfica Palas Athena